사랑해 편지할게 보고 싶을 거야 기다릴게 아프지마 자랑스러워
꼭 면회 갈게 자주 전화해 휴가 나오면 잘해 줄게 그리울 거야
내 마음 알지? 힘들 땐 내 생각을 해 몸 건강히 잘 지내 2년은 금방이야

꽃보다 소중한 우리 _____ 에게

사랑하는

군대 간다! 건강하자!
꽃보다 군인

군대 간다! 건강하자!
꽃보다 군인

유문원·최창민·박선철·김종엽·최은석 지음 | 정훈이 삽화

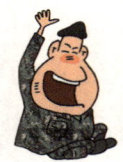

골든타임

군대 간다! 건강하자!
꽃보다 군인

인쇄일 1판 1쇄 2014년 9월 26일
발행일 1판 1쇄 2014년 10월 1일

지은이 유문원 · 최창민 · 박선철 · 김종엽 · 최은석

펴낸이 양경철
주간 박재영
편집 김하나
삽화 정훈이
디자인 책만드는사람

펴낸곳 골든타임

발행인 이왕준
발행처 ㈜청년의사
출판신고 제2013-000188호(2013년 6월 19일)
주소 (121-829) 서울시 마포구 독막로 76-1(상수동, 한주빌딩 4층)
전화 02-2646-0852
팩스 02-2643-0852
전자우편 books@docdocdoc.co.kr
홈페이지 http://www.docdocdoc.co.kr

저작권 ⓒ 청년의사, 2014

골든타임은 ㈜청년의사의 단행본 출판 브랜드입니다.
이 책은 ㈜청년의사가 저작권자와의 계약을 통해 대한민국 서울에서 출판하였습니다.
저작권법에 의해 보호를 받는 저작물이므로 무단 전재와 무단 복제를 금합니다.

ISBN 979-11-953052-2-3 13510

책값은 뒤표지에 있습니다.
잘못 만들어진 책은 서점에서 바꾸어 드립니다.

말년 병장도 모르는 군대의료 이야기

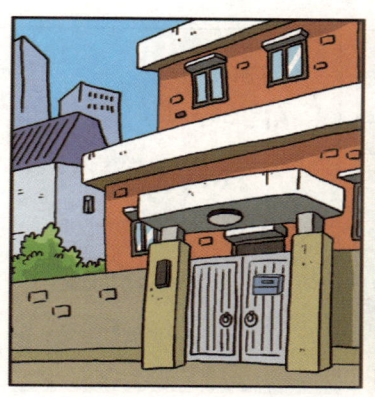
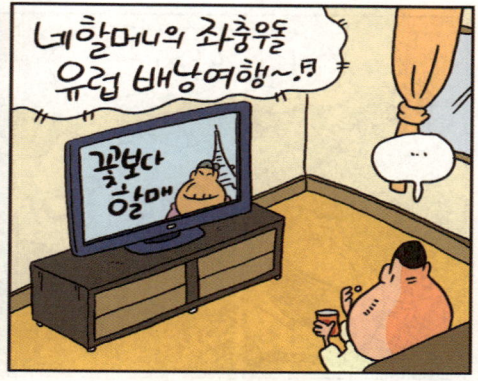
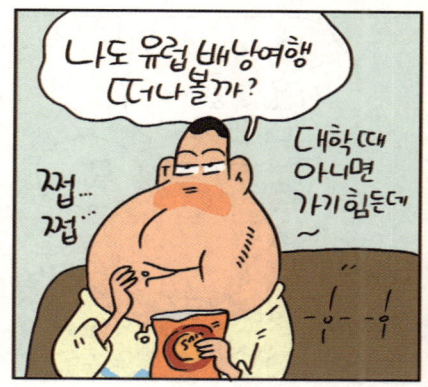
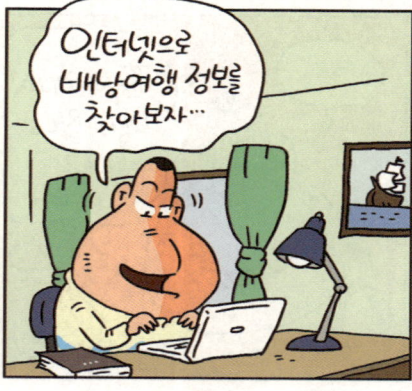

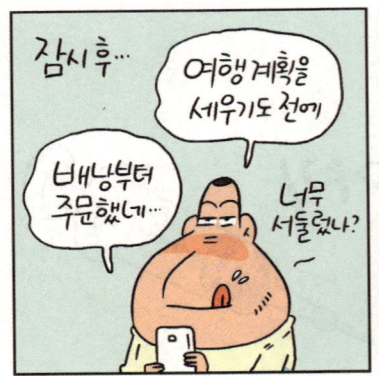
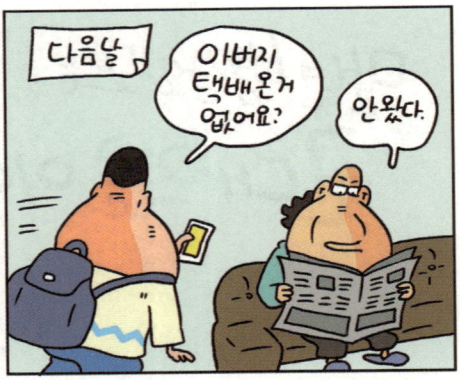
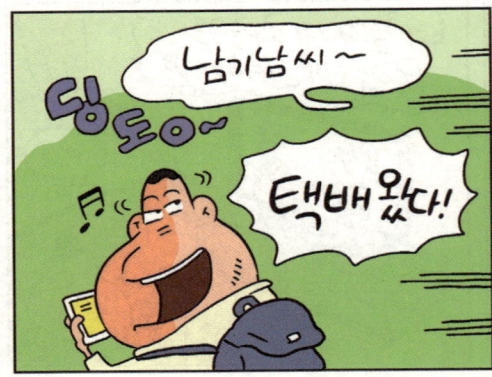
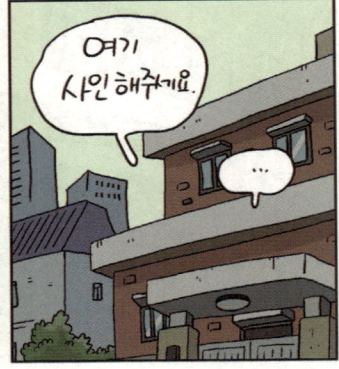
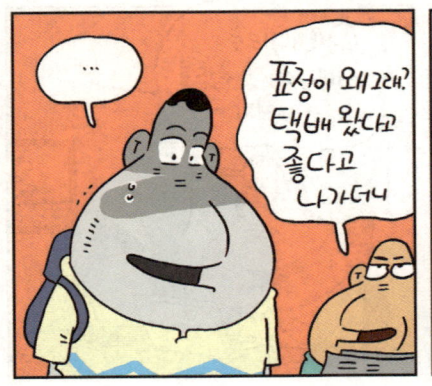
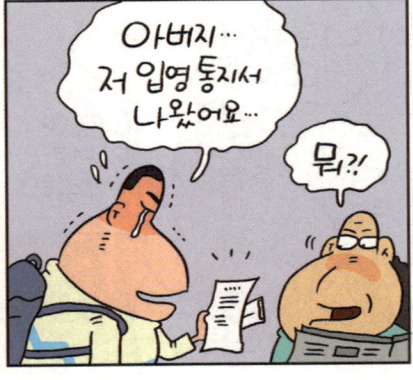

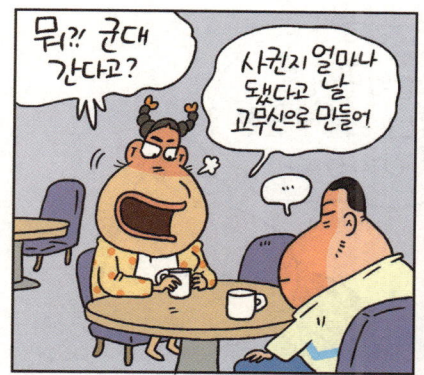
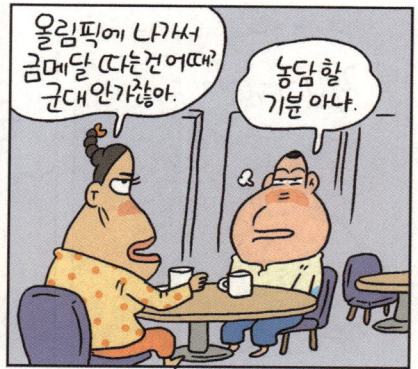
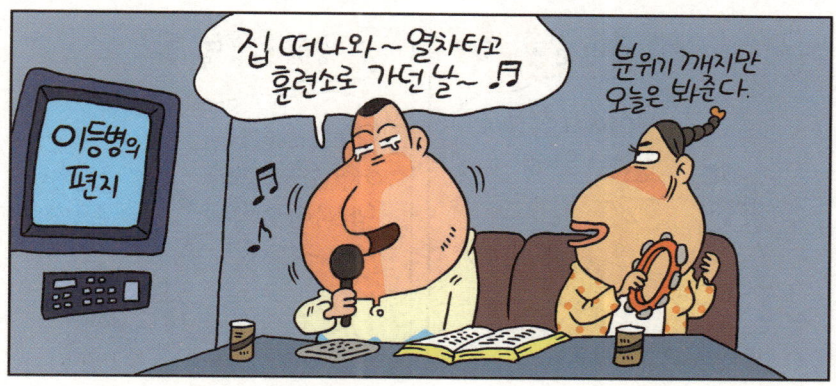
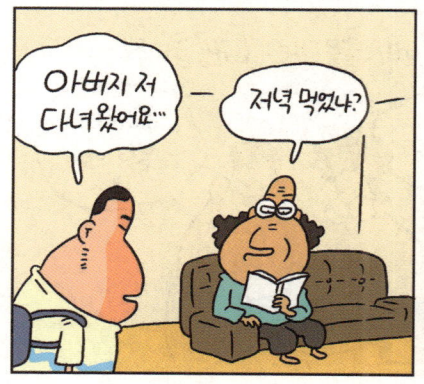
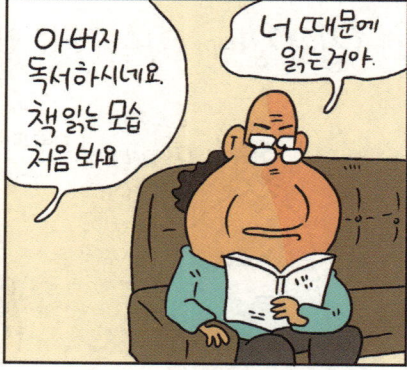

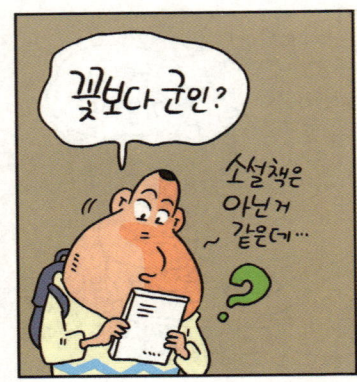
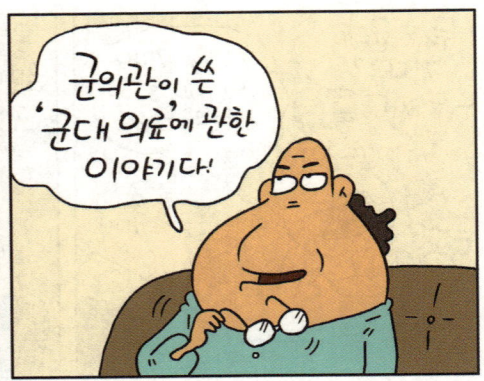
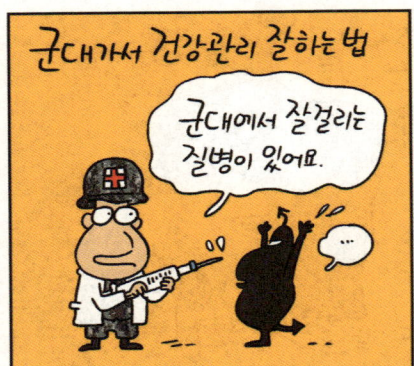
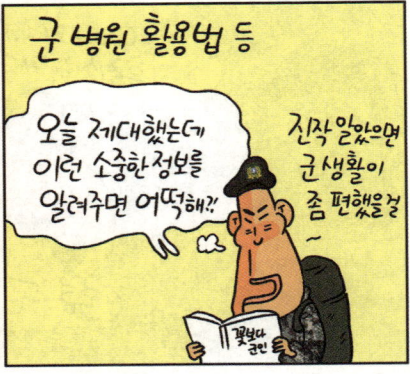
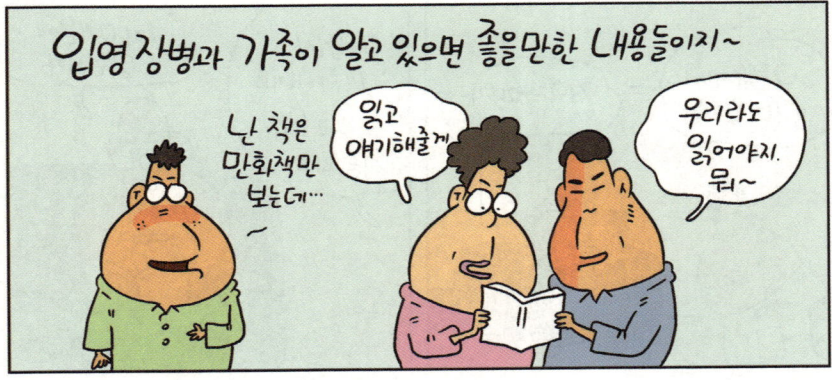

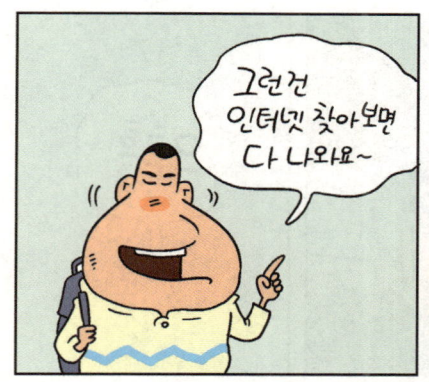
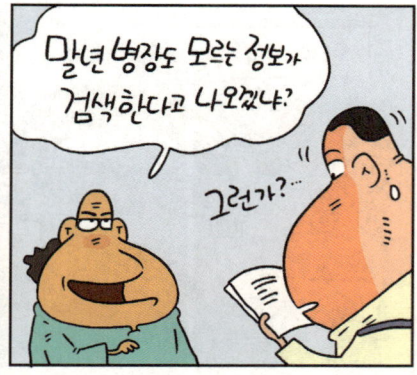
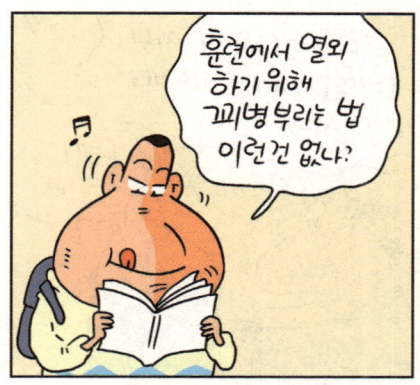
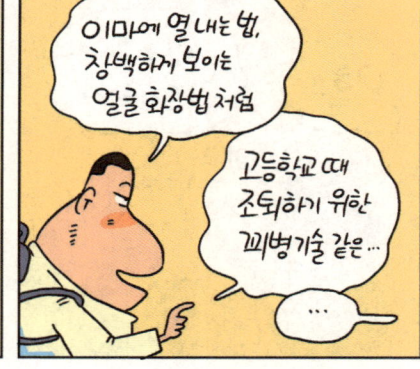
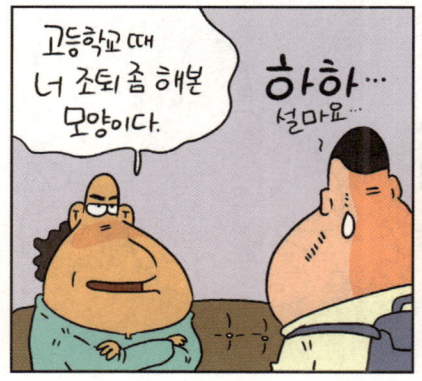
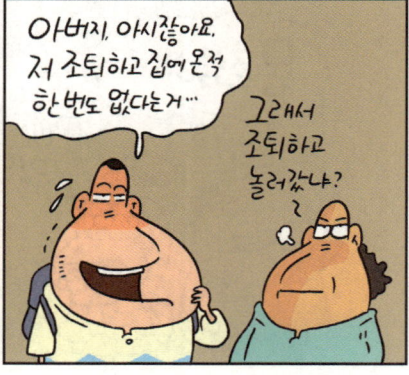

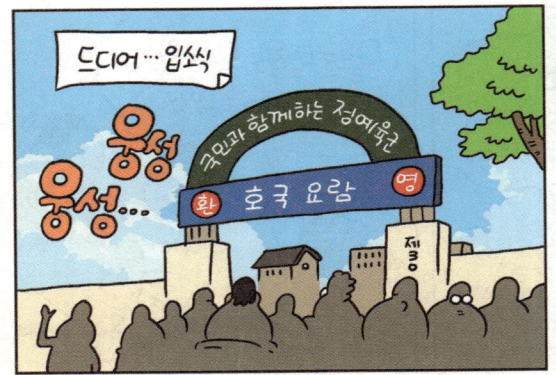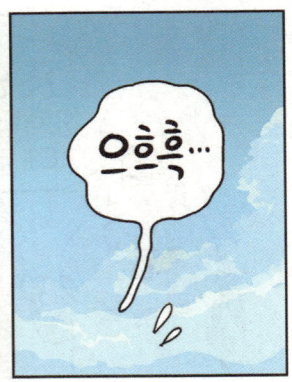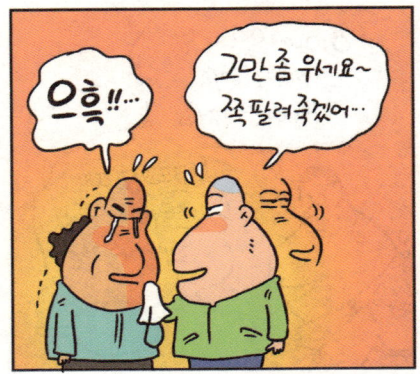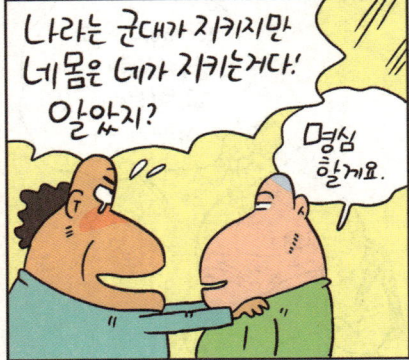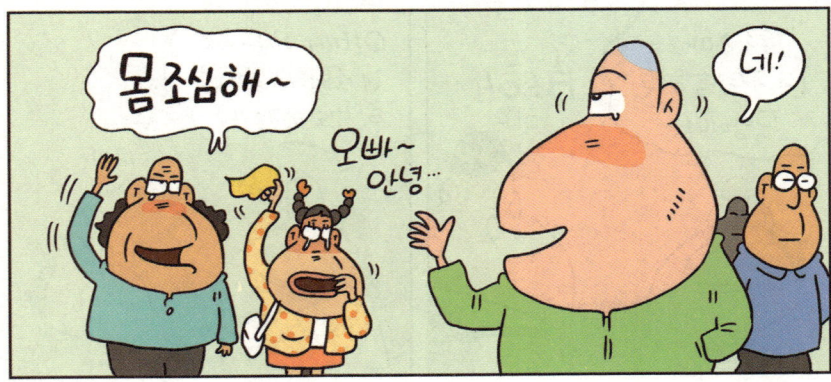

들어가는 말

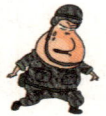

어느 날, 전화가 걸려 왔다. '청년의사'라는, 일반인들은 잘 몰라도 의사들은 모두 다 아는, 의료 전문 신문사이자 출판사였다.《꽃보다 군인》이라는 책의 저자 중 한 명으로 참여해 보지 않겠냐는 제안이었다. '대한민국 60만 꽃군인을 위한 건강한 군생활 지침서'가 책의 콘셉트였다. 솔깃했다. 그리고 보니 꼭 필요한 책인데, 왜 지금까지 이런 책이 없었나 싶었다. 그런데 궁금했지 말입니다. 왜 하필 나에게 전화가 왔지?

그로부터 며칠 후, '독수리 오형제'가 모였다. 모두 군의관으로 3년간 복무한 의사들이었고, 내과, 외과, 정형외과, 이비인후과, 정신과 전문의가 각 한 명씩이었다. 국군수도병원부터 특전사까지, 군의관 시절의 근무지도 다양했다. 수많은 전직 군의관들 중에서 우리가 초

청된 것은 나름대로 이유가 있었다. 알고 보니 매우 은밀하고도 철저한 사전 조사를 거쳐서 '차출(?)'된 것이었다. 출판사 측이 밝힌 기준은 세 가지였다.

첫째, 글솜씨가 좋고 유머 감각이 있을 것. 둘째, 원고 마감 시간을 잘 지킬 것. 셋째, 군의관 시절 병사들을 진심으로 아끼고 사랑했을 것. 첫째는 글쎄, 둘째도 해 봐야 알겠지만, 셋째 조건은 확실히 들어맞는 것이었다. 군의관으로 일하는 내내, 참 애틋했다. 병사들은 대개 군의관보다 열 살쯤 어린데, 안 그래도 힘든 군생활에 몸까지 아픈 병사들을 보고 그들을 돕고 싶은 마음이 안 생기면 그게 오히려 이상한 거다.

이 땅의 많은 젊은이들은 인생에서 가장 빛나는 시기에 2년간 군복무를 한다. 몸과 마음이 건강한 청춘들만 군대에 가지만, 짧지 않은 기간이라 그동안 아프기도 하고 다치기도 한다. 군에서 아프면 특히 서럽다. 군의관들이 있고 군병원도 있지만, 군대라는 조직의 특수성 때문에 제한점이 많다. 잘 몰라서 병을 키우기도 하고, 잘못된 시스템으로 인해 고통이 배가되기도 한다. 의무대보다 훨씬 가깝고 현역 군의관보다 훨씬 살가운 책을 만들기로 했다.

몇 번의 회의를 거치면서, 병사들이 가장 간절히 원하는 정보들이 무엇일지 고민했고, 의사이자 인생 선배로서 병사들에게 꼭 들려줘야 할 이야기가 무엇인지 토론했다. 그렇게 목차를 정하고, 역할을 나누었다. 이후 몇 달 동안 군의관 시절을 회상하며 원고를 쓰면서, 괴로우면서도 뿌듯했다. 당시 병사들의 답답한 심정을 알면서도 이런저런 이유로 자세한 설명을 해 주지 못했던 빚을 조금이나마 갚는 느낌이었다고나 할까.

군대는 특수한 곳이다. 군인들에게 흔한 질병이나 부상은 따로 있고, 군인이기 때문에 노출될 수밖에 없는 위험들도 늘 존재한다. 군 의료체계는 민간의 그것과 다르고, 병사들이 받을 수 있는 의료 혜택도 제한적이다. 하지만 병사들의 건강보다 더 중요한 것은 없다. 병사들이 건강해야 국방도 튼튼해진다. 병사들 스스로 알아야 할 정보와 지켜야 할 수칙도 있고, 간부들과 군 당국이 노력해야 할 부분도 있다.

멋진 삽화를 그려 준 만화가 정훈이 님께 감사드린다. 독수리 오형제를 소집하고 닦달해 준 박재영 편집주간과 청년의사 관계자 분들께 감사드린다. 국방의 의무를 성실히 수행한, 수행하고 있는, 수행할 대한민국의 국군 장병 여러분들께 감사와 존경의 마음을 보낸다. 그들을 한없이 사랑하는, 그리고 사랑하기 때문에 애태우는, 부모님, 가족들, 연인들께도 감사드린다. 모두 이름 없는 영웅들이다. 모쪼록 다들 건강하시길. 충성.

2014년 9월
저자 일동

차례

들어가는 말 11

제1장 튼튼하니까 군인이다
1. 군인은 건강하다, 건강해야 한다 19   최창민
2. 군 의료체계는 사회와 어떻게 다를까? 28   최창민
3. 군인들에게 흔한 질병과 부상은 따로 있다 37   최은석

    건빵 1 군의관 말 안 들으면 나같이 된다 43   최은석

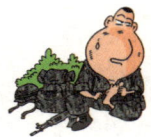

제2장 군의관은 병사 편이다
1. 군의관의 존재 이유 47   최은석
2. 군병원 스마트하게 이용하는 법 54   최창민
3. 외진의 모든 것을 알려 주마 64   최은석

    건빵 2 4성 장군이 무섭지 않은 말년 대위 군의관 70   유문원

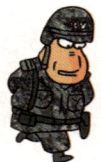

제3장 참아야 할 때, 도움을 청해야 할 때
1. 아프냐? 나도 아프다 77   최은석
2. 무조건 참다가는 큰일 난다 83   김종엽
3. 군의관은 알고 있다, 너의 꾀병을 90   유문원

    건빵 3 관우가 되고 싶었던 장군님 100   박선철

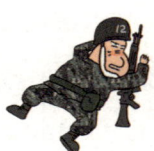

제4장 이 정도는 알아야 건강을 지킨다 (1)
1. 급성 증상들에 대한 올바른 대처 105   유문원
2. 만성 증상들에 대한 올바른 대처 114   김종엽
3. 각종 부상에 대한 올바른 대처 122   최은석

    건빵 4 산 정상에서 발생한 저체온증 134   최은석

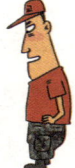

제5장 이 정도는 알아야 건강을 지킨다 (2)
1. 군대라서 더욱 무서운 전염성 질환 139   최창민
2. 얕보다가는 큰코다치는 증상들 148   김종엽
3. 군인들에게도 '직업병'이 있다 156   김종엽

    건빵 5 복명복창, 김 병장 168   김종엽

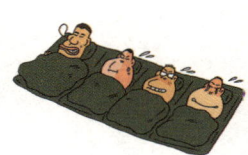

차례

제6장 피 끓는 청춘, 오늘도 일어선다
1. 병사에게 성생활을 허하라? 175   유문원
2. 다 아는 것 같지만 잘 모르는 '그것' 184   유문원
3. 휴가 중에 다치면 약도 없다 194   박선철
   - 건빵 6   그들도 우리처럼 200   박선철

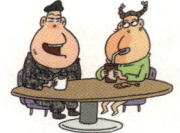

제7장 우울하지 않으면 비정상?
1. 스트레스와 분노, 어떻게 조절할까? 205   박선철
2. 이럴 땐 정신과 군의관을 찾아가라 212   박선철
3. 마음이 아픈 전우와 '관심병사' 219   박선철
   - 건빵 7   포상휴가의 기억 228   최창민

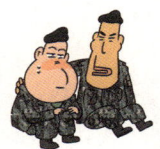

제8장 군인에게도 '건강'할 권리가 있다
1. 간부들이 꼭 알아야 할 병사들의 '의료권' 235   최창민
2. 게으른 군의관과 무책임한 간부는 각성해야 243   유문원
3. 군 의료체계, 이렇게 달라져야 252   최창민
   - 건빵 8   이 병장이 속삭인 한마디 258   김종엽

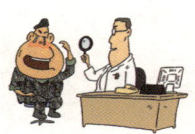

제9장 부모님과 여자 친구도 함께 알아야 할 것들
1. 입대 전에 챙겨야 할 사항들 263   유문원
2. 군인에게 외박과 휴가란? 271   박선철
3. 군대에서 발생하는 질병에 관한 오해와 진실 278   박선철
   - 건빵 9   의무병 휘어잡기: 당근과 채찍 285   유문원

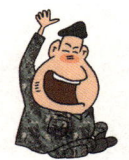

제10장 더 건강한 군생활을 위해
1. 담배는 무조건 끊고, 축구는 살살 해라 291   김종엽
2. 건강하게 사계절 나는 법 300   최은석
3. 군복무 기간에 건강한 생활 습관을 익히자 308   김종엽

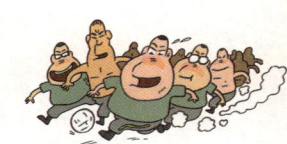

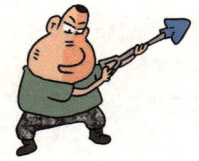

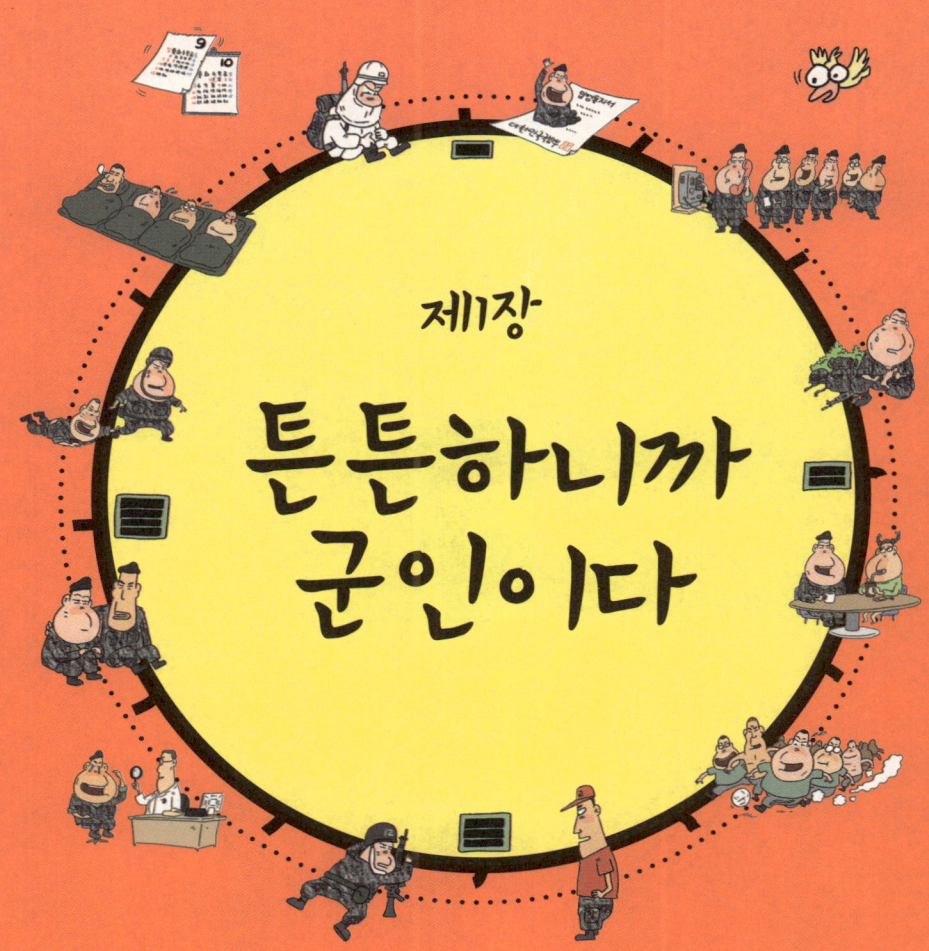

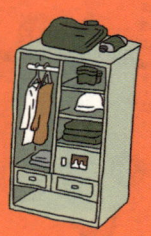

1
군인은 건강하다, 건강해야 한다

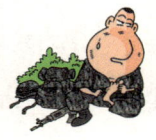

👢 군 의료가 하는 일이 뭐지?

군대엔 모든 게 다 있다. 아니, 웬만한 건 다 있다. 더 정확히 말하자면, 정말로 필요한 건 전부 다 있다. (다만 좀 부족할 뿐이다.) 의료체계는 언제 어디서나 반드시 필요한 것들 중 하나이므로, 군대에도 당연히 있다. 전쟁이 났을 때만 필요한 것이 아니라 평시에도 반드시 필요하다.

군 입대를 앞둔 청춘들은 별로 보고 싶지 않겠지만, 세상에는 무수히 많은 전쟁영화가 있다. (평소에는 꽤 재밌게 봤던 전쟁영화가 갑자기 재미없어지면, 군대 문제를 고민할 시기가 됐다는 뜻이다.) 전쟁영화에 꼭 나오는 장면이 있다. 절대로 죽지 않는 주인공이 총에 맞아 쓰러진 전우를 부축하며 위생병을 목이 터져라 불러대는 장면.

위생병은 영화에 나올 때도 있고 안 나올 때도 있지만, 위생병이 하는 일은 기껏해야 붕대로 지혈해 주고 진통제 주사를 찌르는 게 전부다. 전우의 부상에 열 받은, 절대로 죽지 않는 주인공은 눈에 뵈는 게 없어진 상태가 되어, 빗발치는 총알을 피해 가면서 무제한의 총알을 발사하는 슈퍼 초사이어인이 된다. 그리고 전투를 승리로 이끈다.

그런데 잠깐, 전쟁영화에서 군의관이나 간호사를 본 일이 있던가? 별로 없을 거다. 군의관은 도대체 어디서 뭘 하는 걸까?

군과 관련된 의료 분야를 다루는 학문인 '군진의학'은 1, 2차 세계대전과 한국전쟁 등을 거치면서 발전했다. 과거에는 전투 중 총포에 의해 부상을 당하면 야전병원에 오기 전에 과다 출혈로 사망하는 경우가 많았다. 따라서 초기의 군 의료는 부상자를 빨리 지혈하고 후송하는 데 온 힘을 쏟았다. 이런 이유로 지금도 '군대에는 후송을 위한 의료용 헬기와 구급차가 많이 필요하다.'는 주장이 있다. (필요한 건 맞는데, '얼마나 많이?'라는 문제를 진지하게 고민하면 매우 어려운 주제가 된다.) 전투 중 부상자가 후송되면 야전병원에 있던 군의관은 맨 먼저 '적절한 치료로 살아날 가능성이 있는지' 여부를 판단하는 역할을 한다. 즉 대량으로 전상자가 발생했을 때 군의관이 가장 먼저 하는 업무는 죽은 자, 죽을 자, 살릴 수 있는 자를 구분하는 거다. 당연히 그 다음엔 '살릴 수 있는

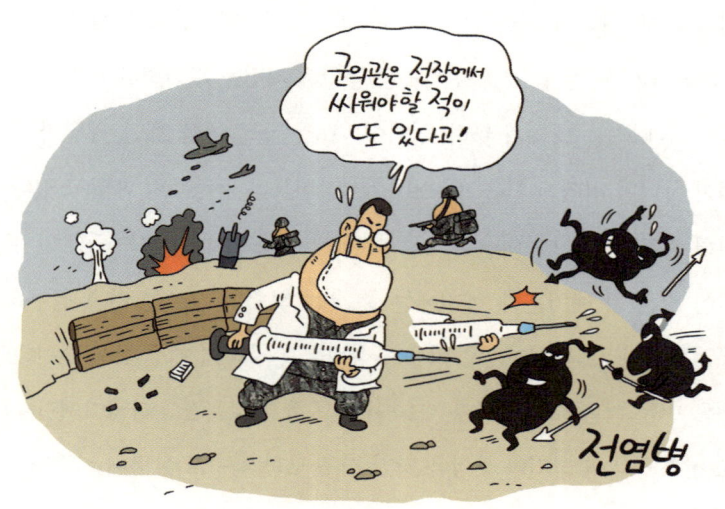

자'를 살리기 위해 최선을 다한다.

하지만 실제로 과거의 전쟁에서 전투력 손실을 가져오는 가장 큰 원인은 전쟁 자체가 아니었다. 전투 중의 부상이 아니었다는 말이다. 그럼 무엇이었을까? 콜레라나 말라리아 같은 전염병이 가장 큰 원인이었다. 따라서 과거 군의관의 주된 임무는 전염병을 진단하고 관리하는 일이었다. 지금은 각종 예방접종과 환경 개선으로 인해 전염성 질환이 조절되면서 군대에서 의학의 역할이 달라지고 있다. (아직 우리나라에서는 여러 가지 전염병들이 문제가 되고 있기는 하다.)

그런데 최근에는 전쟁의 양상이 변했다. 인해전술 같은 무식한 전술은 사라진 지 오래다. 죽을 줄 뻔히 알면서 돌격 명령을 내리는 경우도 이제 없다. 미국이 행한 이라크전이 대표적인 예일 것이다. 요즘 전쟁은, 컴퓨터 게임처럼 각종 무기들을 동원해 거점을 타격하고 목적을 달성한 후 빠지는 형태가 됐다. 영화에 나오는 군인들을 보면, 웬만한 체력이 아니면 버티기 힘들 정도로 많은 장비들을 주렁주렁 매달고 있다. 전혀 과장이 아니다. 더구나 요즘엔 한 개 소대도 채 안 되는 규모의 병력이 많은 걸 해치운다. 예전에는 총 쏘는 방법만 가르친 다음 전투에 투입했다면, 요즘에는 많은 비용과 장비를 투자하여 매우 잘 훈련된 상태를 만든 다음에 투입한다. (그래서 병사 한 명의 목숨이 더 중요해진다.) 또 전투 중 사망하거나 부상을 당할 경우 보상 액수도 상당히 커졌다.

그래서 요즘은 군 의료의 역할이 바뀌고 있다. 물론 우리나라는 아직 과도기라 스타크래프트의 저글링과 히드라 러쉬와 같은 인해전술도 구사하고 있지만, 조만간 업그레이드를 통해 드랍 위주의 전술로 바뀌리라 생각한다.

이렇게 전쟁의 양상이 변하면서 전투 중 발생하는 부상자를 후송하기 전 전장에서 바로 치료하는 의학이 발전했다. 실제로 이라크전에서 미군은 전장에 최대한 가깝게 이동외과병원을 개설해 응급수술과 처치를 하고 환자를 후송하여 사망률을 감소시킬 수 있었다. 그래서 요즘 전쟁영화에서는 군의관이 주인공으로 등장하기도 한다. 아프가니스탄에 파견된 군의관들이 근무한 야전병원을 다룬 〈컴뱃 하스피탈 Combat Hospital〉이라는 드라마가 방영되기도 했다. 부상자의 숫자가 줄어드니 여러 의사들이 과거에는 포기했을 환자들도 최신 기술을 동원해 살리기 시작했다고 할 수 있다. 하지만 아직 우리나라에겐 '그림의 떡'인 편인데, 이는 군의 체질을 개선하면서 추구해야 할 군 의료의 방향이다.

각종 전투장비의 발달로 인해 군 의료에서도 새로운 분야가 발전하고 있기도 하다. 항공기, 잠수함, 탱크 등 군대 내 특수한 유해환경에서 발생하는 질환에 대한 연구 분야가 그것이다. 예를 들면 깊은 바다를 잠수해야 하는 경우 발생하는 잠수병에 대한 연구가 대표적이다. 이미 미국에서는 활발히 진행되고 있는 무중력 환경에서의 질환에 대한 연구도 새로운 분야 중 하나다.

마지막 분야는 군 입대 기간 중 생긴 질환 때문에 제대한 군인에 대한 치료 및 재활이다. 국가에 대한 봉사로 인해 개인적인 피해를 당한 경우 이를 끝까지 책임져 주는 것은 당연한 일이다. 우리나라는 보훈병원에서 이런 역할을 주로 담당하고 있다.

우리나라의 군 의료는 현재 어느 단계일까? 안타깝지만 아직 초기단계에서 크게 벗어나지 못했다. 심하게 말하면 아직도 한국전쟁 때와 크게 다르지 않아 보인다. 지난 수십 년 동안 민간 의료가 상대적으로 크게 발달하면서 군 의료에 대한 신뢰가 더욱 떨어진 것도 사실이다. 일부에서는 군대에 병원이 없어도 되지 않느냐 하는 극단적인 주장까지 나오고 있다. 하지만 전쟁은 언제나 발발할 수 있다. 남북대치 상황 때문에 의무복무를 통한 징병제로 상당한 규모의 군대를 유지해야 하고 일본과 중국 등 주변 국가가 강력한 군대를 유지하는 상황에서 군대는 반드시 필요하다. 우리 군 의료도 앞으로 더욱 발전해 나가야 한다.

군대는 건강한 군인들의 집단

자기가 건강하지 않다고 생각하는 고등학생이나 대학생이 얼마나 있을까? 대부분의 젊은이들은 건강에 자신이 있다. 그런데 군대에 갈 때가 되면 멀쩡한 '몸짱'들이 흔히 환자가 된다. 우리 주위에는 눈살을 찌푸리게 할 정도로 핑계거리를 찾아내어 군대를 가지 않는 유명인들이 많다. 잠깐 욕을 먹겠지만 시간이 지나 잊히면 그만이라는 생각을 가진 게 문제다. 군복무를 성실히 이행한 사람이 사회에서 대접받는 분위기가 만들어져야 한다. (이 책을 열심히 읽고 건강한 몸으로 열심히 군복무를 행하는 사람들이 특히 제대로 대접받아야 한다!)

군인이 되기 위해서는 일정 기준의 신체검사를 통과해야 한다. 해 본 사람은 알겠지만 사지가 멀쩡한지, 당장 죽을병은 없는지를 확인하는 정도의 검사다. 국민건강보험공단에서 하는 생애전환기 건강검진처럼 암을 진단하기 위한 것도 아니고, 너무나 건강한 집단이기 때문에 검진 항목도 매우 적다. 해병대나 특전사와 같은 경우는 별도의 기준을 통과해야 하지만 대부분의 입대자는 간단한 신체검사를 통과하면 바로 입대할 수 있다.

20대 초반에는 실제로 건강검진이 별로 효과가 없다. 질병에 걸릴 확률이 너무나 낮기 때문에 비싼 건강검진을 할 필요도 없다. 검진을 할 경우, 질병이 없는데도 있는 것처럼 나오는 '위양성'이 너무 많아진다. 아마 허리 MRI를 찍으면 증상도 없고 치료할 필요가 없는 허리디스크

환자가 수두룩하게 나올 것이다. 이런 허점을 악용하는 파렴치한 사람들도 많다. (나쁜 XX들!)

그런데 간혹 기본 검진에서 발견되지 않는 희귀병이나 중증질환을 가진 상태에서 입대하게 되는 경우가 있으면 나중에 문제가 된다. 따라서 과거에 특별한 질병을 앓았거나 뭔가 이상 징후가 있을 경우에는 입대 전에 자세한 검사를 통해 정확한 진단을 받아 신체검사 때 제출하고 군복무가 가능한지 확인해 보아야 한다.

본인과 전우의 건강에 늘 관심을

건강한 사람들이 모이는 곳이 군대인데, 의외로 군대에는 환자가 많다. 특히 복무 초반의 병사들이 흔히 아프다. (군대에서 아프면 특히 서럽다.) 군대에 들어와 훈련을 시작하면서 이전에 경험하지 못한 극한의 상황에 처하게 되기 때문이다. 몸이 좀 안 좋으면 사회에서는 일단 좀 쉬면서 몸을 추스를 수 있다. 그런데 군대에서 훈련병이나 이병이 고참들 속에서 맘 편히 쉬기는 어렵다. 원래 몸 안에 존재했던 질병의 잠재 요인이 스트레스와 과도한 환경 변화 때문에 실제 질병으로 발전하는 경우도 많다. 정신적, 신체적 한계에 부딪칠 경우, 그래서 자신의 신체가 뭔가 평소와는 다르게 느껴질 경우, 병사들은 당연히 그것을 걱정하게 된다. 대부분은 큰 문제가 아니지만, 간혹 심각한 질병이 발병하거나 자신도 몰랐던 질병이 발견되는 경우가 있다. 따라서 이 책을 잘 이용해 건강체크를 스스로 해서 이상 징후가 보일 경우 군의관과 상의를 해야 한다. (올바른 '군의관 이용법'은 제2장을 비롯하여 이 책 전반에 걸쳐 계속 나온다.) 최근에는 군복무 기간 중에도 신체검사가 있지만, 앞에서 언급한 대로 아주 기본적인 항목만 확인하기 때문에 이상 징후가 있을 때는 그에 맞춘 정밀 검사를 해야 중요한 질환을 제대로 찾아서 치료할 수 있다. 자신을 위해, 그리고 국가를 위해, 자신의 건강은 스스로 책임진다는 자세를 갖자.

나의 건강에 쏟는 관심의 일부는 전우들의 건강에도 기울여야 한다. 군대와 사회의 가장 큰 차이가 '집단생활'이기 때문이다. 병사들은 전우와 같은 공간에서 먹고 자고 훈련을 하게 된다. 지금까지 살면서 가족 다음으로 오랜 시간 함께 하는 것이 바로 옆의 전우다. '내 몸은 내가 가장 잘 안다.'는 말을 흔히 하지만, 본인이 스스로 파악하기 어려운 증상들도 의외로 많다. 정작 본인은 못 느끼는데 다른 사람의 눈에는 뭔가 '다른' 점이 발견되는 경우가 종종 있다는 뜻이다. 군대는 집단생활로 인해 결핵 등 각종 전염병이 발생하기 쉽다. 전염병을 빨리 발견하지 못하면 동료 전우들도 같은 질병에 걸릴 수 있으므로, 같은 공간에서 생활하는 전우들의 건강에도 평소에 관심을 가져야 한다. 또한 전염병을 예방하는 데 도움이 되는 각종 수칙을 반드시 지켜서 자신과 전우들이 건강한 군생활을 할 수 있도록 노력해야 한다. (구체적인 내용들은 앞으로 찬찬히 살펴볼 것이다.)

군인은 건강해야 한다

군대는 각종 훈련과 화기로 인해 사고 위험에 노출될 수밖에 없는 곳이다. 훈련 중 발생하는 안전사고를 막기 위해 정신교육 및 안전교육이 반복적으로 수행된다. 안전교육은 누구나 알 수 있는 내용이 지겹게 반복된다. 하지만 실제로 상황이 발생하면 당황하여 모든 것을 잊어버린다. 사고는 그때 순간의 방심으로 인해 발생하는 것이다. 군에서 사고가 발생할 경우 자신뿐만 아니라 전우의 생명도 위험에 빠뜨릴 수 있다. 안전수칙은 자동적으로 몸이 움직일 정도로 숙달되어야 한다. 사고 때 매뉴얼을 보고 판단할 여유는 없다. 사고가 발생하더라도 기본적 수칙만 제대로 지키면 대형 사고로 이어지는 것은 막을 수 있다. 각종 안전수칙을 꼭 지켜서 건강한 몸으로 군생활을 마칠 수 있도록 노력하자. 자신도 모르는 사이에 질병이 발생하는 것은 어쩔 수 없지만 군생활 도중 자신의 실수로 질병에 걸리거나 부상을 입는 일은 최대한 막아야 한다. 불필요해 보이는 그 수많은 지침들은 다 필요해서 존재하는 것이다. (뭐, 간혹 불필요한 지침도 없지는 않다.) 각종 지침을 잘 지켜 건강하게 군생활을 하는 것 또한 군인의 의무이다. 군인은 무조건 건강해야 한다. 그런 의미에서, 이 책도 꼭 끝까지 읽자. 제1장만 공부해서 시험을 잘 볼 수는 없다!

2
군 의료체계는 사회와 어떻게 다를까?

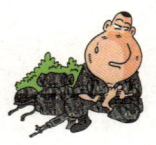

군병원도 군대다

군 의료체계와 민간 의료체계의 가장 큰 차이는 '통제'다. 아파서 군병원에 입원해 있어도 점호가 있고, 군의관이 회진을 돌 때는 정자세로 앉아 있어야 한다. 군병원도 군대이기 때문이다. (물론 예외는 있다.)

호흡기내과 전문의인 내가 군병원 중환자 전담의사로 근무를 시작한 지 얼마 되지 않았을 때의 일이다. 폐렴으로 입원해서 중환자실에서 산소마스크까지 쓰고 있는 해병대원이 있었는데, 내가 회진을 가니

굳이 일어나 앉은 채로 질문에 대답을 하는 것이 아닌가. 처음에는 놀라기도 하고 조금 당황스럽기도 했지만, 지금 생각해 보면 이런 태도가 어느 정도 필요한 측면도 있다. 군의관의 지시를 잘 따르면서 적극적으로 치료에 임하겠다는 생각이 겉으로 드러난 것이기 때문이다. 나를 놀라게 했던 그 병사도 가래를 열심히 뱉으며 치료에 적극적으로 임한 결과, 원하는 시기에 부대에 복귀할 수 있었다.

평소에도 그렇지만, 군인은 아플 때도 정신력이 참 중요하다. 물론 치료를 제대로 하지 않으면서 무조건 정신력만 가지고 이겨 내라고 하는 것은 말도 안 되지만, 적절한 치료를 받고 있을 때 적절한 군기는 치료에도 도움이 된다.

나는 지금은 대학병원에서 폐암환자들을 진료하고 있는데, 폐암 수술을 받은 환자들을 수술 바로 다음 날부터 걷게 하고 억지로 기침을 하여 가래를 뱉게 하고 있다. 가끔은 어르신들을 혼내기도 하면서 말이다. 그렇게 하는 것이 폐렴 합병증을 막는 데 매우 중요하기 때문이다.

군병원도 정해진 규율과 복무규정이 있다. 군 최고 병원인 국군수도병원의 경우에는 민간의사도 일부 근무하고 있지만, 대부분의 군병원에서는 의료진도 군인이다. 따라서 군대와 동일한 규정이 적용된다. 또 응급 상황이나 급성기 상태로 안정이 필요한 환자의 수는 생각보다 많지 않다. (이런 환자들은 별도의 공간에서 의료진에 의해 특별히 관리되고 있기 때문에 일반 환자들의 눈에는 더 잘 띄지 않는다.) 군병원에 입원하고 있는 환자의 대부분은 위급한 시기를 넘긴 이후 자대 복귀가 가능한 시점까지 '요양'을 하는 환자들이다. (민간병원에서는 퇴원하여 집에서 요양을 하면 되지만 군대는 자대 복귀 후 요양을 하는 것이 사실상 불가능하기 때문에 훈련이 가능할 시점까지 병원에 머물다가 복귀를 하는 편이다.) 그런 경우에는 청소와 배식을 하고 동료들을 간호하는 등 기본적인 업무를 수행을 하는 경우도 있다. 당연히 부대에서와 똑같이 군의관에게 점호도 받는다.

이런 상황은 향후 전쟁이 일어났을 때도 마찬가지다. 전쟁이 발발하면 수많은 환자들이 발생하기 때문에 기존 의료병력으로는 감당할 수가 없다. 당연히 부상을 약하게 당해 전투를 못하는 병사는 병원에서 치료를 받으면서 다른 업무도 해야만 하는 것이다. 그러니 병원 입원 중에 업무를 하는 것 또한 미래에 생길 수 있는 상황에 대비한 일종의 훈련으로 이해하면 되겠다.

어느 사회나 미꾸라지는 있듯이, 일부의 병사들은 자신의 질환을 과장하여 군병원에서 퇴원하기를 거부하기도 한다. 군병원에 입원해 있는 기간에도 국방부 시계는 흘러가기 때문이다. 하지만 대다수 군인들은 치료 후 스스로 복귀해서 남은 기간을 충실히 복무한다. 한 사람이 꾀병을 부리면 그로 인해 피해를 보는 다른 병사가 생긴다. 꾀병에 관해서는 나중에 다시 자세히 이야기할 것이다.

군 의료체계, 어떻게 되어 있나

민간에서는 동네의원, 중소병원, 종합병원, 상급종합병원으로 이어지는 의료체계가 있다. 상위 병원으로 가기 위해서는 하위 병원에서 발급한 진료의뢰서가 필요하다. 하지만 우리나라는 전화 한 통화면 상급종합병원도 바로 진료 예약을 잡을 수 있다. 심지어 감기에 걸려도 3차 병원에서 진료를 쉽게 받을 수 있다. (진료의뢰서 없이 큰 병원에 가면 비용을 더 지불해야만 한다.) 하지만 군대의 의료전달체계는 민간과 다르다. 정해진 절차를 지켜야 하고, 훈련 일정으로 인해 적당한 시기에 상급 진료를 받지 못하는 경우도 있다. (이로 인해 상급의료기관에서의 진료가 지연되어 아까운 생명이 희생되는 일이 발생하기도 한다.)

가끔 캐나다에 살고 있는 폐암 환자들이 나한테 진료를 받으러 오는 경우가 있다. 폐암으로 진단되었는데 캐나다에서 수술을 받으려면 최소한 한두 달을 기다려야 하기 때문에 비행기를 타는 것이다. 영국이나 호주의 상황도 비슷하다. 그런데 우리나라는 일주일 이내에 국내 유명 병원에서 진료를 받을 수 있고, 수술도 한 달 안에 이루어진다. 폐암같이 심각한 병이 아니라 단순 기침이나 소화불량조차도 본인이 원하기만 하면 대학병원 진료가 곧바로 가능하다. 이런 상황이니 군대에서 상급병원 진료를 받기까지 여러 주가 지연되면 병사나 부모들이 받아들이기 어려운 것도 이해가 된다. 혹시라도 암이나 생명을 위협하는 병에 걸렸는데 진단이 지연되면 군 의료체계에 대한 비판이 쏟아진다. 이런 문제를 해결하기 위해서는 부대 내에서 자신을 담당하는 군의관과 평소에 커뮤니케이션을 잘해야 한다. 이 부분은 제2장에서 자세히 다룰 것이다.

군 의료체계는 군조직과 유사하다. 보통 부대 단위로 의무중대가 구성되어 있다. 의무중대에서 해결하기 어려운 경우 사단의무대, 군단지원병원, 군지원병원, 국군수도병원의 순서로 의뢰가 된다. 보통 병원 단위에서는 외래 진료로 해결이 안 될 경우 입원해서 치료를 하면서 상급 병원으로 전원을 고려하게 된다.

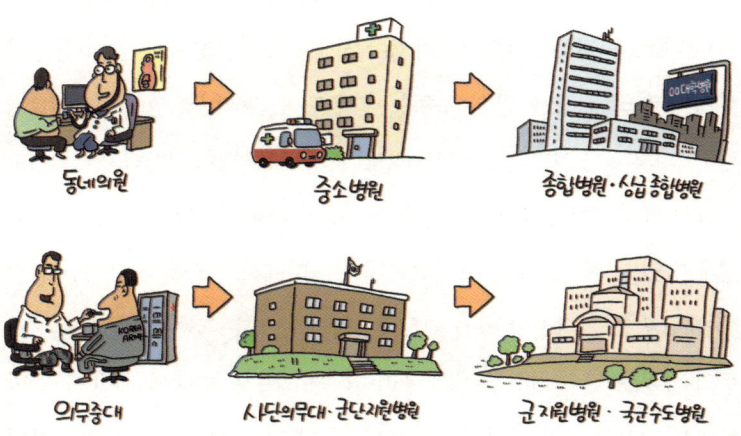

우리나라에서는 '주치의' 개념이 희박한 편이지만, 평소에 자주 다니는 동네의원이 있었다면 그곳의 의사가 곧 자신의 주치의라 할 수 있다. 환자의 건강상태를 평소에 잘 알고 있는 주치의는 특별한 검사 없이 청진기나 간단한 장비만으로도 환자의 건강을 잘 관리해 줄 수 있다. 군대도 마찬가지다. 비슷한 증상을 보이는 수많은 환자들 속에 일부의 심각한 환자와 일부의 꾀병 환자와 섞여 있는 것이 보통이므로, 한두 번의 외진으로 중요한 모든 질병을 걸러 내기는 어렵다. 그러면 누구를 믿어야 할까? 바로 부대의 군의관이다. 비록 허름한 진료실에 달랑 청진기 하나밖에 없을지라도, 부대 군의관은 기본적인 건강관리를 해 줄 수 있고, 병원으로 보내야 하는 환자를 가려낼 수 있다. '영화 세트장인가?' 싶을 정도로 허름한 의무실 시설에 실망하지 말고, 일단 군의관을 믿는 게 중요하다.

군병원엔 어떤 환자들이 많나

20대의 성인 남자들이 대부분인 군대에서 가장 많이 발생하는 질병은 부상, 즉 '다치는 경우'다. 군대 부상의 가장 큰 원인은 축구다. 축구는 흔히 총칼 없는 전쟁이라 불리니, 군대와 궁합이 잘 맞는 운동이다. (특별한 장비나 시설이 필요하지 않아서 더욱 좋다.) 늘 그런 건 아니지만, 군대 축구는 '한일전' 분위기를 띠는 경우가 많다. 자존심이나 포상휴가가 걸려 있는 중요한 경기일 때는 더욱 그렇다. 그러니 경기 중에는 마음이 흥분되고 플레이는 과격해진다. 공식 경기라면 '레드카드'를 받아야 할 수준의 격한 태클이 난무한다. 당연히 부상자가 많이 발생할 수밖에 없다.

축구로 인한 부상 다음으로 흔한 것은 근골격계 질환과 외상성 질환이다. 각종 훈련으로 인해 사회에서 평소에 잘 쓰지 않던 근육이나 관절을 많이 사용하기 때문에 생기는 것이다. 대표적인 근골격계 질환은 허리통증이다. 보통은 척추 주위 근육의 염좌에 의한 것이지만 심한 경우 추간판장애^{디스크} 때문일 수도 있다. 디스크는 전체 군병원 입원 환자의 10% 정도를 차지한다.

또한 집단생활에서 많이 발생하는 독감, 폐렴, 결핵, 말라리아 등의 감염성 질환으로 내원하는 환자도 많다. 최근에는 민간의 위생상태가 좋아져서 과거에 비해 홍역, 볼거리, A형 간염 등의 질병의 발생이 많이 줄었다. 때문에 이런 질병들에 대한 면역이 전혀 없는 상태로 군에 입대하는 병사들이 많아서, 전염병이 발생하면 더 위험하다고 할 수 있다. 하지만 이런 전염병은 꼭 군대라서 많이 발생하는 것은 아니다. 독감과 결핵의 경우에는 사회생활을 활발히 하는 경우 전염이 많아지기 때문에 고등학교나 대학교에서도 많이 발생한다.

그 다음 순서는 20대에 생기기 쉬운 충수돌기염^{맹장염}이나 치핵과 같은 외과질환이다. 치핵은 잘 치료되지 않아 발생할 경우 꽤 고생을 한다. 충치와 같은 치아질환도 꽤 많다.

이러한 급성기 질환 다음으로는 군대에서만 볼 수 있는 특별한 환자 집단이 있다. 보통 입원 환자의 4%를 차지하고 있는 '진단 자체가 의심되는 상황에서 환자의 상태를 의학적으로 관찰하기 위한 입원'이다. 군의관이 보기에 뭔가가 있을 것 같은데 외래에서 알기 어려울 때에 입원을 시키는 경우다. 민간에서는 굳이 입원하지 않고 일상생활을 하면서 경과를 관찰할 수 있는 경우라도, 부대에서는 이런 관리가 어렵기 때문에 아예 입원하게 되는 것이다. 이 가운데 대부분은 별 문제가 없는 것으로 판명되지만, 드물게는 암이나 희귀질환이 발견되기도 한다.

또 앞에서 언급한 것처럼 급성기가 지난 상태에서 정양을 하면서 체력을 회복하고 있는 환자도 군병원에 입원하고 있다. 군인만 아니면 집에서 2~3일만 쉬었다가 일상생활로 복귀할 수 있겠지만, 군인은 부대로 복귀하면 곧바로 훈련을 해야 하므로 입원 기간이 약간 길어질 수밖에 없다. 그래서 요즘은 급성기 환자를 전문으로 진료하는 병원과 정양 병원을 구별하여 운영하는 방식으로 군병원의 전문성을 살리려고 노력하고 있다. 특히 국군수도병원의 경우 자주 수술하게 되는 질환의 경우에는 우수한 민간의사를 고용해서 좋은 치료 성적을 보여 주고 있고, 의료기관 인증과 같은 민간 영역의 병원평가까지 받는 등 높은 의료 수준의 유지하기 위해 힘쓰고 있다.

군병원에도 훈련은 있다

의무복무 제도를 유지하고 있는 우리나라로서는 국가에 대한 봉사를 하는 군인들이 무사히 복무를 마치고 사회로 복귀하도록 하는 것이 중요하다. 이로 인해 군병원도 민간병원과의 차이를 없애려는, 다시 말해 군대 특유의 색깔을 엷게 하려는 노력도 한다. 하지만 전쟁은 언제

터질지 모른다. 전쟁이 벌어지면 군병원은 전상자를 치료하기 위한 병원으로 전환된다. 군병원에게 부여된 가장 중요한 임무 중의 하나는 실제로 전쟁이 벌어졌을 때 효율적으로 대처할 수 있는 준비 태세를 갖추는 것이다. 당연히 여러 가지 훈련이 필요하다. 최근 전쟁의 양상이 전면전에서 게릴라전이나 생화학전으로 변하고 있기 때문에, 군병원은 이에 맞춘 훈련도 해야 한다. 군병원에서 근무하는 군인들은 물론이고 입원 환자들도 군인이기 때문에 이러한 훈련에 참가하게 된다. 또한 최근 우리 사회에서 안전에 대한 관심이 매우 높아지고 있다. 따라서 군병원에서도 국지전이나 대형화재, 대형사고에 대비하는 훈련도 반복적으로 실시한다. 군에서 받는 이런 훈련은 나중에 사회에서도 요긴하게 쓰일 것이다. 환자로서 입원해 있더라도 군인의 신분을 잊지 말고 적극적으로 훈련에 참여하자.

3
군인들에게 흔한 질병과 부상은 따로 있다

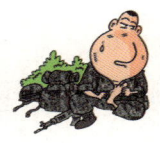

군인정신도 좋지만

남자들끼리 술을 마시다 보면, 분명히 누군가 군대 얘기를 꺼내게 되어 있다. "군대 어디 갔다 왔어?" 하면서 대충 분위기 파악을 하고 나서, 내가 제일 '빡센' 부대 출신이라는 생각이 들면 곧바로, "내가 군대 있을 때 말이지…" 하면서 군대 얘기를 늘어놓는다. 술자리는 10여 년 전 동부전선으로 옮겨 가고, 흐릿한 기억에 '뻥'까지 합쳐진 얘기는 끝날 생각을 않는다. 환갑이 넘은 분들도 군대 얘기라면 절대 안 빠지고 한마디씩 한다. 아마도 그것이 육체적으로나 정신적으로 가장 낯설고 힘들었던 기억이기 때문일 것이다. 소위 '메이커 부대'라는 전방사단의 소총수든, 따뜻한 남쪽나라 예비사단의 보일러병이든 간에, 태어나서 제일 추웠을 때, 배고팠을 때, 힘들었을 때, 추레했을 때, 가장 약자였을 때(신병 시절), 초코파이가 그리웠을 때가 바로 군대 시절이었을 테니까.

많이 좋아졌다고는 하지만, 지금도 군대에 가면 곱게 자란 당신이 이전엔 겪어 보지 못했던 극한 상황들과 만나게 된다. 군대가 아니라면, 내가 미쳤다고, 30kg이 넘는 짐을 메고, 밤새도록, 씻지도 못하고, 산길을 걸을까? 군대가 아니라면, 내가 뭐한다고, 김구라보다 독하고 노홍철보다 말 많은 선임의 '개갈굼'을 견디고 있을까? 군대가 아니라면, 내가 도대체 뭣 때문에, 내 몸이 아파서 병원에 가는 데 주변 눈치를 먼저 봐야 할까?

아무리 힘들어도 '군인정신'으로 버티라 하고, '안 되면 되게 하라.'는 곳이기에, 민간에는 없는, 군인들에게만 흔한 질병과 부상들이 생긴다. 오죽하면 군대에서 많이 발생하는 병들만 연구하는 '군진의학'이라는 학문이 따로 있을 정도다.

군대에서 가장 많이 봤던, 그러나 제대하고 나서는 거의 보지 못한 병이 있는데, 이름도 생소한 '봉와직염'이다. 피부에 상처가 난 곳이 덧나는 병이라고 생각하면 이해하기 쉽다. 위생상태가 나쁜 경우에 발생하기 때문에 민간에서는 매우 드물지만, 군대에서는 장거리 행군이나, 야외 훈련 중에는 군화를 벗고 씻거나 양말을 갈아 신

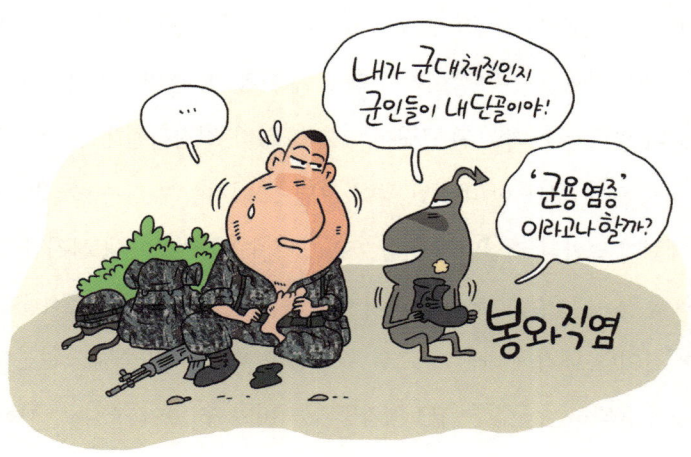

을 수 없어서 봉와직염이 발생하기 쉽다. 야외 훈련 의무지원을 나가 보면 다리가 퉁퉁 부어서 오는 환자가 꼭 있었다. 일찍 왔으면 간단히 항생제 치료만 해도 나을 병인데, 그게 뭔지 몰라서 혹은 눈치 보면서 참다가 병을 키워 오는 병사들을 볼 때마다 답답했던 기억이 선하다.

과사용 증후군과 급성 손상

군대에서 흔한 부상은 '과사용 증후군'과 '급성 손상'으로 나눌 수 있다.

과사용 증후군은 말 그대로 너무 많이 써서 발생하는 부상이다. 당신이 아무리 팔팔한 스무 살이라고 해도, 십여 년 동안 책상머리에만 앉아 있다 왔으니, 제대로 된 근력이 있을 리 없다. 장담하건대, 훈련소 입소 첫날 영내 구보 한 바퀴만 돌아 보면, 그럭저럭 괜찮은 줄 알았던 내 체력이 얼마나 저질인지 온몸으로 느낄 수 있을 것이다. 하지만, 군대의 훈련은 '널널한' 체육 시간이 아니라 군인을 기른다는 목적을 가진 시간이다. 내가 원하는 대로 쉴 수도 없고, 내게 맞춰 주지도 않는다. 20kg에 육박하는 군장은 고3 책가방과는 비할 수 없이 무겁고, 20km, 40km 행군은 내 체력과 상관없이 하는 것이니, 낙오되지 않으려면 죽기 살기로 걸어야 한다.

파스 붙여 가며 어찌어찌 훈련소를 마친다고 해도 끝이 아니다. 자대에 와서는 그야말로 안 되는 게 없는 '예스맨'이 돼야 한다. A급은 못 되더라도, '개념 없는 놈', '폐급'이란 소리 안 들으려면, 아프다 힘들다는 말은 꺼낼 수도 없다. 게다가 훈련소에서 삽질, 곡괭이질을 배운 것도 아닌데, '노가다'는 항상 서툰 후임의 몫이다. 하루 종일 그렇게 땅 파고 메우는 날이 이어지다가, 어느 날엔 특급전사가 되라고 한다. 특.급.전.사. 뭔가 폼 나는 말이긴 한데, 문제는 평가 날에 맞춰서 특급전사가 돼야 한다는 것이다. 저녁에는 새우등이 되도록 윗몸을 일으키고, 게거품을 물 때까지 달려야 한다. 뛰다가 지쳐서 관두고 싶을 때쯤 앞뒤 좌우에서 선임들의 '갈굼'이 날아온다. 무의식이 내 다리를 지배하는 그때가 되면 비로소 '아~, 라면만 먹고도 금메달을 세 개씩이나 따버린 정신력이 이런 거였구나.' 하는 깨달음이 절로 찾아온다. 뻔히 알면서도 무리할 수밖에 없는 이런 과도한 운동과 작업은 근육과 관절에 피로를 누적시켜서 만성적인 통증의 원인이 되고, 급성 손상이 잘 발생하도록 만드는 선행 요인이 된다.

급성 손상은 작업이나 운동 중에 많이 발생한다. 의무대가 일주일 중 가장 바쁜 때는 수요일 오후 '전투체육' 시간이다. 피 끓는 20대 남자들이 부딪치는 '군대스리가'는 한일전보다 거칠고, 엘 클라시코만큼 흥미진진한 경기다. 그래서인지 어느 부대에 가도 등에 갖가지 별명이 새겨져 있는 FC 바르셀로나, 레알 마드리드 유니폼(대개는 짝퉁)은 흔한 아이템이다. 60년 넘게 휴전 중인 대한민국 군대에서 축구는 전투이자 전쟁이다. 경기에서 지는 것은 곧 전사한 것이나 다름없다. 또, 경기 결과는 선임의 심기에 결정적인 영향을 주고, 뒤끝이 많이 남는다. (비리비리한 의무중대가 여단 농구대회에서 우승한 적이 있다. 우리에게 졌던 각 대대, 지원부대의 선수들은 어떻게 됐을까?) 소림축구보다 살인적인 몸싸움과 태클이 난무하고 부상자가 속출하지만, '군인정신'으로 무장한 우리들에게 교체나 패배는 있을 수 없는 일이다. 결국, 경기에서 졌다면, 무릎이 끊어질 듯 아파도 입도 뻥끗하기 어렵다. "내가 전에 말이야, 갈비뼈가 부러졌는데도 대대 축구시합에 나가서 세 골이나 넣었어. 으흐흐흐." 이런 송강호 같은 선임 앞에서 무슨 말을 하겠는가?

군대에서 흔한 질병과 부상은 따로 있고, 대부분 알기만 한다면 쉽게 치료받을 수 있다. 그렇지만, 몰라서, 혹은 눈치가 보여서, 도저히 견딜 수 없을 때까지 버티다가 오는 안타까운 환자들을 수없이 보았다. 지쳐서 찾아온 이등병들 중에는 툭 건드리기만 해도, "괜찮냐?"라고 물어보기만 해도, 눈물을 쏟는 이들도 많았다. 군대는 아프다고 말하면 '나약하다.'고 매도하는 곳이라 생각하고, 군의관을 대대장만큼이나 어렵게 생각하기 때문이다. 언제나 "괜찮습니다!"라고 기계적으로 대답하면서, 자신도 모르는 사이에 병을 키워 간다면 부모님이나 사랑하는 사람들에게 한 약속을 지킬 수 없게 된다. "몸 건강히 돌아오겠다."는 약속 말이다. 그 약속을 지키려면 내가 먼저 잘 알아야 한다. 이 책을 펼친 당신은 이미 절반은 먹고 들어간 셈이다. 이제부터 찬찬히 읽으면서 군대에서 알아야 할 각종 질병부터, 현명한 군의관 활용법까지 꼭꼭 섭취해 보자. 건강한 몸으로 개구리 달고 아저씨가 되는 그 날이 멀지 않았다.

건빵 1

군의관 말 안 들으면 나같이 된다

　필자는 정형외과 전문의다. 특전사에서 군생활을 했기에 발목 염좌 환자들은 정말 '셀 수 없이 많이' 봤다. 특전사에서는 모든 부대원이 낙하산을 타고 내려오는 강하 훈련을 받아야 한다. (군의관, 법무관, 군종 목사, 법사, 신부 모두 포함이다!) 군용 낙하산(일명 멍텅구리 낙하산)은 일반 패러글라이딩처럼 우아하게 착지하는 것이 아니라, 그야말로 땅에 꽂히는 속도로 추락한다. 3~4m 정도 높이에서 그냥 떨어지는 충격으로 착지하기 때문에 발목을 다치는 경우가 많다. (물론 축구하다가 다쳐서 오는 환자가 더 많긴 하다.)

　발목이 많이 부은 염좌 환자가 오면 대개는 부목을 대 주고 2주 정도 유지하라고 처방한다. 부분 파열된 인대가 회복하는 데 필요한 시간이다. 하지만 대부분은 3~4일만 대고 있다가 풀어 버린다. 윗사람 눈치가 보여서, 혹은 귀찮아서다. 그러다가 파열된 인대가 느슨하게 붙으면 발목 관절이 불안정해진다. 일단 불안정성이 생기면 평생 가기 때문에 제대하고 나서도 후유증이 남는다.

처음에 부목을 2주만 잘 착용했으면 될 것을, 두고두고 고생하게 되는 것이다.

의무중대장 시절에 축구를 하다가 후배 군의관에게 태클을 심하게 당했다. 내가 자꾸 축구하자고 귀찮게 해서 그런 것도 아니고, 매일 구보 뛰자고 끌고 나가서 그런 것도 아니며, 지각하지 말라고 잔소리를 많이 해서 그런 것도 절대 아닐 거라고, 나는 굳게 믿고 있다. 발목이 심하게 붓는 염좌였고, 인대 손상이 확실했다. 처음 3일간은 부목을 잘 하고 다녔다. 그런데, 주변에서 군의관이 부목하고 다닌다고 하도 놀려대기도 하고, 귀찮기도 해서, 그냥 빼 버렸다. 나도 괜찮을 줄 알았다.

그런데 그 이후 자주 발목이 아팠다. 6개월쯤 지났을 때, 내 발목에 불안정성이 생겼다는 것을 알았다. 길이 조금만 울퉁불퉁해도 발목을 삐끗했고, 한라산에 갔을 때는 세 번이나 발목이 꺾여서, 절뚝거리면서 내려왔다. 원인은 당연히 초기 치료를 대충 했기 때문이다. 내가 환자들에게 하는 말을 나 스스로는 지키지 않은 결과다. 나의 발목 통증은 점점 심해졌고, 결국 군의관 3년차 때 인대 수술을 받고 한 달 동안 목발을 짚고 다녔다. 매우 많이 쪽팔렸다.

사실 나는 지금도 오른쪽 발목이 가끔 시큰거린다. 의사가 아니라, 말 안 듣다가 수술받은 환자 입장에서 꼭 얘기해 주고 싶다. 발목 삐끗했다고 얕보지 말고, 부목 꼭 잘 하라고. 아무리 눈치 보여도, 동기들에게 미안해도, 그게 나를 위하고 부대를 위한 일이다. 안 그러면 나같이 된다.

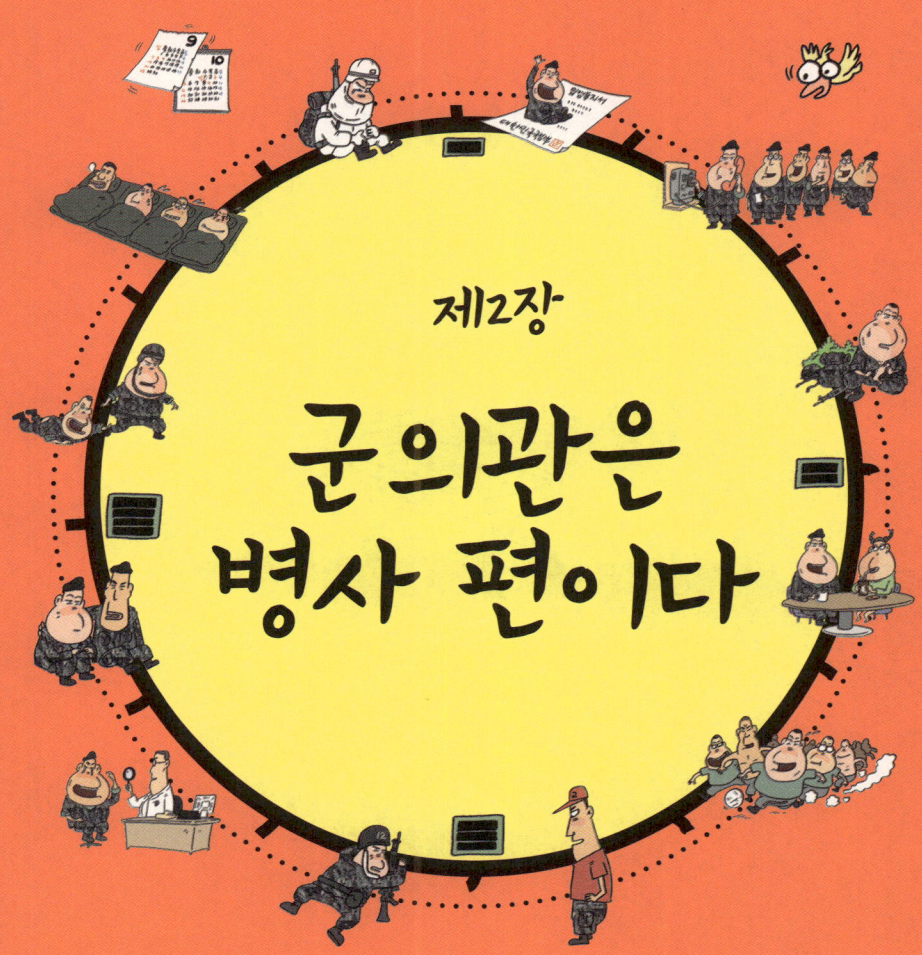

제2장

군의관은 병사 편이다

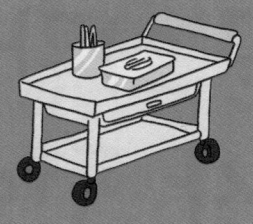

1
군의관의 존재 이유

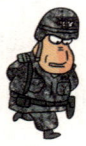

🥾 군의관은 누구인가?

의무병들과 친하게 지내던 통신대 상병이 전역하는 군의관에게 건네는 말을 들었다. "군의관님 축하드립니다. 이제 전역하면 의사 되시는 겁니까? 좋으시겠습니다." 심지어는 "의무병이 말뚝 박으면, 군의관 되는 거 아니냐."며, 자기도 의무병 지원할 걸 그랬다고 아쉬워하던 운전병도 있었다.

군의관은 말 그대로 군대에 있는 의사다. 의사 면허를 가지고 있는 징집 대상자들을 '의무사관후보생'이라 부르고, 그중에서 장교가 되는

데 결격사유가 없는 우수한(!) 인력들이 학생군사학교에서 교육을 받는다. 9주간의 훈련기간에는 일반 병사들이 받는 정신교육, 각개전투, 사격 등이 포함되어 있고, 유격훈련, 행군 등이 추가된다. 군의관 버프가 있긴 하지만, 그래도 충분히 힘들다. 나이 서른 넘어서 유격체조 8번(아직도 이 번호를 기억하다니!) '온몸 비틀기'를 한다고 생각해 봐라. 끔찍하지 않은가? 교육을 수료하면 중위 혹은 대위로 임관한다. 입대 전에 전문의인 경우에는 대위, 일반의인 경우에는 중위가 된다. 일반적으로 대대급의 의무지대장은 중위 군의관이 맡고, 연대나 여단급의 의무중대장은 대위 군의관이 담당한다.

　야전부대에서 진료를 하다 보면, 굳이 군병원에 있는 전문 군의관을 만나야겠다고 고집하는 환자들을 본다. 그럼 군병원(수도통합병원, 양주, 대전, 강릉 등등)에 있는 군의관들은 누구인가? 병사들이 훈련소에서 자대배치 받을 때, 뺑뺑이(?)에 따라 누구는 용산에 있는 국방부로 가고, 누구는 최전방의 GOP로 가듯이, 군의관도 무작위로 병원과 야전부대 행이 결정된다. 그리고 대부분의 병원 군의관은 야전부대에서 의무중대장으로 근무하다가 교류를 통해 병원으로 옮겨 간 사람들이다. 최근에는 전문의를 수료한 후에 세부전공을 더 공부한 뒤(소위 '펠로우' 과정까지 마친 후) 군병원으로 가는 경우도 있지만 숫자가 그리 많지는 않다. 결론적으로, 우리 부대에 있는 군의관은 병원 군의관만큼 전문가일 뿐만 아니라, 같은 부대원인 내게 더 가까이 있는 의사라고 알고 있으면 된다.

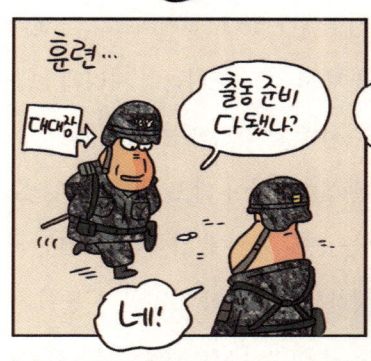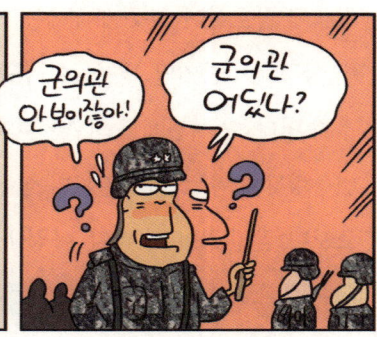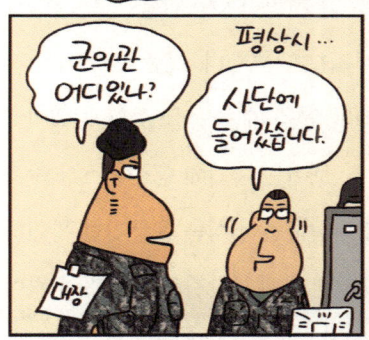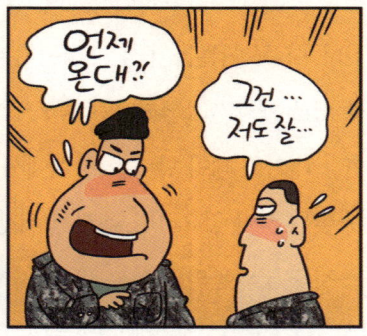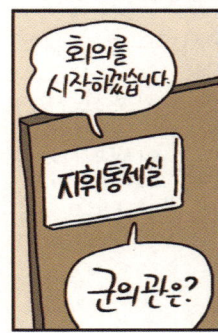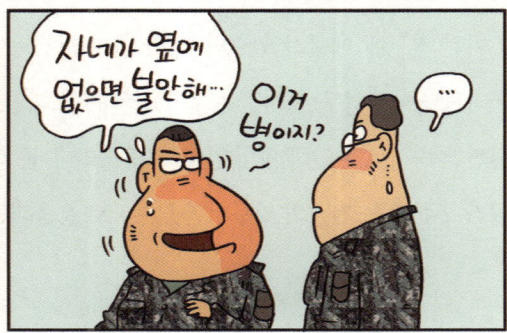

그는 어디에서 무슨 일을 하는가?

학교에 양호실이 있듯 부대에는 의무대가 있다. 원칙적으로는 군의관이 상주해야 하지만, 병사들이 짬을 내서 가도 군의관이 자리에 없는 경우가 있다. 그 시간에 군의관은 어디서 무얼 하고 있는가?

전투병들이 총 쏘는 시간보다 삽질하는 시간이 더 많듯이, 군의관도 진료보다 잡일(?)이 더 많다. 아침에는 온갖 회의에 참석해야 한다. 군의관은 대체로 시체놀이를 하며 보릿자루처럼 앉아 있지만, 지통실 사람들은 군의관이 없으면 여친이 잠수 탄 것처럼 호들갑을 떨고 불안해한다. 다 큰 어른들이 왜 그러는지 아직도 모르겠다. 각종 훈련(사격, 유격, 행군, 체력 측정, 심지어는 축구시합)이 있을 때는 응급 상황에 대비해 현장 대기를 해야 한다. 지통실에서 잘 보이는 자리에 앰뷸런스를 주차해 놓는 것이 중요하다. 취사장 위생 점검하면서 식품 유통기한 확인하는 것도 군의관의 몫이고, PX 전자레인지가 깨끗한지도 군의관 소관이다. 각종 검열과 평가에도 의무대는 항상 포함되니 행정업무도 많다.

이런 잡무에 매달려 있으니, 정작 환자를 진료할 시간은 부족해진다. 군의관도 행정업무나, 시간 때우기 식의 무한 대기보다는 환자 보는 일이 훨씬 익숙하고 편안하지만, 현실은 좀 구리다. 군 의료는 일상 진료가 아니라 훈련 또는 전시의 의무지원을 전제로 운용되는 조직이기 때문이다.

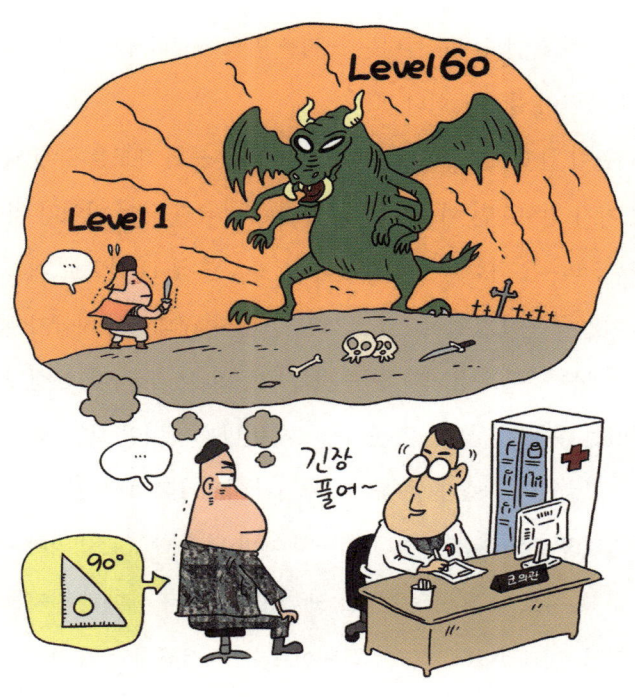

🥾 그는 왜 무서운가?

초급 병사들이 의무대에 오면 죄지은 사람처럼 쭈뼛거리는 경우가 많다. 대위 계급장을 단 장교와 마주 앉아서 주눅 들지 않고 하고 싶은 말을 다 하기가 쉽지 않은 것이다. 쪼렙으로 전설의 던전에 들어와 보스몹을 만났으니 긴장되는 것이 당연하다. 게다가 군의관들은 군 입대 전에 만났던 의사들만큼 친절하게 대해 주지 않는 경우도 있다. 나는 정말로 아픈데 군의관이 대수롭지 않게 생각하거나, 내 호소가 거짓

말이 아닌지 확인하려고 든다는 느낌을 받을 때, '의사가 이래도 되나?' 싶은 서운함이 들기도 한다.

  군의관이 얼핏 보기에 고압적이고 의심하는 듯한 태도를 갖게 되는 것은 몇 가지 현실적인 이유가 있다. 첫째로, 계급과 나이 차이가 많이 나니(중위 군의관은 최소 27세, 대위 군의관은 최소 30세다.) 반말로 대하게 되는데, 이런 부분이 고압적으로 느껴질 수 있다. 군대에서 하급자에게 존댓말을 쓰는 것이 허용되지 않는 것은 의무대에서도 똑같다. 실제로 마음 착했던 내 동기 군의관은 환자들에게 반말을 해야만 하는 게 제일 어색하고 힘들었다고 했다. 둘째로, 여기저기 아프다고 해서 훈련이나 작업에서 열외 받도록 해 주었는데, 축구할 때만 되면 메시로 빙의하는 병사들을 몇 명 겪고 나면, 군의관들의 시각이 달라진다. 애매한 환자들은 의심이 먼저 가는 것이다. (허리가 너무 아프다고 해서 내가 '작업 열외' 시켜 줬던 병사가 여단 축구대회에서 득점왕을 했던 적도 있다.) 진짜 아픈 건지 자꾸 확인하려고 하다 보니, 다그치게 되는 경우도 있다. 셋째로, 일부 몰지각한 지휘관들은 군의관이 열외로 분류한 환자들을 빨리 복귀시켜 달라고 성화를 부린다. 병력 현황판에 열외, 입실(군대에서는 입원을 이렇게 표현한다.)이라고 표시되는 병사들을 자신이 관리해 보겠다고 생각하기 때문이다. 그러면서 여러 경로를 통해서 진짜 환자가 맞는지 확인해 달라고 요구한다. 꾀병 환자들에게 속았던 경험이 자꾸 쌓이고 상급 지휘관들의 압박이 계속되는 상황에서 군의관은 자연스레 수동적인 자세를 갖게 된다.

그는 누구 편인가?

그럼에도 불구하고, 군의관은 당신 편이다. 부대 안에서 지휘관들의 눈치 보지 않고 독립적으로 움직일 수 있는 유일한 장교가 바로 군의관이기 때문이다. (그래서, 가끔은 복장도 불량하고, 가끔은 지각도 하고 그런 게 아닐까?) 물론 군대에서는 군기 바짝 들고 말 잘 듣는 '전투 군의관'을 만들려고 하지만, 아쉽게도(?) 내가 아는 한 그런 군의관은 거의 없다. 대부분의 군의관은 때가 되면 전역하는 단기 장교이고, 본인이 원하면 1년마다 다른 부대로 옮겨 갈 수도 있다. 게다가 부대에서 의무참모 역할을 하기 때문에, 의료에 관한 한 군의관이 조언한 것을 무시할 수 없다. 군의관이 안 된다고 한 것을 강행해서 문제가 발생하는 경우에는 지휘관이 모든 책임을 져야 하기 때문이다.

무엇보다도 그들은 군인이기 전에 이미 의사였기 때문에 환자에 대한 기본적인 책임감이 있다. 처음에는 딱딱하고 퉁명스러워 보여도, 당신이 치료가 필요한 환자라는 확신이 들면, 적절한 조치를 받을 수 있도록 성심성의껏 도와줄 사람이 군의관이다. 난 정말 아프고 힘든데 털어놓고 얘기할 곳이 없다면, 일단 군의관을 찾아가라. 당신의 진솔한 호소를 귓등으로 흘릴 정도로 개념 없는 군의관은 아직 본 적이 없다. 군의관은 군인이 되기 전에 이미 의사였고, 의사는 환자 편을 들 수밖에 없기 때문이다.

2
군병원 스마트하게 이용하는 법

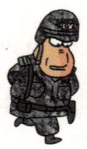

🥾 언제 군병원에 가야 할까?

 제1장에서 소개한 것처럼 군병원에는 의료체계가 있다. 사회에서와 달리 자신이 원한다고 아무 군병원에 갈 수 있는 것이 아니다. 먼저 자신의 부대 군의관에게 진료와 상담을 받고 필요한 경우에만 군병원에 가게 된다. 하지만 막연한 불안감이나 모호한 증상을 호소하면 군병원 진료를 받기 어렵다.

 군생활 처음에는 누구나 몸이 힘들고 평소에 없던 증상이 생긴다. 그래서 기침만 해도 큰 병이 걸린 게 아닌지 두려움이 생기게 된다. 전우

중에 암이나 폐렴으로 중환자실에 입원하는 경우라도 생기면, 자신도 그런 병에 걸린 건 아닌지 걱정이 더욱 커진다.

사실 의사가 아닌 일반인이 자신의 증상이 심각한 것인지 아닌지, 의사의 진료가 필요한 것인지 아닌지를 알기는 쉽지 않다. 병사들도 마찬가지다. 제3장에서 '참아야 할 때와 도움을 청해야 할 때'를 구별하는 방법을 설명하겠지만, 애매할 때는 일단 군의관을 찾아가서 상담을 받아 보는 것이 좋다. 대부분의 군의관도 단기 의무복무 중이라서 병사들의 처지를 모르지 않는다. 신체적인 질병이 없이도 근무환경이나 인간관계 문제로 인해 몸이 불편하게 느껴지는 경우도 있다. 혹시 정신적인 문제가 아닌지 의심스러울 때에도 군의관과 상의해 보는 것이 도움이 된다. (제7장에서 자세히 설명할 것이다.)

간혹 인터넷 등을 통해 과도한(?) 의학 상식을 섭취한 탓에, 군의관을 찾아와서 "결핵이나 폐렴이 의심되지 말입니다."라고 말하는 병사도 있다. 군의관을 '피식' 웃게 만들겠다는 결연한 의지를 갖고 있지 않은 이상, 이런 태도는 옳지 않다. "삼사일 전부터 기침이 있었는데 이틀 전부터 밤에 열이 나고 식은땀이 많이 납니다." 이런 식으로 증상과 시점을 최대한 구체적으로 설명하는 것이 가장 좋다.

하지만 근무 태도에 문제가 있어 상담을 잘 안 해 주는 군의관이 일부 있을 수 있고, 자신의 몸 상태에 대한 불안이 너무 클 수도 있다. 그런 경우 정 못 믿겠으면 휴가 등을 이용해 민간병원에서 진료를 받아 볼 수 있는 절차가 있다. 하지만 민간병원의 경우 군대의 특수한 상황을 잘 모르기 때문에 엉뚱한 검사만 하게 되는 경우가 많으니 부대 군의관과 먼저 상의하는 것이 가장 좋다. 그러기 위해서는 평소에도 자신의 건강상태에 관심을 가지고 있어야 한다. 그래야 자신의 몸에 나타는 변화도 잘 파악할 수 있기 때문이다.

군병원 진료 및 입원 안내

자신이 속한 부대에 따라 지정된 군병원이 있다. 병원이 정해져 있으니 정해진 대로 가면 된다. 서울과 경기 지역의 경우에는 1차 외진(부대에서 진료가 안 되어 병원으로 외래 진료를 받으러 가는 것) 병원이 국군수도병원일 수도 있다. 즉 민간으로 치면 대학병원에 바로가게 되는 셈이다. 반면 전방 지역의 경우 군단지원병원에 먼저 가게 된다. 외상이나 중증질환 또는 응급 상황일 경우에는 응급후송체계를 통해 군병원 응급실로 가게 된다.

응급 상황이 아닐 경우 일반적인 경우에는 부대 군의관의 결정에 따라 군병원으로 외진을 받으러 가게 된다. 보통 부대 외진이 매일 있지는 않다. 일주일에 한두 번 외진 가는 요일이 있고, 대상자들이 단체로 버스를 타고 와서 진료 후 부대로 복귀한다. 보통 부대에 복귀해야 하는 시간이 정해져 있어 외진 시간이 촉박한 경우가 많다. 그러니 자신의 상태에 대해 조리 있게 잘 설명할 수 있도록 준비를 해서 불필요한 시간을 줄이면 좋다. 진료받을 환자가 많아서 진료가 지연될 경우 진료를 받지 못한 채 부대에 복귀하는 경우도 생긴다. 일부 병사들은 이를 악용하여 꾀병으로 외진을 자주 다니며 병원 매점에서 놀다가 가기도 하는데, 동료 전우가 진료받을 기회를 없앨 수 있는 행동임을 생각해야 한다.

그런데 군병원은 부대 의무실과 다르게 각각의 전문 분야별로 진료를 받는다. 그래서 부대에서 모호한 증상을 호소하면 적절한 진료과에서 진료를 받지 못할 수도 있으니, 부대 군의관에게 처음부터 증상을 잘 설명해야 한다는 점도 잊지 말자.

건강한 군인이라서 보통은 한 번 진료로 해결이 되지만 큰 질병이 의심될 경우 추가 검사를 위해 다시 군병원을 방문해야 한다. 외래 진료에서 증상이 심하거나 정밀 검사, 수술 등이 필요할 경우에는 군의관의 결정에 따라 입원을 하게 된다. 정확한 진단을 내리기 애매한 상황에서 몇 가지 질병을 의심하는 상황에서 경과를 관찰하는 경우도 있는데, 이때는 어떤 점을 조심하고 어떤 증상을 유심히 체크해야 하는지를 해당 군의관에게 잘 듣고 오는 것이 중요하다.

의병전역이란?

질병으로 더 이상 군복무가 불가능하다고 판단이 될 경우 의병전역을 하게 된다. 의병전역의 기준은 자세히 정해져 있고, 그 기준에 근거해서 심사가 이뤄진다. 군복무 불가 급수가 나와 군복무가 불가능하다고 하더라도 사회생활이나 직장생활이 안 된다는 의미는 아니다. 단지 군대에서 훈련 및 복무를 하기에 적절하지 않아 전역을 하게 되는 것이다. 따라서 치료가 잘 되었다 하더라도 군복무에 적절하지 않은 경우에는 의병전역을 할 수 있다. 의병전역의 급수에 따라 나중에 보훈심사에 영향을 주기도 한다. 군복무로 인해 발생한 질병에 대한 보상은 당연히 이루어져야 하지만 이 의병전역 제도를 악용하는 경우도 가끔 있다.

의병전역 기준들은 인터넷에 다 나와 있다. 하지만 의학지식이 없는 사람이 이 기준을 보고 자의적으로 판단할 경우 오해하기가 쉽다. 그래서 군병원과 상의 없이 민간병원에서 개인적으로 진단이나 치료를 받고 나서 의병전역을 요청하는 경우도 있다. 드물지만 '조작' 등이 의심되는데 심증은 있어도 물증을 잡을 수 없어 기준에 따라 의병전역이 되는 경우도 있는데, 우리 사회에 반드시 없어져야 할 부류들이다.

그런데 정반대의 경우도 있다. 해병대에 입대해서 훈련 중인데 천식이 너무 심해 의병전역이 필요한 병사가 이를 완강히 거부하는 경우도 있었다. 그 심정이 이해는 된다. 해병대에 들어오기 위해 운동도 열심히 하여 어렵게 들어왔는데 의병전역이라니, 자신의 불명예로 받아들였을 것이다. 하지만 천식이 너무 심해 치료를 해도 잦은 발작 때문에

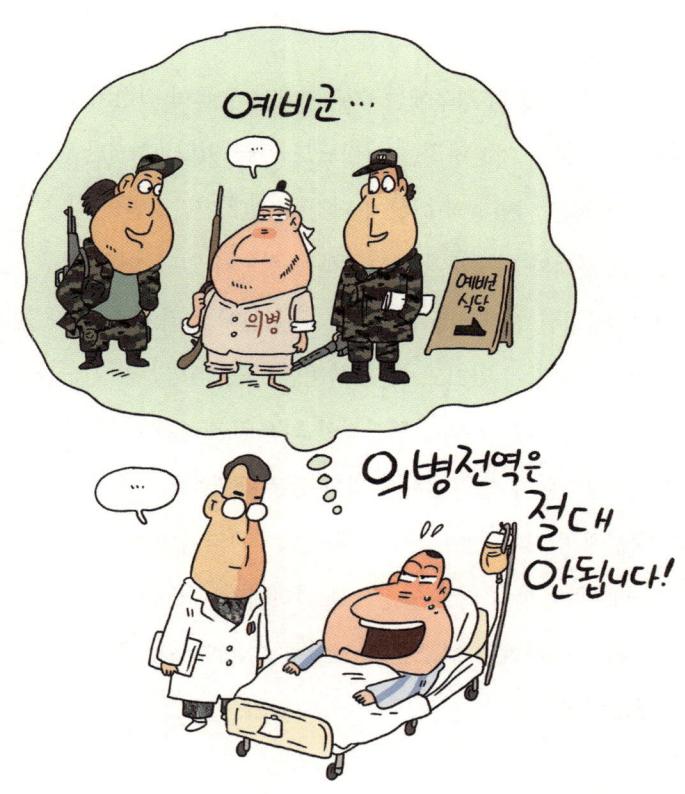

군생활을 할 수 없으니 어쩔 수 없었다.

의병전역 기준이 완벽할 수는 없기 때문에 일부 기준의 경우에는 해석하기에 따라 적용이 달라질 수 있다. 의병전역 여부는 군병원이나 민간병원에서 치료를 받은 후 해당 병사가 의병전역 대상인지 아닌지를 정하는 회의인 '의무심사'를 거쳐 결정된다. 대부분의 질병은 호전이 되면 등급이 좋아지기 때문에 입원 후 일정 기간의 치료를 해 본 다음에 최종 결정이 내려진다.

하지만 일부 수술의 경우에는 수술 자체로 등급이 결정되기도 한다. 그래서 이 부분을 악용하려는 사람들도 가끔 있다. (하지만 결코 쉽지 않다.) 또 가끔은 의병전역 대상이 되지 않는데 민간병원의 검사 및 진료 기록을 가져와 의병전역을 요구하는 경우가 있다. 이런 경우 민간병원에서 작성된 진단서나 소견서에 '군생활이 어려울 수 있다.'는 식의 표현이 포함되어 있기도 하다. 하지만 이는 의병전역 기준을 정확히 모르는 민간병원 의사가 주관적인 의견을 표명한 것일 뿐이다. 의병전역은 대부분의 경우 검사 결과와 같은 객관적인 기준으로 심사를 하기 때문에 막연한 진단서와 소견서로는 전역이 어렵다. 또한 질병은 사람에 따라 각기 다른 양상으로 나타나기 때문에 인터넷에서 본 사례나 타인의 사례를 무조건 본인에게 적용해 달라고 우기는 것은 아무 소용이 없다.

그래도 민간병원 진료를 받고 싶다면

군병원 입원 환자 중에 군 최고병원인 국군수도병원의 진료 능력을 초과할 경우에는 민간병원에 위탁하여 치료를 받게 한다. 고난도 수술이 필요하거나 암이 진단되어 항암치료가 필요한 경우, 희귀질환으로 인해 군병원에서 치료가 힘든 경우 민간병원에서 치료 받을 수 있다.

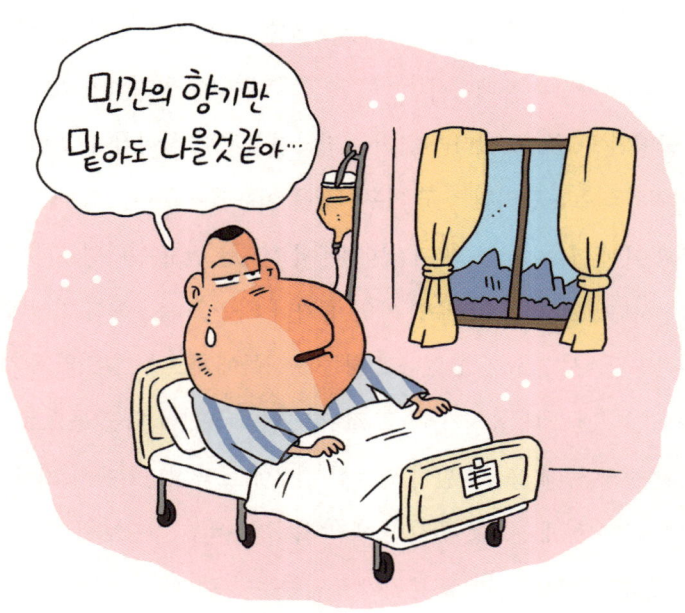

　이런 환자는 1년에 몇 명 발생하지 않기 때문에 군병원에서 불필요한 투자를 하는 대신 민간병원에 위탁을 하고 있다. 예를 들어 항암치료가 필요하다면 전역 전까지는 군병원에서는 요양을 하면서 정기적으로 민간병원에 가서 항암제를 맞고 오는 방식이다. 몇몇 질환들은 군병원에 입원하면 환자 본인이 원하지 않더라도 민간병원에 진료를 받으러 가도록 하기도 한다.

　또 군병원에서 상급 군병원으로 후송 도중 위급하여 응급처치가 필요한 경우에도 가까운 민간병원에서 진료를 받을 수 있다. 응급 상황에서는 모든 병원에서 치료가 가능하지만 추후 행정적인 절차 때문에 가능하면 민간진료협약병원에서 치료를 받는 것이 좋다. 민간진료협약병원은 의무사령부 홈페이지 http://www.medcmd.mil.kr 에 공지되어 있다.

군병원에 진료를 갔다가 한번 실망하면 믿음이 떨어질 수 있다. 하지만 원칙적으로 현역병은 군 의무시설을 이용해야 한다. 그럼에도 불구하고 어떤 이유에서든 꼭 민간병원에서 진료를 받고 싶다면, 그것 역시 가능하다. 그러나 그 경우엔 개인 휴가나 외출을 사용해서 가야 한다. 민간병원에서 진료를 받겠다고 하는 병사들에게 모두 별도의 추가 병가를 준다면 군대 유지가 안 될 것이다. 만약 휴가나 외출 등으로 인해 영외 출타 중에 응급질환이 발생한 경우에도 민간병원에서 치료받을 수 있다. 이렇게 진료를 받으면 예전에는 진료비를 건강보험 혜택을 받지 못하고 치료비 전액을 본인이 부담했는데, 이제는 군인도 건강보험 적용을 받을 수 있다. (불가피한 이유로 민간 의료기관을 이용할 경우의 건강보험 부담금은 국방부에서 지원하는 형식이다.) 당연한 이야기지만, 민간병원 진료비 중 본인부담금은 환자 자비로 지불해야 한다.

민간병원에서 입원 치료를 받는 것도 가능하다. 하지만 소속 부대장이 청원 휴가 조치를 해 줘야 하고, 기간도 10일 이내만 가능하다. 만약 민간병원에서 10일 이상의 입원이 필요하다면 군병원 요양심사위원회에서 입원 기간 연장 승인을 받아야 한다. 보통 10일 이내 이송이 불가능한 중환자나 이송 시에 병세가 악화될 우려가 높은 경우에만 승인이 되는 편이고, 이송이 가능하다면 대체로 군병원에서 치료받게 된다.

＊참고 자료 – 군병원 주소

국군강릉병원: 강원도 강릉시 주문진읍 동해대로 4371-34 (033-662-7802)

국군고양병원: 경기도 고양시 덕양구 혜음로 215 (031-963-6657)

국군대구병원: 경상북도 경산시 하양읍 대경로 (053-750-5170)

국군대전병원: 대전광역시 유성구 자운로 90길 (1688-9152)

국군부산병원: 부산광역시 해운대구 세실로 186번지 (051-701-9147)

국군수도병원: 경기도 성남시 분당구 새마을로 177번길 81번지 (1688-9151)

국군양주병원: 경기도 양주시 은현면 화합로 1133 (1688-9163)

국군원주병원: 강원도 원주시 소초면 북원로 3223번지 (033-740-1731)

국군일동병원: 경기도 포천시 화현면 화동로 564 (1688-9164)

국군청평병원: 경기도 가평군 청평면 경춘로 926번지 (1688-9161)

국군춘천병원: 강원도 춘천시 신북읍 방고개길 57 (033-244-0130)

국군함평병원: 전라남도 함평군 해보면 신해로 1027 (061-390-5114)

국군홍천병원: 강원도 홍천군 두촌면 아홉사리로 (1688-9167)

서울지구병원: 서울특별시 종로구 삼청로 10길 13 (02-397-3948)

3
외진의 모든 것을 알려 주마

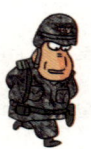

🥾 외진은 소풍이 아니다

　일반인들은 "여기선 안 될 것 같습니다. 큰 병원에 가 보셔야 하겠습니다."라는 의사의 말을 들으면, 열이면 열 표정이 어두워진다. 하지만 군대에선 다르다. 내가 군의관으로 일했던 3년 동안, "잘 모르겠는데, 혹시 모르니까 외진 가 보자." 했을 때 걱정하거나 슬퍼하는 병사는 단 한 명도 본 적이 없다. 외진 버스가 부대 위병소를 떠날 때 병사들의 얼굴은 수학여행 떠나는 고등학생의 그것과 같고, 버스 안에는 군대에는 없는 여유와 편안함과 설렘이 넘친다. 외진이 뭐기에 이런 흐뭇한 분위기가 형성되는 걸까?

외진이란 '외부 진료'의 줄임말이다. 일선 부대에도 일반의[중위]와 전문의[대위]가 있어서 기본적인 진료가 가능하다. 하지만, 더 전문적인 검사나 진료가 필요하다고 군의관이 판단하는 경우 사단 의무대나 군병원으로 진료를 의뢰하는데, 이것이 외진이다. 각 부대에 내과, 외과, 정형외과, 피부과 등 모든 과 군의관을 배치할 수 없고, 수술실이나 MRI 같은 시설이나 장비를 모두 구비할 수도 없기 때문이다.

외진의 절차는 이렇다. 일단 외진이 필요하다는 판단이 내려지면, 외진 날짜를 정한다. 보통 규모의 부대[연대, 여단급]에서는 일주일에 한 번, 정해진 요일에 부대의 차량을 배차해서 다 같이 군병원에 갔다가 다 같이 돌아온다. 군병원에 도착하면, 부대 군의관이 발급해 준 외진의뢰서를 가지고 접수를 하고 해당 과에서 진료를 받는다.

외진에 대해 알아야 할 소소한 것들

여러 과 진료가 필요한 경우[ex: 무릎도 아프고, 목도 많이 아프다]라면 급한 과를 먼저 본다. 보통 외진 버스가 부대로 복귀하는 시간은 정해져 있다. 진료를 못 받은 병사가 있을 때는 복귀 시간을 늦추고 버스가 기다려 줄까? 그럴 리가. 정해진 시간이 지나가면 진료를 못 본 채 부대로 돌아가야 하는 난감한 상황이 생긴다. (이런 경우는 사실 꽤 흔하다.) 그러니 두

민간인 VS 군인

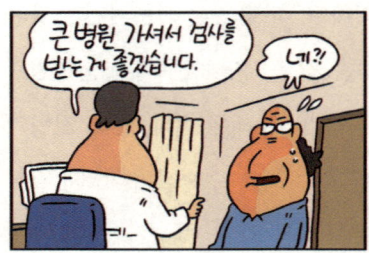
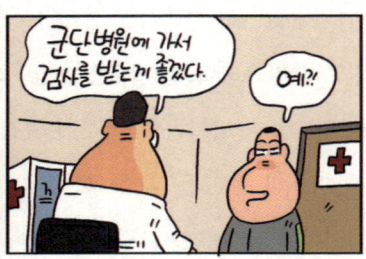
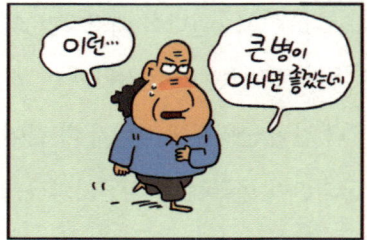
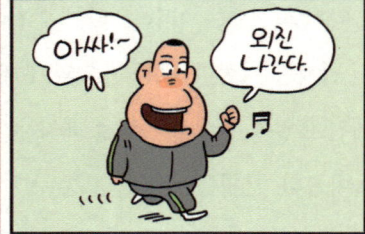
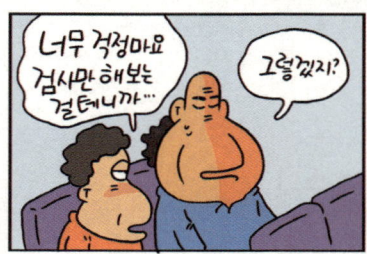
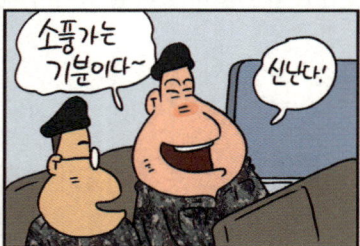
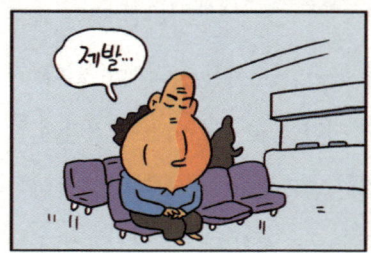
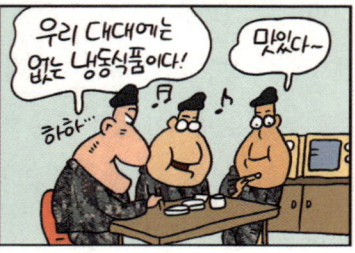

군데 이상의 진료를 받을 경우, 무조건 더 급한 쪽부터 해결해야 한다.

또한 정형외과나 내과를 비롯한 여러 과에서, 일단 의사를 만난 다음 엑스레이 검사 또는 혈액검사를 실시하고 나서 다시 의사를 만나야 하는 경우가 많다. 이런 경우도 생각보다 시간이 많이 소요되니, 여러 과 진료를 봐야 하는 경우 이곳부터 먼저 접수를 해야 하는 것이 좋다.

또한 외진을 가기 전에는 자신이 속한 부대 일정을 한번 훑어보고 가는 것이 좋다. 한 번의 진료로 모든 것이 해결되지 않는 경우에는 재진이나 검사 예약을 해야 하는데, 이때 중요한 훈련이나 평가 일정과 겹치지 않도록 약속을 잡아야 하기 때문이다. 중요한 부대 일정과 외진 일정이 겹칠 경우, 당연히 외진이 취소된다. 외진을 이유로 중요한 일정에 빠지겠다고 해 봐야 아무 소용이 없다. '일정을 몰랐다.'는 변명, 당연히 안 통한다. '부대 중요 일정에 무관심한 병사'로 찍힐지도 모른다. 주의하자.

외진을 위해 군병원에 도착하면, 접수창구보다 PX에 먼저 가는 사람들이 꼭 있다. 병원 PX에는 어찌 그리 맛있는 과자와 처음 보는 냉동식품이 많은지, 군의관인 나도 가끔씩 정신줄을 놓을 때가 있었다. 아직도 내 인생 최고의 치킨은 냉동식품이었던 '슈넬치킨'이다. (지금 다시 먹으면 아마도 맛이 없겠지만.) 열 대도 넘게 있는 전자레인지가 쉴 틈 없이 돌아가고, 계산대 앞의 긴 줄은 줄어들 생각을 않는다. 그렇지만, 외진과 소풍을 혼동하면 안 된다. 그 시간은 동료들이 내 일을 대신하면서 만들어 준 소중한 시간이다. 그 시간을 PX에서만 보내다가 돌아간다면, "꿀 빨고 왔냐?"는 말을 들어도 할 말이 없다.

외진, 여기서 이러시면 안 됩니다

무엇보다 중요한 것은 복귀 시간을 엄수하는 것이다. 군대에서 인원이 안 맞는 일보다 끔찍한 일은 없다. 출발 시간이 되었는데도 인원이 부족하다면, 의무병은 드넓은 병원을 미친놈처럼 뛰어다녀야 하고, 외진을 인솔한 군의관의 혈압도 같이 오르게 마련이다. 퇴근이 늦어질 위험에 처한 군의관이 뚜껑 열린 행보관보다 조금 더 무서울 거라는 것만 알아 두자. 만약 진료가 늦어질 것 같다면, 미리 외진 차량에 찾아가서 어느 정도 여유가 있는지 확인하고 허락을 받아야 한다. 불미스러운 일은 예방하는 것이 좋다.

검사해 달라고 조르지 않는 것도 중요하다. 불편한 곳이 있으면 누구나 정밀한 검사를 받아 보고 싶어 한다. 하지만 간단한 엑스레이 등으로도 진단이 가능한 병을 갖고 MRI 찍어 달라고 조르지 말자. 검사할 수 있는 인원의 수는 한정되어 있고, 꼭 필요한 사람을 검사하도록 시간을 배분하는 것은 의사의 고유 영역이다.

끝으로, 입실시켜 달라고 우기지 말자. 나는 분명히 많이 아프고, 그래서 외진까지 나왔는데, 좀 더 지켜보자면서 약 처방만 받게 되면 조금은 허무한 기분이 들 수도 있을 것이다. 사실 외진을 가면서 '아~, 혹시 입실하게 되면 어떡하지?' 하고 행복한 고민을 안 해 본 병사는 없을 것이다. 복권 살 때, '아~, 1등 당첨되면 피곤해지는데…' 하면서 되도 않는 걱정을 미리 하는 것처럼 말이다. 하루 세끼 밥 챙겨 먹고, 누워서 책을 읽거나 TV만 보면 되는 생활, 작업도 훈련도 갈구는 선임도 없는, 나를 그저 '아저씨'로 대해 주는 평등한 세상, 그러면서도 국방부 시계는 계속 전역 시점을 향해 흘러가고…. 병사에게 입실은 어쩌면 '이보다 더 좋을 순 없다.'는 말이 저절로 나오는 상황일 것이다. '아~, 나도 저 천국에 들어가고 싶다.'는 생각은 100% 이해할 수 있다.

나도 훈련소 시절에는, 입원 환자들이 나보다 열두 배쯤 행복해 보이고, 환자복은 아르마니 정장보다 더 고급스러워 보였다. 하지만 입실 결정은 군의관 입장에서도 쉬운 것이 아니다. 먼저 입실할 필요가 있는 환자인지 진단에 확신이 서야 한다. 또, 환자가 왜 입실해야 하는지에 관한 명확한 근거를 의무기록으로 남겨 둬야 하고, 자신의 입실 결정에 대해 온전히 책임을 져야 한다. 우선은 군의관의 결정을 존중하고, 부대로 복귀한 이후에도 증상이 계속된다면, 다음 외진에서 진솔한 대화를 시도해 보는 것이 좋다.

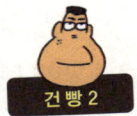

4성 장군이 무섭지 않은 말년 대위 군의관

합동참모본부 의장은 4성 장군이다. 정확하게 하는 일은 잘 모르지만 하여간 엄청난 일을 하고 계시는 분일 것이다. 그러나 대위 계급장을 단 채 4성 장군을 전혀 무서워하지 않았던 어느 대위 군의관이 있었으니, 그 이야기를 해 볼까 한다.

때는 바야흐로 제대를 2개월 앞둔 겨울이었고, 나는 서울 용산의 국방부 내에서 군의관으로 환자를 돌보고 있었다. 전방과는 달리 워낙 높으신 분들이 많아 장군님들을 봐도 그리 긴장되지 않는 그런 곳이었다. 2년차 가정의학과 군의관 1명만 제외하고, 나를 포함한 7명의 군의관은 모두 3년차, 즉 제대 말년이었다.

어느 날 출근했더니 분위기가 이상했다. 제대로 8시 30분에 출근했는데, 행정보급관 해군 원사님과 의무대장 공군 중령께서 매우 바쁘신 거다. 얼른 군의관들을 모아 차상급 지휘관인 육군 준장님께 가야 한다는 것이었다.

뭔 일이여? 하고 심드렁하게 어슬렁거리며 모였다. 보통 때는 말년 군의관들을 불러 모을 때 조금 늦게 모여도 별 말씀을 안 하시던 의무대장께서 왠지 빨리 모이라고 날카롭게 목소리를 높이시는 것으로 보아 사태가 조금 다르다는 것은 깨달았으나, 제대가 코앞인데 무서울 것이 무엇이겠는가?

모이는 이유는 정신교육을 한다는 것이었다. 외래가 9시에 열리니 길어 봐야 30분 정도 정신교육을 받으면 되지만, 귀찮기 그지없었다. 도대체 무슨 일인가 하였더니, 다음과 같은 일이 그 전날에 벌어진 것이 사단이었다.

합참의장이신 4성 장군님께서 귀가 이상하다면서, 보좌관 중령을 시켜 이비인후과 군의관을 불렀다. '대찬' 이비인후과 군의관은 "진료 기구가 다 의무실에 있으니 대장님께서 직접 의무실로 오시라."고 했다. 이 말을 전해 들은 대장님께서는 "내가 지금 대통령님께 보고하러 가야 되는데 시간이 어디 있냐."며 화를 내셨다고 한다. 중간에 끼인 중령 보좌관은 '약간 강한 말투로' 다시 군의관을 호출했다. 그러나 말년이라 눈에 뵈는 게 없는 이비인후과 군의관은 배알이 틀려 걍 무시해 버렸고, "진료받기 싫으시면 관두세요."라고 해 버렸다.

아마도 중령 보좌관은 그대로 보고하진 못했을 것이고, 적당한 핑계를 대면서 둘러댔을 것으로 생각한다. 어쨌거나 대통령 보고를 마치고 국방부로 돌아온 합참의장께서는 18:30 경 의무실을 '직접' 방문하셨다. 그러나 군의관들은 오후 6시면 모두 칼퇴근이다. 장군님을 맞은 것은 그날의 당직 군의관, 바로 군대 2년차 가정의학과 군의관뿐이었다. 가정의학과 군의관은 자기 진료실로 대장님을 모셨고, 휴대용 이경 portable otoscope 으로 귀를 정성스럽게 관찰하였다. 외이도에 염증이 있다고 친절히 설명하였고, 약물처방을 하겠노라고 말씀드렸다. 이 군의관은 1년 더 군대에 있어야 하니, 당연히 장군님을 최선을 다하여 진료하였던 것이다. 그러나 웬걸, 우리 대장님 발끈하셨다. 요거 들고 오는 게 힘들어서 나보고 오랬냐는 거다. 대장님께서는 이 군의관이 아까 그 군의관이 아니라는 것을 모르고 계셨던 것이다.

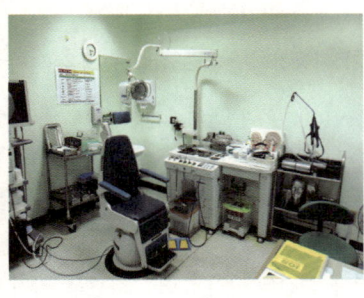

이비인후과 군의관이 말했던 진료 기구는 옆의 사진과 같다. 아무리 4성 장군께서 부르신다 한들, 이걸 들고 장군님 방으로 가는 건 '초큼' 무리다. 장군님 명령이라면 산도 옮긴다고 하시면 할 말 없다. 하지만 여기가 북한은 아니잖아?

가정의학과 군의관이 사용했던 휴대용 이경은 73쪽 상단의 사진과 같이 생겼다. 주머니에 넣고 다닐 수 있고, 아래 그림과 같이 진찰한다. 대장님께서 화나실 만하다.

그런데 문제는 가정의학과 군의관은 낮에 있었던 일을 전혀 몰랐다는

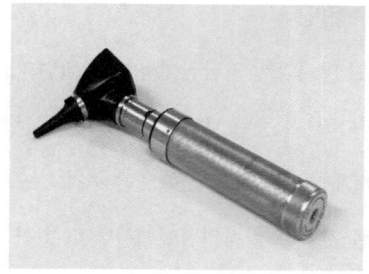

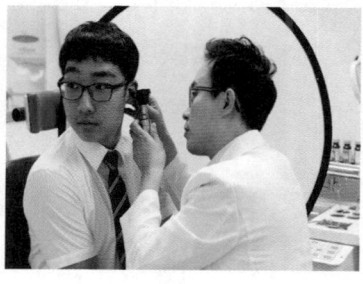

데 있다. 그러니 황당할 수밖에. 장군님이 화를 내고 있는데 군의관은 '뭥미?' 하는 표정으로 장군을 쳐다보고만 있었고, 장군님께선 당연히 더 노발대발. 가정의학과 군의관은 계속 '저 인간이 왜 저래?' 하는 황당한 표정. 장군님께서는 계속 있어 봐야 득 될 것 없다는 판단을 하셨는지, 의무실 밖으로 나가셨다. 이렇게 중얼거리시면서. "역시 군의관은 안 돼. 군의관은 이래서 안 돼."

대체로 이런 상황에서 예상되는 시나리오는 대장님께서 만만한 근무지 원단장인 육군 준장, 즉 군의관의 차상급 지휘관에게 전화하여 심한 항의를 하는 것이다. 그 결과 다음 날 아침 군의관들의 정신교육이 벌어지게 된 것이었다.

그런데 놀라운 것은 이 준장님께서 말년 군의관들을 다그치지 않고, 웃으시며 우리를 격려하셨다는 것이다. 환자를 잘못 본 것이 아니므로 군의관 고유 임무에 관한 한 문제가 없으며, 단지 소통의 문제였으니 장군님들 진찰에 관한 한 당직 군의관에게 인계를 좀 해 달라는 말씀으로 말이다. 그때 약간 놀랐다. 화만 내실 줄 알았는데…. (이 분은 추후 4성 장군으로 진급하시게 된다. 역시 인품이 중요하다.)

　상황은 좀 심각했지만, 돌이켜 보면 당시 합참의장님께서 제대 말년의 군의관들에게 안겨 준 웃음보따리였다. 사실 중령 보좌관이 군의관 개인에게 연락할 것이 아니라 의무대장에게 미리 협조를 구했으면 무척 부드럽게 해결되었을 일이었는데, 일이 좀 꼬였다. 합참의장님께서 화나실 만 했고, 군의관들도 억울할 만했다고 생각한다. 참고로 당시의 그 합참의장님께서는 나중에 국방부장관이 되셨고, 일과 중 골프를 친 군의관들을 무더기로 구속시키는 데 큰 역할을 하셨다. 이 사건과 관련이 있었을까, 없었을까?

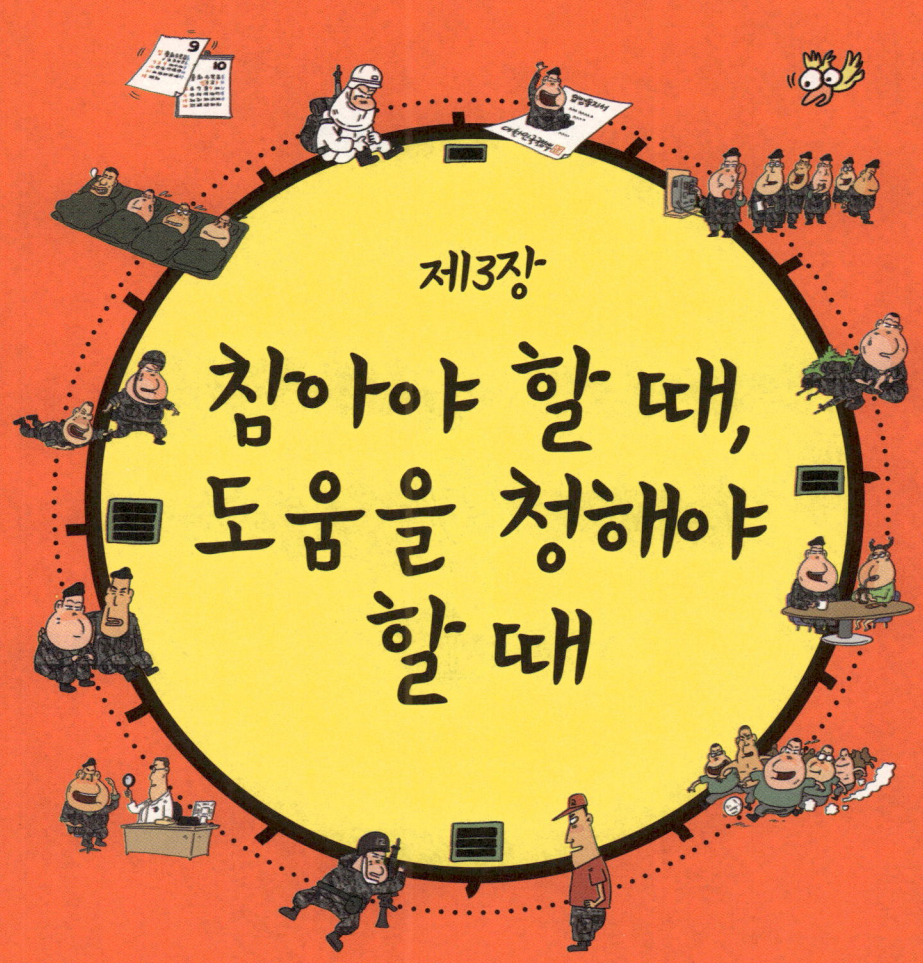

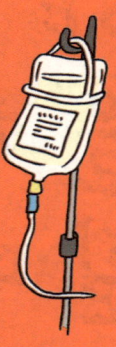

1
아프냐? 나도 아프다

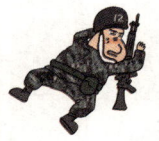

건강염려증hypochondriasis이라는 병이 있다. 속이 조금만 쓰려도 '위암인가?' 걱정하고, 살짝 부딪쳤을 뿐인데 '뼈가 부러졌나?' 고민하는 병이다. 무작정 꾹꾹 참는 것도 문제지만, 큰 병에 걸린 것 아닌지 불안해하며 사는 것도 힘든 일이다. 군의관으로 일하는 동안, 어떤 이들은 건강에 너무 관심이 없어서, 또 다른 이들은 너무 자주 의무대에 나타나서 나를 놀라거나 어이없게 만들었다.

언젠가 한 병사가 찾아왔다. 요즘 밥을 너무 많이 먹는 것 같다면서, 병에 걸린 게 아닌지 궁금하다고 했다. 찬찬히 들어 보니 '몸짱'이 되겠다고 헬스를 시작한 것이었다. 운동을 많이 해서 자꾸 허기가 지는 거

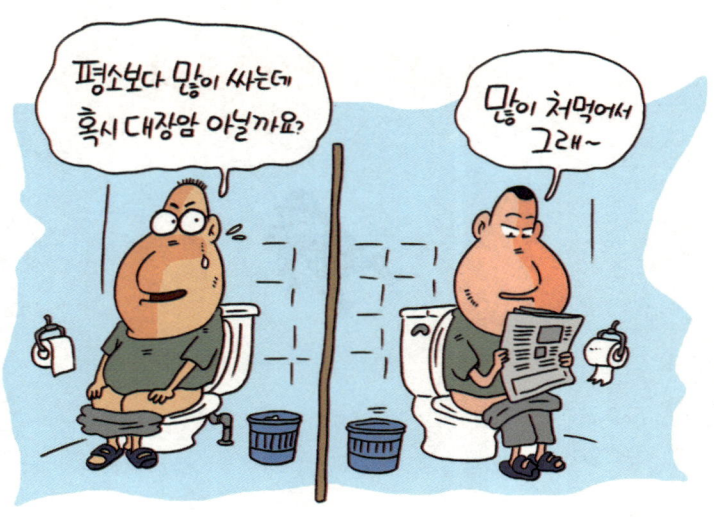

라고 설명해 줬다. 보름쯤 지난 후 다시 찾아왔는데, 이번엔 똥 싸는 양이 너무 늘었다면서, 대장암이 아닌지 걱정했다. 방금 PX를 들렀다 왔는지 빵이랑 과자가 가득 담긴 비닐봉지를 들고 있었다. 많이 먹으니 많이 나오는 게 당연하지….

몸 쓰는 일이 많은 군대에서 여기저기 몸이 아프고 불편한 것은 늘 있는 일이다. 중요한 것은 언제 참아야 하고 언제 의무대에 가야 하는지 구분하는 것이다. 큰 병을 놓쳐서는 안 되지만, 별것 아닌 증상이 생길 때마다 의무대를 찾아갈 수도 없는 노릇이기 때문이다.

군대에서 의무대에 가는 것은 힐링 포션같은 레어템이다. 병장 말년 같은 만렙이 아니라면, 쓸 때마다 당신의 신뢰성 HP$^{hit\ point}$가 쭉쭉 빠진다. 본의 아니게 양치기 소년 취급을 받아, 정작 진짜 치료가 필요할 때에도 의심의 눈초리를 받을 수 있다는 말이다.

양치기 소년이 안 되려면

그렇다면, 몸이 불편하지만 크게 걱정하지 않아도 되는 순간은 언제 언제일까? 첫째, 다른 사람들과 비슷한 증상이라면 일단 안심해도 된다. 예를 들어 유격훈련 다음 날 아침에 팔다리가 쑤시고 묵직한 것은 당연한 일이다. 야외 숙영을 하고 나서 목이 칼칼한 것은 먼지투성이 A형 텐트에서 같이 잤던 당신의 동료들 모두가 느끼는 증상이다. '편도가 부었나?', '폐렴인가?' 걱정하면서 의무대를 찾기 전에, 따뜻한 물을 마시면서 일단은 지켜봐도 된다. 둘째, '군복무 중이 아니었다면 내가 이 정도 아프거나 불편했을 때 바쁜 시간을 쪼개서 병원에 갔을까?'라는 질문을 스스로에게 던졌을 때, 'No'라는 생각이 드는 경우다. 앞의 질문에 대한 답이 'Yes'라면, 당연히 의무대 문을 박차고 들어가도 좋다. 하지만, '글쎄 바빠서 안 갔을 것 같은데…' 싶다면, 좀 더 지켜봐도 괜찮다. 셋째, 증상이 호전되고 있는 경우라면 일단 좀 더 지켜봐도 된다. 어차피 당장 군의관을 찾아야 할 정도로 아프거나 불편한 게 아니라면, 기다리는 동안 증상이 호전되는지 악화되는지 보는 것이 중요하다. 특히 팔다리가 아픈 경우에는, 부어 있지 않으면서 어제

보다 혹은 오늘 아침보다 나아졌다면, 지켜봐도 되는 경우가 거의 대부분이다.

　결코 행복한 얘긴 아니지만, 군대에서는 아픈 걸 참는 것도 일종의 훈련이다. 전쟁을 수행한다는 특별한 목적을 가진 집단에서 구성원들이 그에 걸맞은 체력과 정신력을 갖도록 하는 것이 훈련이니 말이다. 훈련소에서 군장을 메고 20km, 30km를 걷게 하는 것은 신병의 부들부들한 발바닥, 물렁거리는 허벅지를 군인의 발, 상남자의 꿀벅지로 만들기 위한 훈련이다. 그런 행군을 하고 나서 허벅지가 당긴다면, 그건 밥 많이 먹고 화장실에 자주 가는 것과 같다. 걱정할 일이 아니란 얘기다.

　선임에게 '갈굼'을 당하는 것도, 물론 기분은 꿀꿀하지만, 훈련이라고 생각하면 조금은 마음이 편해진다. 정신 전력을 담당하는 정훈장교가 있고 교재들이 넘쳐나지만, 대한민국 군대에서 정신력의 9할은 악랄한 선임들이 입으로 만들었다고 나는 굳게 믿는다. 갈구는 선임 때문에 고민스러운가? 사회에 나와 취직을 했다고 치자. 그곳에는 책임감이 투철해서 일이 잘못되면 무조건 내 탓이라고 자책하고, 후임에게는 자기 일을 절대로 내리지 않으며, 다정다감하게 나를 격려해 주는 상사만 있을 것 같은가? 두 손 가지런히 모으고, 눈은 내리깔고, 세상에서 가장 죄송한 표정을 지은 상태에서 한 귀로 듣고 한 귀로 흘리는 무념무상의 '도'를 닦기에는 군대만 한 곳이 없다. 군대에서의 경험이 앞으로 사회생활 하는 내내 당신의 정신 건강을 지켜 줄 것이다.

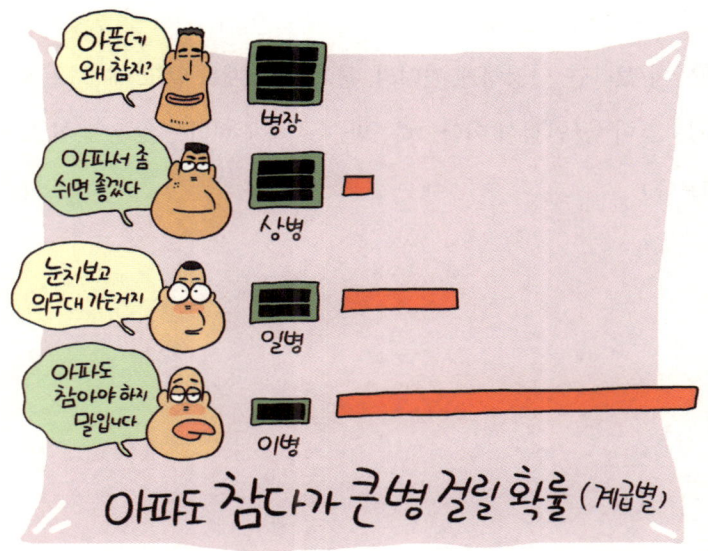

의외로(?) 행복한 결혼 생활을 꾸려가는 데도 많은 도움이 되니, 디테일한 스킬까지 꼼꼼히 배우도록 하자. 물론 폭력을 쓴다거나 인간적으로 너무한다 싶은 '짱돌'에게는 분노의 소원수리가 답이다. (이때는 한 인간을 특정해서 최대한 자세히 쓰는 것이 효과를 극대화하고 선의의 희생자를 막는 중요한 팁이다.)

무조건 참아야 한다는 것은 결코 아니다. (절대 참지 말아야 하는 경우들에 대해서도 앞으로 설명할 것이다.) 남들과 다르고, 시간이 지나도 좋아지지 않는 증상이 있다면 주저 없이 의무대를 찾아야 한다. 하지만 기본적으로 20대 청춘이라면, 그중에서도 현역군인이라면, 기본적으로 매우 건강한 사람들이다. 참고 이겨 내야 할 순간이라는 판단이 섰다면, 당당하게 견뎌라. 참아야 할 때를 알고 제 할 일을 다 하는 것이 '군인정신'이다. (하지만 '무식하게 버티는 것'은 군인정신과 다르다.)

2
무조건 참다 가는 큰일 난다

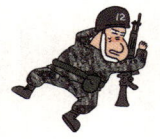

👢 너무 못 참는 병사 vs 무조건 참는 병사

    세상에는 왜 이렇게 균형 잡힌 인간을 찾기가 어려운 건지. 너무 착해서 바보 소리 듣는 사람도 있고, 잔머리를 너무 굴려서 모두를 피곤하게 하는 사람도 있다. 군대도 사람 사는 곳이라, 양극단에 속한 인간이 많이 있다. 그래서 군병원에는 너무 못 참아 병원을 찾는 병사와 무조건 참다가 병을 키워 온 병사가 함께 줄을 선다. 물론, 모두 예상하는 바와 같이, 외아들이 넘쳐나는 21세기 대한민국에는 전자에 해당하는 병사가 많다.

하지만 모든 병사가 그런 것은 절대 아니다. 정반대로, 의무실에 들락거리는 것 자체를 수치스러워하는 병사도 상당수 존재한다. 이들은 비 오는 날에도 상의를 벗고 구보하는 걸 즐기며, 몸이 고달플수록 지구인의 한계를 넘어 슈퍼 히어로가 될 날이 가까워진다고 생각한다.

문제는 지구인으로 태어난 이상 아무리 노력해도 하늘을 날 수는 없듯, 인내만으로는 이겨 낼 수 없는 질병도 존재한다는 사실이다. 슈퍼 히어로가 되기 위해 노력했지만, 결국 병만 키워 더 큰 고생을 감내해야 했던 안타까운 사연들을 통해서 지구인의 한계를 되짚어 보자.

지나치게 잘 참다 골병든 사연

__사연 하나

연평도에서 복무 중이던 해병대 소속 김○○ 상병은 소싯적부터 체력 하나는 자신 있는 친구였다. 입대 전에도 병원이라곤 가 본 적이 없으며, 감기약을 먹는 것조차 생각해 본 적이 없다. 그런 그가 며칠 전부터 목이 아프고 밤마다 열이 나기 시작했다. 처음에는 그저 감기려니 생각하고 버텼다. 그런데 웬걸, 일주일이 지나자 목 안에서도 좌측이 심하게 아파 오더니, 그 다음 날에는 입이 엄지손가락이 겨우 들어갈 정도밖에 벌어지지 않았다. 어쩔 수 없이 찾아간 의무대에서 군의관은 김 상병의 상태를 진찰한 후 편도주위농양을 진단했다. 급성 편도선염이

제때 치료가 되지 않아 세균들이 편도 안쪽에 자리를 잡고 고름집을 형성한 거다. 김 상병은 결국 배를 타고 외진을 나가 입안을 째고 농양을 제거하기 위한 처치를 받아야 했다.

| **여기서 얻는 교훈** | 같은 인후통이라도 유난히 오른쪽이나 왼쪽 중 어느 한쪽이 더 차이 나게 아프다면 편도주위농양을 생각해야 한다. 거울로 입안을 비추어 봤을 때 가운데 있어야 할 목젖이 한쪽으로 심하게 치우쳤거나, 입이 크게 벌어지지 않을 때도 더 참아서는 안 된다. 편도주위농양은 더 악화하면 고름이 목 깊은 곳까지 퍼져 더 큰 수술을 해야 하는 때도 있다.

__사연 둘

입대 전 운동이라면 자신 있던 훈련병 이〇〇은 동기들이 모두 힘들어하는 유격훈련도 여유롭게 이겨 냈다. 특히 유격훈련의 말미에 했던 진흙탕 참호전투는 적성에 아주 잘 맞았다. 문제는 지나치게 열심히 한 게 탈이었다. 상대 팀 전우를 참호 밖으로 힘차게 밀어 올리는 과정에서 전우가 휘두른 팔에 코를 세게 부딪친 거다. 코피가 조금 났지만 모의 전투로 후끈 달아오른 상태에서는 아무런 문제도 되지 않았다. 코가 조금 부어올랐지만, 다행히 코피는 금세 멈췄다. 통증도 참을 만했다. 그리고 열흘이라는 시간이 흘렀다. 그런데 코의 부기가 빠지면서 문제가 드러나기 시작했다. 잘생겼던 코가 오른쪽으로 휘어진 거다. 그제야 의무대를 찾은 훈련병은 비골 골절이 의심된다는 이야기를 듣고 3일

후 군병원 외진 차에 올랐다. 군병원에서 만난 이비인후과 군의관은 이미 골절 후 2주 가까이 되어 간단한 수술로는 교정이 어렵다고 했다.

| 여기서 얻는 교훈 | 비골 골절은 다친 후 2주 안에만 수술을 하면, 5분도 되지 않는 간단한 수술로 뼈를 맞출 수 있다. 하지만 2주 이상의 시간이 흐르면 부러진 상태에서 뼈가 굳어 버려, 다시 뼈를 골절시킨 후 재건하는 큰 수술이 필요하게 된다.

사연 셋

평소 장이 약해서 잦은 배탈을 경험하던 박○○ 이병은 배가 아프다는 이유로 자주 의무대를 찾아 선임들의 눈총을 받았다. 그러던 어느 날 훈련 중에 또 배가 살살 아파 오는 거다. 화장실을 다녀와도 통증은 여전했지만, 그렇다고 훈련을 빼 달라고 하기에는 선임들의 시선이 부담스러웠다. 결국 훈련을 모두 마치고 숙소에 도착한 박 이병은 저녁부터 미열이 나기 시작했다. 다음 날도 상황은 비슷했지만 더 악화하지는 않아 조금만 더 참아 보기로 했다. 그런데 그날 저녁, 상황이 갑자기 악화되었다. 복통이 갑자기 심해져서 배를 만질 수조차 없었다. 그제야 의무대를 찾아가니, 군의관은 박 이병의 딱딱해진 배를 진찰하고는 구급차를 태워 군병원으로 후송했다. 군병원의 외과 군의관은 CT 촬영 후 급성 충수염(맹장염)이 복막염으로 진행되었다며 응급수술을 준비했다.

| 여기서 얻는 교훈 | 급성 충수염으로 수술을 하면 요즘은 군병원에서도 복강경 수술을 많이 한다. 복강경 수술은 배에 작은 구멍만 몇 개 뚫어서 하기 때문에 회복도 빠르고 흉터도 적다. 하지만 맹장이 터져서 염증이 배 안에 가득 퍼지면 그때는 상황이 훨씬 복잡해져서 큰 수술을 받아야 한다. 중요한 것은, 복통과 동반해서 열이 난다면 그때는 꼭 진료를 받아야 한다는 사실이다.

사연 넷

흡연을 하는 최○○ 병장은 평소 잔기침이 있는 편이었다. 전역 전 마지막 유격훈련에 참가한 최 병장은 유격장으로 향하는 행군 날부터 컨디션이 그리 좋지 않았다. 하지만 유격훈련장에서는 기침하는 병사가 많아지는 법. 자신의 기침이 좀 더 잦아지는 것도 그저 감기 때문이려니 했다. 더욱이 평소 후임들에게 책임감 있는 모습을 보여 온 터라, 마지막 유격훈련에서 감기를 핑계로 의무대에서 쉬고 싶지는 않았다. 다행히 저번 휴가 때 집 근처 병원에서 처방받아 온 감기약도 있어서, 최 병장은 사제약(?)을 복용하며 운기조식을 감행했다. 그런데 나이가 한 살 더 먹은 탓이라고 하기에는 훈련이 지난 유격 때와는 비교도 되지 않게 힘들었고, 얼굴도 눈에 띄게 수척해졌다. 결국 행보관의 지시로 군의관의 진료를 받게 되었다. 진단은 폐렴. 서둘러 치료를 시작해야 했다.

| 여기서 얻는 교훈 | 임의로 감기약을 복용하는 건 때로는 병을 키우는 대표적인 바보 행

위다. 기침과 동반해서 계속 열이 나면 폐렴이나 결핵 등의 여러 질환을 의심해야 하지만, 감기약의 해열제 성분이 열을 자꾸 떨어뜨려서 초기 증상을 감추기 때문이다. 기침과 동반한 고열이나 체중 저하가 있을 때에는 꼭 진료를 받아 보아야 한다.

_사연 다섯

정○○ 일병은 선임에게 뺨을 맞았다. 부대 내 구타는 엄격하게 금지되어 있지만, 앞으로도 계속 함께 내무반 생활을 해야 하는 선임을 신고하는 건 좀처럼 용기가 나지 않았다. 문제는 뺨을 맞은 이후에 귀가 먹먹한 증상이 지속되었다는 거다. 청력도 조금은 떨어지는 듯싶었지만, 그렇다고 아예 안 들리는 건 아니어서 곧 좋아지려니 생각했다. 하지만 3일이 지나도록 증상이 좋아지지 않아 의무대를 찾았고, 중위 군의관은 외이도에 피가 맺혀서 고막이 제대로 보이지 않는다며, 군병원 외진을 다녀오라고 했다. 군병원의 이비인후과 군의관은 고막이 찢어져서 큰 수술이 필요하다며 왜 일주일이나 지나서 이제야 찾아왔느냐고 안타까워했다.

| 여기서 얻는 교훈 | 외상성 고막천공은 초기 치료가 무척 중요하다. 고막은 손톱처럼 자라는 기관이기 때문에 천공 초기에는 찢어진 부위에 종이 반창고 하나만 제대로 붙여 줘도 대부분은 저절로 아문다. 하지만 초기 치료가 제대로 되지 않아 고막천공이 아물지 않으면 그때는 고막 성형술이라는 더욱 큰 수술을 받아야 한다.

너무 잘 참아서 병을 키운 안타까운 사연은 사실 한 권의 책으로 묶어서 펴낼 정도로 많다. 그만큼 우리 군에는 솔선수범하며 열심히 군 생활을 하고 있는 열혈 병사가 꾀병 병사만큼 아니 그 이상으로 많다는 방증이리라. 혹시나 아프다는 핑계로 유격훈련을 빠지고 싶어 하는 병사가 있다면 그들에게 이들의 사연을 전하고 싶다. 누군가는 사연을 흉내 낸 꾀병 환자만 더 늘지 않겠느냐며 우려하기도 한다. 하지만 나는 우리 병사들을 믿는다. 힘든 일에 먼저 나서기는 어렵지만, 누군가 한 명만 먼저 나서면 나머지 사람 대부분은 그 일을 서슴없이 돕게 된다. 연평도 사건 때 죽음을 불사하고 포탄을 날렸던 해병들의 이야기처럼, 열혈 병사들의 사연이 다른 병사들의 가슴에 불씨를 당기기를 희망한다.

3
군의관은 알고 있다, 너의 꾀병을

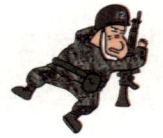

🥾 꾀병의 정의 및 빈도 공식

꾀병이란 무엇인가? 국어사전을 찾아보면 '거짓으로 앓는 체하는 병'으로 정의되어 있다. 꼭 군의관 또는 의사가 아닌 일반인이라고 하더라도 주변에서 꾀병을 부리는 사람들을 많이 보게 된다. 학생들, 직장인들, 심지어 부부 사이에서도 심심찮게 나타나는 게 꾀병이다. 사람들이 꾀병을 부리는 이유는 아프다고 상대방을 속였을 때 나타나는 이득이 있기 때문이다. 학생들이 꾀병을 부리면 골치 아픈 수업시간에서 열외 하여 보건실에서 쉴 수 있고, 직장인들은 조기 퇴근하거나 모임에서 빠질 수 있으며, 부부는 배우자의 눈치를 피해 가사노동에서 해방될 수 있다. 상대방은 알면서도 넘어가 주기도 하고 정말 몰라서 속기도 하는데, 꾀병을 부리는 사람들이 상대방의 선의를 이용하여 이득을 취하는 나쁜 사람들이라는 것은 부인할 수 없다. 그러므로 꾀병은 거짓으로 이득을 취하는 일종의 사기(?)라고 할 것이다.

그런데, 이러한 꾀병이 마치 전염병처럼 퍼져 나가는 경우가 있다. 꾀병을 부린 사람들이 들키지 않고 지속적으로 이득을 취할 때이며, 들켰다 하더라도 별다른 벌칙 없이 쉽게 넘어가는 일이 반복될 때다. 즉 꾀병을 통해 얻는 이득이 혹시라도 꾀병을 들킨 후 받게 되는 벌칙보다 큰 경우에 꾀병은 전염병이 된다. 그 차이가 크면 클수록 사람들은 더욱 더 꾀병을 일삼게 될 것이다. 도식화하면 아래와 같이 되겠다.

꾀병을 통한 이득(A) - 꾀병을 통한 손실(B) = C
(C가 양수이고 C가 크면 클수록 꾀병 빈도는 증가하며, C가 음수이면 꾀병은 발생하지 않음)

따라서 어떤 조직이든 꾀병을 줄이기 위해서는 꾀병을 통한 손실을 이득보다 크게 하여 꾀병을 발생 전에 예방하는 것이 필요할 것이다. 문제는 이 꾀병을 누가 가려낼 것인가이다. 군대에서는 군의관의 역할이 가장 클 것이다. 그런데 기본적으로 군의관들은 병사들과 같은 마음이다. 대부분 어쩔 수 없이 국방의 의무를 다하기 위하여 군대에 온, '간부인 듯 간부 아닌 간부 같은' 사람들이기 때문이다. 병사를 바라보는 따뜻한 마음을 가슴에 담고 있으며(잘 표현하지는 못하지만), 고생하는 병사들의 안식처가 되고 싶은 것이 군의관들의 심정임을 알아주길 바란다.

꾀병의 역학

의사들이 의사로 살아가는 동안 가장 많은 꾀병 환자를 만나는 것은 역시 군의관 시절이다. 일반 사회에서도 꾀병은 자주 나타나지만 의사에게까지 와서 꾀병을 부리는 경우는 별로 흔하지 않다. 일단 병원에 오고가는 시간이 낭비되고 비용도 발생하게 되어, 위의 도식에서 B가 지나치게 커지기 때문이다. 그런데, 군대에서 시간의 허비는 근무시간의 감소 및 열외시간의 증가로 연결되고 진료비는 전혀 발생하지 않기 때문에 손실 B가 높아지지 않은 채 이득 A가 증가하므로 꾀병 빈도는 증가하기 마련이다. 다만 들켰을 때 간부 및 선임병들로부터의 잔소리 및 징계가 있고, 동기 및 후임병들로부터 신뢰를 잃어버리고 무시당할 위험이 있으므로 꾀병이 무작정 발생하지는 않게 된다. 닝겐들은 알고 보면 모두가 나름대로 머리 굴려가며 움직인다는 것을 잊지 말지어다.

군의관들의 경험을 들어 보면 군인들에게도 꾀병 호발 시기가 있다.

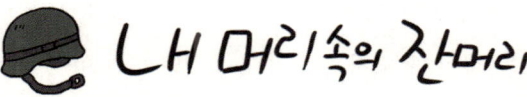
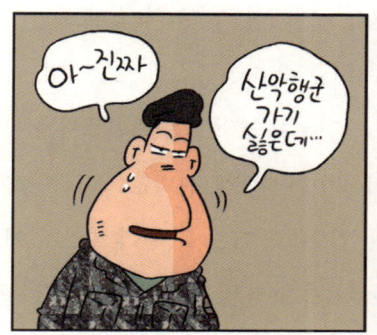
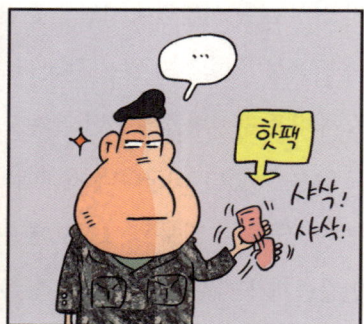
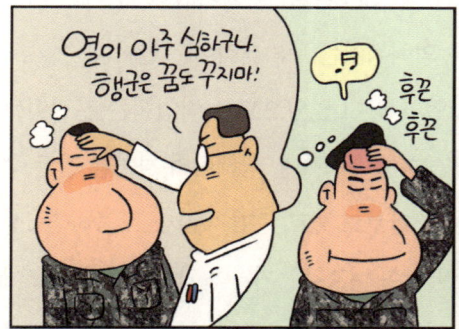
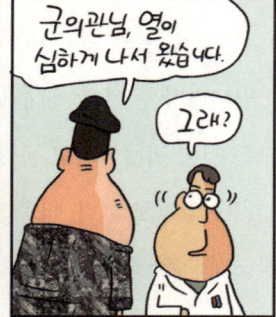
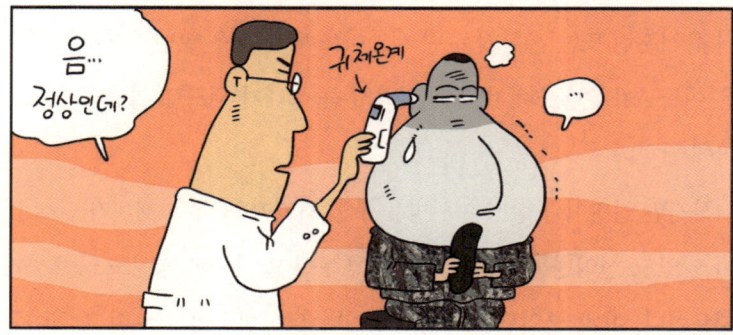

일반적으로 꾀병 발생 빈도는 훈련병 또는 말년병장 때 최고조에 이르며 일병 또는 상병 때 최저 수준이다. 훈련병 때는 아직 군인화^{化}가 되어 있지 않은 시기인데 고달픈 훈련이 매일매일 지속된다. 실제로 감기나 근육통, 익숙하지 않은 행군으로 인한 발바닥 물집이 호발하며, 이렇게 아픈 훈련병들은 훈련 열외 또는 전투화 열외로 몸이 편해지는 이득을 볼 수 있다. 더군다나 자대배치 전이기 때문에 신병교육을 담당하는 조교들이나 간부들 그리고 훈련 동기들도 다시 볼 일이 별로 없어 인간관계가 지속적이지 않다. 즉 손실 B가 크지 않고 훈련 열외의 달콤함이라는 이득 A가 극대화되므로, 군의관만 어찌어찌 잘 넘기면 꾀병은 손해 보는 장사가 아니다. 의식적이든 무의식적이든 말이다.

말년병장은 이제 제대가 얼마 남지 않았으므로 작업이든 훈련이든 모든 것이 귀찮아지고 몸이 상할까봐 두려운 상태이며 자기를 갈굴 수 있는 선임병도 없다. 이쯤 되면 간부도 별로 두렵지 않다. 오죽하면 4성 장군대장 위에 말년병장이란 말이 나오겠는가? 즉 말년병장에게도 이득 A에 비해 손실 B가 크지 않게 되므로 꾀병이 호발하게 된다. 더군다나 유격훈련 또는 혹한기 훈련 시기라도 닥칠 경우 말년병장들의 꾀병은 이득 A가 손실 B에 비하여 현격히 큰 상태가 되므로 꾀병의 빈도는 극에 달한다.

하지만 일병이나 상병은 꾀병을 부릴 처지가 아니다. 제대가 아직 많이 남았고 선임병들은 수두룩하며 내무실 안에서의 명망도 중요하기 때문이다. 이에 군의관들도 훈련병이나 말년병장이 아프다고 찾아올 경우와 일병 또는 상병이 진료실을 찾는 경우에는 '꾀병 감지 촉수'의 민감도를 조금은 다르게 가동시킬 필요가 있다.

그런데 특수한 경우들도 있다. 개인적인 경험으로 보건대, 신병교육대 조교들이나 신입 간부들은 아파도 아프지 않은 척하는 경우가 유난히 많다. 훈련병들 앞에서 아픈 것을 표현하는 것을 창피하게 여기는 조교들이 병을 키워 군의관을 찾는 경우도 자주 보았고, 신입 간부들이 병사들 앞에서 군기를 너무 잡다가 자신의 병을 키우는 것도 보았다. 과도한 의욕이나 경직된 조직문화로 인해 개인의 건강권이 상실되는 경우인데, 칼날 같은 군기가 중요한 군대에서 몸의 불편함을 어느 정도 이겨 내는 극기도 중요하겠지만 개인의 건강 또한 중요한 군대의 자산이므로 균형을 잘 찾아야 할 것이다.

이런 꾀병, 군의관에게 들킨다

네이버에 '꾀병 부리는 법'을 검색해 보면 각종 꾀병 방법들이 나온다. 눈을 비벼서 벌겋게 만든 뒤 군의관을 찾아간다거나 코피 나게 코를 심하게 판다는 등등, 다양한 방법들이 소개된다. 하지만 대부분 초딩들의 '학원 안 가기 위한 방법들'이니, 제발 따라하지 말기를 바란다. 맹장염 증세를 열심히 공부해서 맹장염 증상을 연기한 병사도 보았는데, 하필 맹장염 귀신인 외과 군의관에게 걸려 꾀병이 탄로 나 버렸었다. 쯧쯧.

하지만 군의관의 눈을 속이는 데 성공하는 경우도 있다. 아프다고 주장하는 병사들을 입실시켜 조용히 관찰하다 보면, 별다른 치료 없이도 증세가 사라지고 히죽히죽 웃고 있는 경우가 있으니 말이다. 이처럼 군의관들을 헷갈리게 하는 여러 가지 방법들이 있기는 하지만, 이 책에서는 '안알랴줌' 되겠다. (알려 주기를 바라나? 마음을 곱게 쓰자.)

꾀병을 피울 수밖에 없는 병사들의 마음에 대해서는 군의관들도 깊은 공감을 가지고 있다. (가끔은 군의관도 꾀병을 부리고 싶다.) 하지만 군의관은 국가의 녹봉을 받아먹고 있으며, 군 전투력을 보존해야 할 막중한 임무가 있다. 단순히 게으름을 피우고 싶어서가 아니라 뭔가 다른 특별한 이유로 인해 꾀병을 부리고 싶은 거라면, 차라리 군의관에게 솔직히 그 문제를 털어놓고 상담을 해 보길 바란다. 경우에 따라 군의관이 도움을 줄 수도 있다.

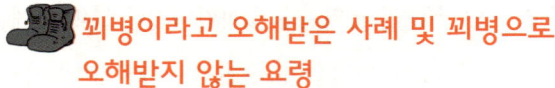 **꾀병이라고 오해받은 사례 및 꾀병으로 오해받지 않는 요령**

__사례 하나

한 신병이 계속 토한다고 진료실에 왔다. 밥을 먹을 때는 문제가 없는데 먹고 나서 어느 정도 시간이 지나면 먹은 것을 토하며 괴로워했다. 입대 전과 비교하여 몸무게가 15kg가량 감소하였는데, 처음에 간부 및 선임병들은 자대 적응이 안 되어서 그러려니 하였고, 군기가 빠져서 그렇다고 더욱 호되게 얼차려를 시켰다. 그런데 자꾸 토하니까 의무대를 거쳐 사단의무대까지 데려가서 진료를 받아 보았으나 별다른 이상이 발견되지 않았다. 나중에 위내시경 검사도 받고 신경과 진찰까지 받았으나 역시 이상 소견이 없었다. 그 후, 선임병들은 줄기차게 꾀병을 부린다는 이유로 더욱 신병을 갈구었다. 하지만 문제의 증상은 계속되었다. 결국 더 큰 군병원을 방문한 뒤 어느 군의관의 집요한 의심으로 '상장간막동맥 증후군'이라는 특이한 질환이 진단되어 입원 치료를 받게 되었다.

__사례 둘

한 일병이 한 달 전부터 설사가 계속되고 체중이 감소한다고 군의관을 찾아왔다. 잦은 설사로 부대 작업 중에 자주 빠지게 되었고, 선임병들은 꾀병을 부린다고 눈치를 주었다. 하지만 환자는 꾀병이 아니라고 주장하였다. 체중이 자꾸 빠지고 힘이 없어 밥도 많이 먹고 운동도 하려 하였으나 두 다리가 붓고 기운이 없어 정상적인 생활이 힘들다고 하였다. 군병원으로 외진을 나갔으나 설사약만 받고 돌아왔다. 하지만 단순 설사는 아니라고 판단한 담당부대 군의관은 다시 군병원으로 그 병사를 데리고 가서 내과 군의관에게 정밀 진단을 요청하였고, 그 병사는 결국 갑상선기능항진증으로 진단되었다.

두 사례 모두 흔한 질환이 아니어서, 자대에서 꾀병으로 오해받고 병사들이 무척 고생한 경우다. 일반인들은 군의관들의 오진이 아니냐는 생각을 할 수 있겠으나, 사실은 그렇지 않다. 야전부대 군의관들이 가지고 있는 의료장비는 사실상 청진기밖에 없다고 해도 과언이 아니다. 이런 상황에서 상대적으로 희귀한 질병을 조금 늦게라도 진단할 수 있었던 것은 오히려 군의관이 집요하게 의심을 품고 환자에게 관심을 기울였기 때문이다.

병사들에게 바라는 점은 한 번의 진료로 모든 것이 해결되지 않을 수 있음을 잊지 말고 군의관을 잘 활용하라는 것이다. 또한 후배 군의관들에게는 병사들의 호소를 가벼이 여기지 말라고 조언하고 싶다. 희귀한 질환을 가진 병사들을 군의관들이 놓치면 군대에서 등 비빌 언덕 하나 없는 그들은 너무 가혹한 시간을 보내게 되기 때문이다.

이런 어려움을 덜 겪으려면 입대하기 전에 간단한 건강검진을 받아 보는 것이 좋다. 특히 원래 갖고 있는 질병이 있는 경우에는, 입대 전에 진단서나 소견서를 발급받아 신검 때부터 군의관에게 제출하는 것이 현명하다. 입소신검 때 제출된 정보는 병사들의 서류에 기록되어 관리되기 때문에 오해의 소지를 줄일 수 있으며, 군의관들에게도 소중한 정보가 된다. 질병이 있는 경우 귀찮더라도 반드시 입소 전에 서류를 잘 챙기는 것이 좋겠다.

다시 말하지만, 의사들은 환자 편이며, 군의관들 또한 아픈 병사 편이다. 혹시 군의관들과의 첫 만남이 만족스럽지 못하였다고 하여 군의관들에 대한 기대를 섣불리 접지는 말기 바란다. 아무쪼록 꾀병으로 군생활 회피하지 말고, 군의관을 잘 활용하면서, 사내답게, 당당하고 건강하게 군생활을 마치기를 바란다. 물론 복무 기간 내내 단 한 번도 군의관을 만나지 않고 전역하는 것이 가장 좋은 일이다. (이런 병사들이 많은 것은 군의관에게도 차~암 좋은 일이다.)

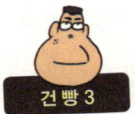

건빵 3

관우가 되고 싶었던 장군님

모든 군인들은 안다. 장군님의 별(★)이 하늘의 별이랑 별로 차이가 나지 않는다는 것을. 장군님의 계급장을 별로 만든 이유가 '스스로 빛나는 존재'이기 때문이라는 말도 있다. 별의 개수가 많으면 많을수록 장군님의 권위가 더 높아진다는 것이야 더 말해서 뭐하겠는가?

각설하고, 어느 장군님이 넘어지면서 손등의 피부가 찢어져 군병원 응급실에 왔다. 당시 필자는 휴가를 간 진료부장을 대신해서 그 장군님을 위한 '의전 아닌 의전'을 담당해야 했다. 사실 의전이라는 것이 별것은 아니고, 옥체에 난 상처에 대해 안타까워해 주고 진료 과정에서 불편함을 느끼지 않도록 해 주는 것이다.

여하튼, 피부가 찢어졌으니 꿰매야 할 것 아닌가? 정형외과 군의관이 국소마취제가 들어 있는 주사를 상처 부위에 주입하려던 찰나였다. 장군님이 필자를 보고 물었다. "이건 무슨 주사지?" 필자가 정형외과 군의관보다 더 높은 사람으로 보였나 보다. 여하튼, "마취주사입니다."라고 대답했다. 그랬더니, 돌아오는 장군님의 대답이 황당했다. "아니, 군인이 무슨 마취야? 그냥 해."

오잉? 이 무슨 황당한 소리인지? 장군님은 삼국지에 나오는 '관우와 화타의 고사'를 스스로에게 실천하고 싶었던 것일까. 관우가 독화살을 맞고 난 뒤 화타에게 치료를 받았는데, 화타가 살을 째고 뼈를 깎는데도 관우는 눈도 깜빡하지 않고 바둑을 두었다는 그 얘기 말이다. 아! 장군님은 관우가 되고 싶었던 것이다. 상관의 말이 곧 법인 군에서 어찌하겠는가? 정형외과 군의관이 몇 차례 장군님을 설득하였건만, 장군님의 태도는 완강했다.

결국 마취하지 않은 채로 장군님의 상처를 바늘로 꿰매기로 했다. 그런데, 장군님의 첫 반응이 역시나 안쓰러웠다. 첫 바늘이 피부를 꿰뚫는 순간 짧은 신음소리가 났고, 이내 고통스러운 표정이 장군님의 얼굴에 가득했다. "지금이라도 마취를 할까요?" "아니야, 아무렇지도 않아, 괜찮아."

꿰매는 정형외과 군의관의 얼굴에도 긴장이 가득했다. 그리고 잠시 후, 응급실을 가득 채운 한마디. "으아아아아아아아아아악!" 장군님이 고통의 신음소리를 우렁차게 내질렀다. 그렇게 서로가 서로에게 고통스러운 시간이 지루하게 흘러갔다. 상처 봉합을 마치고 눈치 빠른 정형외과 군의관이 한마디 했다. "제가 서툴러서 장군님께서 많이 아프셨던 것 같습니다." 필자도 거들었다. "장군님, 정말 대단하십니다. 그 고통을 다 참아 내시고 말입니다." 장군님도 체면치레는 했다고 생각했는지, "수고했어." 한마디를 남기고 응급실을 떠났다.

  그렇게 장군님 관우 만들기 프로젝트는 실패로 돌아갔다. 정형외과 군의관이 화타가 아닌 걸로 대충 수습하기는 했으나, 지금도 쓴웃음이 나온다. 장군님이니 부하에 비해 뭐라도 뛰어난 점을 드러내고 싶기도 했을 것이고, 스스로에 대한 확신을 확인해 보고도 싶었을 게다. 하지만 사소한 일로 자존심을 걸지 않았으면 좋겠다. 지금은 더 이상 그런 시대가 아니니까 말이다. 전설은 전설일 뿐 따라하지 말자!

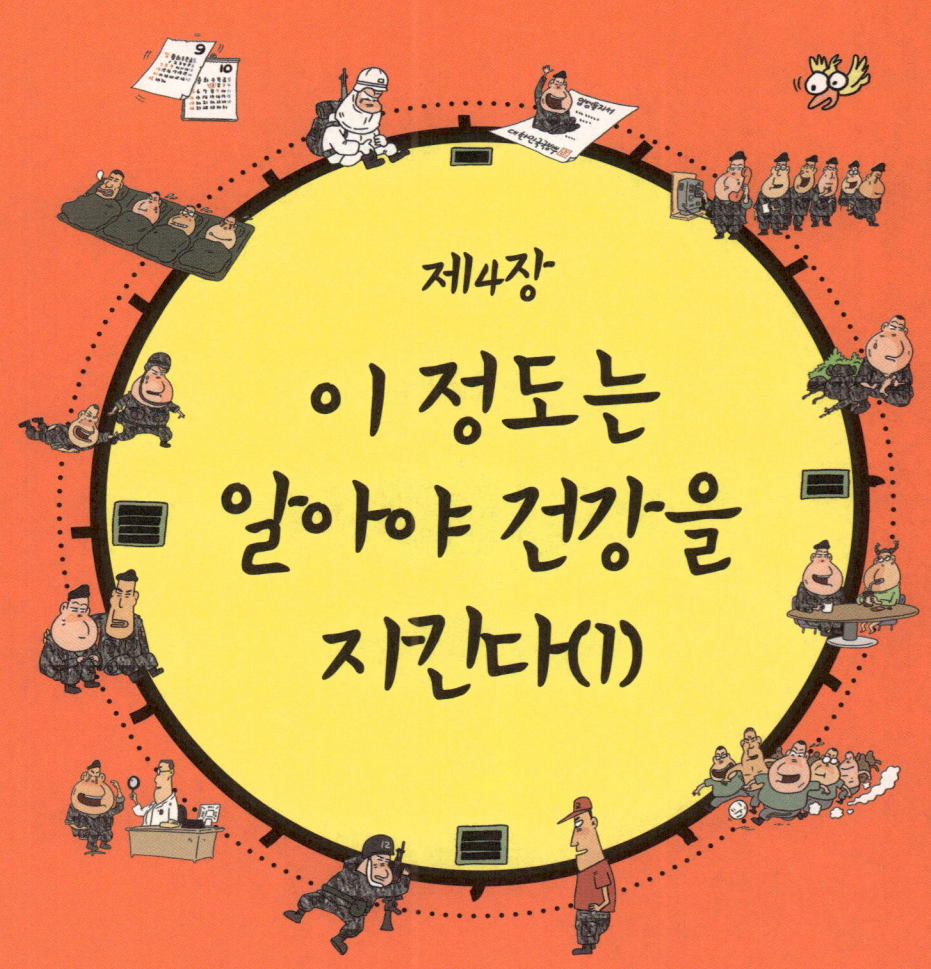

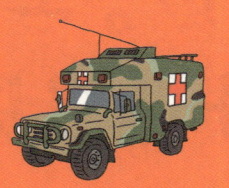

1
급성 증상들에 대한 올바른 대처

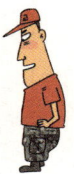

　원래 사람들은 아프면 서러움을 잘 느낀다. 물론 환자 역할^{sick role}을 하게 되어 이차적 이득(앞 장의 이득 'A'를 생각하면 된다.)이 있을 경우 서러움보다는 짜릿함을 느낄 때도 있지만, 기본적으로 아프면 왠지 힘들고 외롭고 서럽기 마련이다. 그런데 하물며 군대 와서 아프면 그 서러움을 무엇으로 다 표현하랴? 걱정해 주시는 어머니도 없고 그저 바라만 봐도 병이 나을 것 같은 예쁜 여자 친구도 없고, 주변엔 시꺼먼 저승사자 같은 선임들만 있으니 그 서러움 백 배 되겠다. 군의관이 항상 부대 내에 있는 것도 아니고, 군의관이 부대 내에 있다 하더라도 훈련 및 작업으로 바쁜 군생활에 의무실에 갈 충분한 여유가 있는 것도 아니고, 의무실에 갈 시간 및 여유가 있다 하더라도 제대로 진료받지 못할 때가 있으니, 근본적으로 군대에서는 아프지 않는 것이 최고다. 그러나 생로병사가 군대라고 비껴가겠는가? 일단 급성 증상들에 대하여 최소한의 지식은 머리에 탑재하고 있어야 군생활을 잘할 수 있겠다. 이러한 지식은 깨어 있는 시민이라면 누구나 알아야 할, 건강에 대한 일반교양이라고 생각하고 머릿속에 넣어 두길 바란다.

발열

발열의 정의는 교과서마다 약간씩 다른데, 일반적으로 아침 체온 37.3℃ 이상, 저녁 체온 37.8℃ 이상인 경우를 말한다. 20대 젊은 남자들에게 발열은 드물지 않은 일인데, 가장 흔한 발열의 원인은 역시 감기일 것이다. 상기도감염, 급성인후두염, 급성편도염, 폐렴 등 증상이 비슷한 여러 질환이 있으므로 열이 나면 일단 자신의 몸을 잘 살펴야 한다. 여기서 아래와 같은 형태로 증상을 구체화시켜 놓은 뒤 군의관을 찾아가면, 자신의 증상을 정확히 군의관에게 전달할 수 있다. (병사들이 이렇게 '준비'를 하고 오면 군의관도 편하다.) 이러한 패턴은 발열뿐만 아니라 복통, 흉통 등 모든 증상에 대하여 모두 적용되니, 군의관을 만날 때는 자신의 증상을 한번 정리하고 가면 좋겠다. 제대하여 개구리를 단 다음에 의사를 만날 때도 역시 도움이 될 것이다.

__지금 군의관을 찾게 된 가장 주된 증상이 무엇인가?

이것을 전문용어로 주소^{chief complaint}라고 한다. 의사들은 꼭 이것을 파악하므로 군의관을 만날 때 "열이 나고, 목도 좀 아프고 기침, 가래, 콧물도 있어서 왔습니다."라고 복잡하게 말하지 말고 원기 왕성한 목소리로 군기 탱천하게 "발열을 주소로 왔습니다!" 해 버리면 군의관이 무척 만족스럽게 진료를 시작하게 된다. 그런데 만약 이러한 증상을 뭉뚱그려서 "감기 기운이 있어서 왔습니다."라고는 하지 말라. 증상이 뭔지 모호하고, 군의관이 차트에 기록하기도 힘들고, 진료도 하기 전에 감기라는 선입관을 군의관에게 줄 수 있기 때문이다. 약은 약사에게 진단은 의사에게.

__언제부터 열이 났는가?

전문용어로 발현^{onset}이라고 한다. 급성질환인지 만성질환인지를 감별할 때 도움이 된다. 위의 경우 "발열 때문에 왔으며, 2일 전부터 시작되었습니다." 혹은 "2일 전부터 시작된 발열로 왔습니다."라고 군의관에게 자신의 증상을 소개하면 군의관은 일단 만면에 웃음을 띠고 진료를 시작하게 될 것이다.

__발열의 양상은 어떠한가?

체온이 어느 정도까지 올라가는지, 열이 하루 종일 지속되는지, 간간히 열이 났다가 내리는지, 해열제를 먹었는지 등을 군의관이 물어볼 것이다. (모든 군의관은 같은 교과서로 공부했기 때문에 결국 물어보는 게 똑같다.) 군의관 앞에서 그때 이런저런 생각을 하면 늦다. 군의관들은 칼퇴근 본능이 만렙인 자들이므로 미리 생각하고 진료실로 가자.

__동반 증상은 무엇인가?

위의 경우 목이 아픈 것, 기침, 가래, 콧물 등은 모두 '동반 증상'이 된다. 자, 이제 말을 제대로 늘려 보자. "2일 전부터 시작된 발열로 왔습니다. 열이 하루에 두어 번 오르락내리락하며, 동반 증상으로 목이 아프고, 기침, 가래, 콧물이 있습니다."라고 말하면 아마 군의관이 안아 줄지도 모른다, 진료받는 태도가 너무 예뻐서.

감기라면, 증상에 따라 대증치료를 받게 된다. 열이 나면 해열제, 목이 아프면 진통제, 가래가 있으면 거담제 등등. 그러나 편도선염이 심할 경우 항생제를 처방받기도 한다. 그런데 문제는 약물 중에 해열과 진통 효과가 모두 나타나는 약물이 있으므로 병사들이 오해할 수 있다는 것이다. 이렇게 말이다. "난 열이 나는데 흰색 알약, 넌 머리와 목이 아픈데 똑같은 흰색 알약, 저놈은 근육통인데 역시 같은 흰색 알약. 우리 군의관 돌팔이!" 그러나 그렇지 않다는 점을 이해하기 바란다. (물론, 실제로는 다른 약인데 모양이 비슷해서 같은 약이라 생각하는 경우도 있겠다. 약이라는 게 다 비슷비슷하게 생겼으니까.)

일단 열이 나면 군의관을 찾아가서 진료를 받는 것이 좋겠고, 상황이 여의치 않으면 일단 물을 충분히 섭취하고 쉬도록 한다. 짬 안 되면 쉴 수 없다는 거 다 안다. 그래도 시간 날 때마다 쉬어야 한다. 그런데 만약 고개를 숙일 때마다 두통이 발생하고 발열이 지속된다면 뇌수막염일 수도 있으니 지체 없이 군의관을 찾아가길 바란다. 또한 가래에 피가 섞여 나오거나 몸이 너~무 힘들어도, 군의관을 반드시 찾아가 진료를 받아야 한다. 가끔 폐렴이 될 때까지 억지로 버티다가 오는 병사들이 있는데, 병을 키우지 말고 군의관을 찾아가도록 한다. 만약 첫 진료로 진단이 되지 않았다고 하더라도 두 번째 또는 세 번째 진료에서 큰 병이 진단될 수 있으니, 실망 말고 필요하면 재차 군의관을 찾아가야 한다. 군 의무실 같은 열악한 환경에서 한 번의 진료로 감기와 다른 질환들을 감별하는 것은 천하의 명의라도 쉽지 않다. 여러 번 군의관을 찾아가면 진단율이 높아지게 된다.

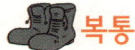 **복통**

병사들에게 나타나는 대부분의 복통은 변비(특히 훈련병 시절)나 위장염 등에 의하여 발생하므로 저절로 낫는 경우가 많다. 하지만 아래

의 증상이 동반되는 경우 군의관의 진료가 필수적이다. 그리고 모든 복통 중에 '갑자기 나타난 심한 복통'은 반드시 군의관의 진료를 받도록 하자. 쉽게 말해, 배가 아픈데 발열이 동반되거나, 배가 '유난히 심하게' 아플 때에는 군의관에게 가야 한다는 말이다.

__**식중독:** 복통, 설사, 발열 등이 나타날 수 있고 상한 음식을 먹은 것이 의심될 때 식중독일 수 있다. 항생제 치료나 수액 치료가 필요할 수 있다.

__**급성 충수염**^{흔히 맹장염}**:** 구토, 메스꺼움, 발열이 동반될 수 있다. 복통은 명치 부위에서 시작되어 점점 오른쪽 아랫배로 옮겨 간다. 걸을 때마다 아랫배가 당기고 시간이 흐르면 점프할 때 오른쪽 아랫배가 무척 아프게 울린다. 식은땀이 나기도 한다. 응급수술이 필요하므로 진단이 늦어지면 곤란하다.

__**위궤양이나 십이지장궤양으로 인한 장천공:** 갑자기 배 전체가 미칠 듯이 아프게 된다. 과거에 궤양 치료를 받은 적이 있는 경우도 있고 없는 경우도 있다. 근골격계 질환으로 진통소염제를 먹고 있는 경우에도 발생할 수 있다. '갑자기'가 포인트다. '미칠 듯이 아픈 것'도 포인트다. 하늘 같은 선임 앞에서도 군기를 잡을 수 없을 정도이며, 대대장님이나 연대장님 앞에서도 똑바로 허리를 펴고 각을 잡을 수가 없다. 응급수술

을 받아야 하므로 재빨리 병원 부대로 후송되어야 한다.

__요로결석: 소변이 만들어지는 콩팥이나 요관 또는 방광에 돌이 생기는 것으로 '갑자기' 발생하는 통증이 나타난다. 옆구리나 배에 참기 어려운 갑작스런 통증이 나타나며 혈뇨가 나타날 수 있다. 사람이 경험할 수 있는 가장 심한 통증 중의 하나이므로, 당연히 군기를 유지할 수가 없다. 선임병들의 눈에는 갑자기 꾀병을 부리는 것처럼 보일 수 있다.

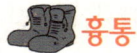 흉통

병사들의 흉통은 근육통, 기흉, 갈비뼈(늑골) 손상, 혈관질환, 대상포진, 심리적인 경우 등 다양한 경우가 있다.

__근육통: 가슴 근육을 키우다가 근육통이 생겨 숨 쉴 때마다 통증이 발생하는 경우가 있다. 이럴 경우 근육을 쉬게 하고 찜질이나 마사지 등을 해 주면 좋아진다. 증상 완화를 위해서 진통소염제를 먹을 수도 있다.

__기흉: 키 크고 마른 병사가 갑자기 흉통을 호소하면서 숨이 가빠진

다거나 숨을 쉬기 힘들어하면 반드시 군의관을 찾아가 재빠른 처치를 받아야 한다. 기흉이 심하지 않을 경우 초응급은 아니지만, 흔하지는 않아도 긴장성 기흉일 경우 초응급으로 치료를 받아야 한다.

__갈비뼈 손상: 전투체육을 하다가 흉부를 부딪친 적이 있고 며칠간 지속적인 통증이 있다면 의심해 보아야 한다. 엑스레이 촬영 후 진단되는데, 치료법은 대체로 그냥 두는 것이다. 진통소염제를 좀 먹을 뿐이다. 군의관들이 돌팔이라서 이런 치료만 하는 것이 아니라는 점, 잊지 말자.

__대상포진: 흉통이 나타난 뒤 피부에 물집이나 고름물집이 주로 한쪽에 나타난다. 무척 아프다. 관리를 잘 해야 추후 신경통으로 고생하지 않는다.

객혈, 토혈, 혈변

객혈은 기관지, 폐 등 호흡기계에서 나오는 출혈이고, 토혈은 식도, 위, 십이지장 등 소화기계에서 발생되는 출혈이며, 혈변은 말 그대로 피가 대변과 함께 항문으로 나오는 경우를 말한다. 모두 군의관에게 가서 진찰받아야 한다. 대변을 본 후 항문을 닦을 때 휴지에 피가 묻거

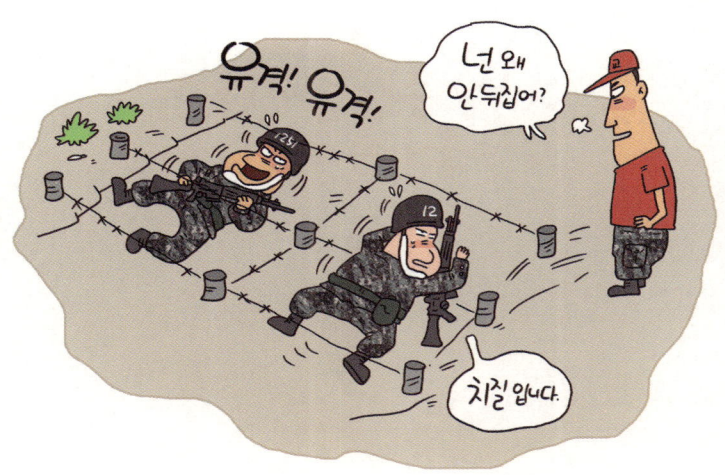

나 변기에 피가 떨어지는 경우는 대부분 치핵흔히 치질이지만, 워낙 종류가 다양하니 일단 군의관에게 똥꼬를 한번 보여 주도록 한다.

2
만성 증상들에 대한 올바른 대처

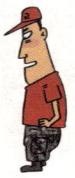

　면제 사유는 아니면서 오랫동안 병사를 괴롭히는 몹쓸 만성질환들이 있다. 대표적인 질병이 알레르기 관련 질환들이다. 알레르기성 비염은 증상이 아무리 심해도 징병 신체검사에서 2급 이상을 받을 수 없다. (3급까지가 현역병이고, 4급이면 공익근무요원 대상자다.) 아토피성 피부질환도 마찬가지다. 만성 습진성 병변 부위가 전체 피부 면적의 30%를 넘지 않으면 결국 3급으로 현역병 대상이다. 기관지 천식도 상황은 비슷하다. 폐기능검사나 운동부하검사 등에서 천식 소견을 확진받아야 함은 물론이고, 일주일에 한 차례 정도는 천식 증상 악화로 응급실을 방문한 기록이 있어야 4급이지, 그렇지 못하면 3급으로 역시 현역병 대상이다. 그렇다 보니, 알레르기 증상으로 고생하는 병사들이 많을 수밖에. 군대에서 알레르기를 이겨 내기 위한 필살 지침을 알아보자.

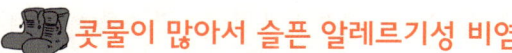 콧물이 많아서 슬픈 알레르기성 비염

__지피지기 백전불태

알레르기성 비염이란 무엇인가. 알레르기 관련 질환들이 모두 그러하듯 몸 한구석이 유난히 예민해서 생기는 병 되겠다. 꽃가루를 예로 들어 보자. 꽃가루가 몸에 해로우면 제깟 것이 얼마나 해롭겠는가. 하지만 꽃가루가 코 안에 조금이라도 들어왔을 때 코가 과민 반응을 보이면 문제가 달라진다. 코막힘을 유발하여 더 이상의 꽃가루 유입을 막고, 콧물을 줄기차게 생산하여 들어와 있는 꽃가루를 씻어 내고, 연신 재채기를 하여 남은 꽃가루를 뿜어내는 것. 이게 바로 알레르기성 비염이다.

여기서 중요한 사실 하나. 사람마다 생김새가 제각각이듯 알레르기 반응을 유발하는 원인 물질항원도 제각각이라는 거다. 알레르기로 평소 고생했던 친구라면, 입대 전에 반드시 알레르기 검사를 받아서 본인의 증상을 악화시키는 원인 항원이 무엇인지 확인하자. 대표적인 알레르기 검사는 피부단자검사와 알레르기혈청검사^{MAST 검사라고도 불린다}가 있다. 지피지기면 백전불태라 하지 않던가.

_환절기 극복 필살 노하우

꽃가루로 인한 알레르기성 비염을 가진 병사들이 가장 힘들어하는 계절은 환절기다. 입대 후 실외활동 시간이 늘어나니, 불편도 갑절이 된다. 그래서 병사들에게 권하는 환절기 극복 필살 노하우의 핵심은 예방 치료다. 꽃가루에 코가 뒤집어지기 전에 미리 비염 치료를 시작해야 환절기를 쉽게 날 수 있으니 말이다. 군의관에게 해마다 환절기 때 비염 증상이 악화된다는 사실을 이야기하고 비염스프레이 처방을 부탁하자. 군에는 이미 매우 양질의 비염스프레이들이 잔뜩 구비되어 있다. 비염스프레이를 날씨가 따뜻해지기 1~2주 전부터 하루에 한 번씩 환절기가 다 지나갈 때까지 뿌려라. 성분이 스테로이드지만, 코에 뿌리는 국소형 제제이기 때문에 전신 흡수율이 낮아 부작용은 거의 없으니 걱정하지 말 것.

_진드기 척결 가이드

진드기 알레르기가 있는 병사 또한 입대 후 증상이 심해진다. 집에서는 어머니가 규칙적으로 이불 빨래를 해 주셨지만, 입대 후 병사들이 사용하는 이불이나 모포의 상태는 그야말로 '안습'이기 때문이다. 진드기는 사람의 인설을 먹고 살기 때문에 모포는 그들에게 지상 낙원이다. 볕이 좋은 날에는 규칙적으로 모포를 밖에 널어 일광소독을 실시하자. 또, 내무반을 자주 환기시키는 것도 중요하다. 특히 겨울철에 실내 온기를 지킨다고 창문을 걸어 잠갔다가는 진드기들에게 내무반을 빼앗기기 십상이다. 진드기 번식에 가장 좋은 환경은 섭씨 20℃ 이상의 온도와 45% 이상의 습도다. 조금은 서늘하고 조금은 건조하게 겨울을 나는 것이 진드기와의 전쟁에서 승리하는 방법이다. 구할 수만 있다면, 계피 달인 물을 모포에 주기적으로 뿌려 주는 것도 권할 만하다.

간지러워서 슬픈 아토피성 피부염

아토피성 피부염은 알레르기 반응이 피부에서 나타나는 병이다. 알레르기성 비염이 코로 들어오는 꽃가루를 막고자 콧물 나는 노력을 했다면, 아토피성 피부염은 피부에 알레르기 항원이 머무는 시간을 줄이고자 주인에게 어서 몸을 털어 내라고 보챈다. 그 신호가 가려움증이다. 문제는 가려워서 피부를 긁기 시작하면 그때부터는 멈출 수가 없고, 결국 피를 봐야 끝이 난다는 것. 그 때문에 피부는 만성 염증에 시달리게 되고, 이 과정이 반복되면서 피부는 점차 탄력을 잃고 두꺼워지며 색도 어둡게 변한다.

그래서 아토피성 피부염 관리의 시작은 소양감^{가려움증} 극복이다. 소양감은 뇌의 명령이기 때문에 몸을 긁고 나면 잠시 짜릿한 쾌감을 맛보게 된다. 뇌가 시킨 대로 행동한 것에 대한 작은 보상이다. 대신 긁지 않고 버티면 소양감은 끝도 없이 상승해서 사람을 반미치광이로 만든다. 배

고픈 저녁에 라면의 유혹 하나 쉽게 이기지 못하면서 아토피의 소양감을 절대 우습게 생각하지 마라. 그럴 때 도움 받으라고 군의관들이 있는 거 아닌가. 아토피성 피부염이 있다면, 상비약으로 소양감을 가라앉히는 항히스타민제 정도는 구비하자. 그리고 피부 염증이 심한 상태라면 아토피 연고도 처방받아 피부에 꼼꼼히 바르자. 군대에는 아토피 병사들을 위해 값비싼 연고들도 다양하게 갖추고 있다.

염증이 심한 상태가 아니라면, 평소의 생활 습관도 아토피를 이겨 내는 데 무척 중요하다. 특히 겨울은 멀쩡한 피부의 울버린도 가려움에 '아다만티움' 손톱을 드러내는 계절이 아닌가. 건조한 겨울을 극복하기 위해서는 필살의 피부 보습 전략이 필요하다. 우선, 비누로 샤워하는 건 피부의 기름층을 걷어 내 수분 손실을 조장할 수 있어 피해야 한다. 때를 미는 건 피부에 쥐약이다. 피부의 가장 바깥쪽 보호막층이 건조해지면 각질처럼 보이기 쉬운데, 이걸 '때'라는 오명을 붙여 주야장천 벗겨 내면 피부가 견뎌 낼 재간이 없다. 겨울철에 피부가 하얗게 일어나면, 때를 밀어야 할 때가 아니라 피부 보습이 더 필요한 순간이라는 사실을 명심하자. 샤워 후에 서둘러 로션을 바르는 것도 중요하다. 로션칠을 하지 않으면 피부가 머금은 수분은 채 10분도 지나지 않아 절반 이상이 날아간다. 로션만으로 보습이 부족하다면, 크림이나 오일을 사용하는 것도 권할 만하다.

기침 때문에 가슴이 답답한, 천식

알레르기성 비염, 아토피, 천식을 합쳐 알레르기 삼형제라 부른다. 그 중에서 맏형을 꼽자면, 단연 천식이다. 천식은 알레르기 항원에 기도가 예민하게 반응하는 병이다. 꽃가루 같은 알레르기 항원이 행여 폐로 들어올까 연거푸 기침을 하고, 그래도 되지 않으면 기도 점막을 붓게 하여 기도 자체를 막아 버린다. 꽃가루 막아 보겠다고 아예 목을 조르는 꼴이랄까? 비염으로 코가 막히면 입으로 숨을 쉬면 되고, 간지러워 견딜 수 없다면 손이라도 묶을 수 있지만, 천식으로 기도가 좁아지면 대처할 방도가 없으니 사태의 심각성은 당연히 최고다. 그런데 군대에는 유독 천식 환자가 많다. 사회에서보다 좀 더 자연 친화적인(?) 환경이 천식 증상을 유발하고 악화시키기 때문이다. 그렇지만 전역 심사 기준에는 못 미치는 걸 어쩌겠나. 군의관 말 잘 듣고, 천식 관리 열심히 하는 수밖에.

알레르기 질환은 모두 예방이 중요하다. 천식도 마찬가지다. 비염 치료에 비강 분무형 스테로이드 스프레이의 역할이 컸다면, 천식에서는 흡입형 스테로이드가 예방 치료의 핵심이다. 대표적인 성분으로는 플루티카손^{fluticasone}과 부데소나이드^{budesonide}가 있으며, 당연히 군에 모두 구비되어 있다. 이와 같은 약제는 기도의 만성 염증을 조절하고 기도 과민성을 호전시켜 기침을 줄이며, 폐기능을 개선한다고 알려져 있다. 흡입용 스테로이드를 사용하고 있음에도 낮에 호흡곤란 증상이 있거나 밤에 잠을 자기 불편한 정도라면 그때는 군의관을 찾아가 도움을 청하자. 폐기능 검사 등을 통해 천식 상태를 정확히 파악한 후 병사의 상태에 꼭 맞춘 특급 처방을 내려 줄 거다.

군대에서 만성질환 길들여, 훈남되어 제대하자

어머니 곁을 떠나 혼자 자신의 몸을 돌본다는 건 모든 병사에게 처음에는 막막하기 그지없는 일이다. 알레르기로 예민한 몸을 가졌다면 그 고충이 더할 수밖에. 하지만 언제까지 부모님께 의탁하여 건강을 챙길 텐가. 이참에 알레르기 따위는 겁내지 않는 진짜 사나이로 거듭나 보자. 알레르기 하나에 벌벌 떠는 남자에게 인생을 걸 여자 사람, 사회에 나가도 많지 않다.

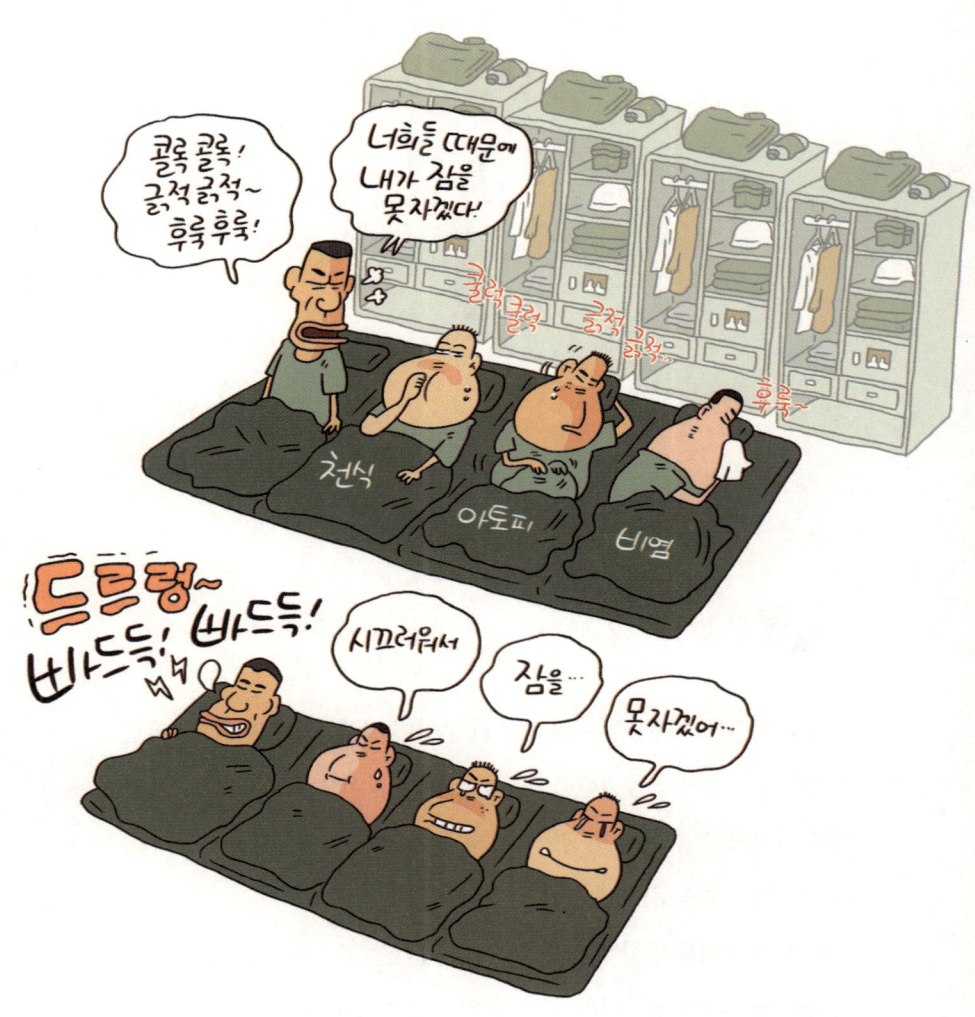

3
각종 부상에 대한 올바른 대처

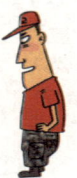

🥾 당황하지 않고~

군대에서는 그 특성상 여러 종류의 부상이 발생하게 된다. 가장 흔한 부상으로는 출혈이 동반된 상처, 심한 출혈, 많이 부어오르는 경우, 마비나 감각이상, 뱀이나 야생동물에게 물린 경우 등이 있다. 어떤 부상이 발생했든, 가장 중요한 것은 당황하지 않는 것이다.

가장 먼저 취해야 할 조치는 '보고'다. 군대는 보고를 하고 명령이 내려져야 움직이는 조직이다. 부상이 발생하면 즉시 상급자에게 보고하고 어떤 조치를 해야 하는지 확인받아야 한다. 그 다음은 주변의 의무

인력을 찾는 것이다. 대부분의 훈련이나 작업에는 의무인력이 항상 주변에 대기하고 있다. 당황하지 말고 군의관이나 의무병에게 도움을 청하면 된다. 겉보기엔 낡고 허접해 보여도, 군용 앰뷸런스에는 심폐소생술까지도 가능한 여러 장비들이 항상 구비되어 있다. 하지만 군의관이나 의무병이 도착하기 전에 스스로 할 수 있는 몇 가지 대처법을 알아두는 것은 꼭 필요한 일이다.

출혈이 동반된 상처

작업 도중 공구에 다치거나 훈련 도중 부상하는 경우가 대부분이다. 피부가 열린 상처는 우선 상처 부위가 깨끗한지 확인한다. 흙이나, 먼지, 기름찌꺼기 등이 묻어 있다면, 먼저 깨끗한 물로 씻어서, 감염되는 것을 막아야 한다. 0.9% 식염수가 가장 좋지만, 급한 경우에는 수돗물이나 생수도 가능하다. 상처가 깨끗해지면, 거즈와 같은 천으로 상처 부위를 밀폐해서 2차 감염을 방지한다. 천을 넉넉히 대고 벨트 등을 이용해서 묶어 두면 1차 치료로는 충분하다. 그 다음에는 의무요원들이 올 때까지 기다리면 된다.

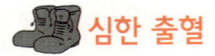 ## 심한 출혈

　큰 혈관이 손상된 경우에는 심한 출혈이 발생할 수 있다. 이런 경우에는 무엇보다도 압박이 중요하다. 깨끗한 천을 대고 출혈 부위를 힘껏 누르고 있으면 대부분의 출혈은 멈춘다. 그래도 출혈이 멈추지 않을 때는 출혈 부위보다 심장에 가까운 곳을 압박해야 한다. 예를 들어 발목에서 출혈이 심하다면 종아리를 압박하는 식이다. 압박할 부위의 피부가 상하지 않도록 천을 한 겹 감고, 그 위에 벨트를 둘러서 조이면 된다. 너무 강하게 조이면 혈관 옆을 지나는 신경에 손상을 줄 수 있으므로 출혈이 멈추는 정도로만 압박하도록 한다. 압박시간이 길어지면 조직들이 괴사될 수 있으니 30분 이상 압박해야 한다면 꼭 의료진의 확인을 받도록 한다. 통증이 너무 심해지거나 피부색이 심하게 퍼렇게 변하는 증상이 생기면 압박의 강도가 너무 세다고 볼 수 있으니, 아주 잠깐 벨트를 느슨하게 했다가 다시 조이는 것이 필요할 수 있다.

팔다리가 많이 부어오르는 경우

　팔다리가 부어오르는 증상이 있으면 항상 인대 손상과 골절을 생각해야 한다. 기본적인 처치는 반지, 시계, 신발, 장갑과 같이 압박이 되는 것들을 제거하고, 다친 부위를 심장보다 높게 올려서 더 이상 붓지 않도록 하는 것이다. 계속 움직이면 부기와 통증, 주변 조직 손상이 심해지므로, 안정을 취하면서 의료진이 도착하기를 기다려야 한다.

_발목이 부어오른 경우

가장 흔히 다치는 곳은 발목이다. 무거운 군장을 지고 행군하다가 삐끗하는 경우가 많다. 대부분의 발목 염좌는 인대^{전방거비인대}의 부분 파열인 경우이며, 부목고정을 하는 것만으로도 치료가 가능하다. 단순 염좌라고 하더라도 주변 연부조직이 회복되고 부기가 빠지는 데는 2주 정도의 시간이 필요하다. 부목으로 고정하면 회복이 빠르고 인대가 느슨해지는 것을 막아 주므로, 군의관이 처방한 부목은 열심히 차고 다니자. 인대 손상에 관해서는 제5장에서 조금 더 자세히 알아볼 것이다.

발목이 부어오르는 것이 발목 골절 때문인 경우도 있다. 이 경우에는 우선 발을 디딜 수 없을 정도의 심한 통증이 생기고, 발목 주변이 급속도로 붓게 된다. 이런 경우에는 환자를 눕히고 신발을 벗긴 다음, 군장 위에 다리를 올려서 심장보다 높은 곳에 발목이 위치하도록 해야 한다. 부목을 대는 등의 처치는 군의관이나 의무병에게 맡기도록 한다.

발등뼈의 골절도 흔히 발생한다. 주로 단련이 되어 있지 않은 훈련병이나 초급 병사들이 생전 처음 무거운 군장을 메고 행군을 하다가 생긴다. 발등뼈에 지속적인 하중이 누적되면 피로골절이 발생한다. 군인들에게 많이 생겨서 행군골절^{march fracture}이라고 불리기도 한다. 피로골절은 엑스레이 검사에서도 잘 보이지 않는 미세한 손상이어서, 가끔 진단을 놓치는 경우도 있다. 꾀병을 부리는 것으로 억울하게 오해받는 경우다. 하지만 발등이 계속 부어 있고 디딜 때마다 발이 많이 아프다면, 정확한 검사와 치료를 받고 싶다고 얘기해야 한다.

__팔이 붓거나 어깨가 빠진 경우

가장 흔한 팔 부상은 넘어지면서 손목에 염좌나 골절이 발생하는 것이다. 손목이나 팔이 부어 있다면, 의무중대에서 확인해 보는 것이 좋다. 특히 손바닥을 짚으면서 넘어진 경우에는 주상골이라고 부르는 손목뼈가 골절될 수 있는데, 진단이 늦어지면 만성적인 통증을 일으킨다. 손목을 다친 후 지속적인 통증이 있다면 반드시 엑스레이 검사를 받아 봐야 한다.

운동을 하다가 어깨가 탈구되는 경우도 있다. 대부분 입대 전에도 한두 차례 탈구됐던 경험이 있는 환자가 다시 빠진다. 주변에서 관절을 다시 넣어 주려고 시도하는 경우가 있는데, 이는 상당히 위험한 행동이다. 자칫하면 손으로 내려오는 신경다발^{상완신경총}에 손상을 줄 수 있고, 단순 탈구가 아니라 골절이 동반된 경우도 있기 때문이다. 그러니 꼭 군의관에게 연락한 후 치료를 받도록 한다. 탈구와 함께 어깨관절 주변 연골이 파열될 수 있으니, 탈구된 관절을 정복하고 나서는 팔걸이로 고정을 하고 정형외과 군의관의 진료를 신청하는 것이 좋다.

허리 통증

군대에 있는 물건들은 뭐든지 무겁거나 크다. 이런 물건들을 드는 작업이나 훈련이 많은 군대에서 허리 통증은 매우 흔한 증상이다. 허리 통증은 대부분 척추가 아닌, 척추 주변의 근육이 일부 손상되어 생기는 염좌 증상이다. 대부분 1주 정도 진통소염제를 복용하고 쉬면 자연스레 낫는 병이니 크게 걱정하지 않아도 된다. 허리를 보호해 준다는 복대를 차고 오는 병사들을 가끔 만나게 되는데, 복대를 1주일 이상 착용하면 오히려 허리 근육이 약화되어 좋지 않다.

대부분의 만성 허리 통증은 잘못된 자세가 원인이다. 허리가 아프면 무조건 디스크(추간판 탈출증) 아니냐고 묻는 병사들이 많다. 다짜고짜 "저, 디스크 때문에 왔습니다."라고 진단까지 알아서 붙여 오는 황당한 경우도 많다. 하지만, 허리 통증의 여러 원인 중에서 실제 추간판 탈출증의 비율은 15%밖에 안 된다. 요통이 1주일 이상 지속되거나 요통과 함께 다리로 통증이 내려올 때, 감각이 떨어져서 먹먹한 느낌이 있거나 힘이 반대쪽보다 약해지는 증상이 있을 때에는 디스크를 생각할 수 있다. 이런 경우 엑스레이나 MRI 같은 검사가 필요하겠다. 디스크에 관해서는 제5장에서 자세히 설명할 것이다.

마비나 감각이상

군대에서 흔히 만나는 감각이상은 대부분 일시적으로 신경이 눌린 증상이다. 실제 마비가 발생하는 경우는 추락이나 교통사고와 같은 큰 손상과 관련되어 있다.

무거운 군장을 메고 한참 걷다 보면, 목이 뻐근하면서 팔이 저린 경우가 있다. 무거운 멜빵에 겨드랑이의 신경다발이 눌려서 발생하는 일시적인 증상이다. 무거운 군장을 벗어서 신경이 눌리지 않도록 하면 증상이 호전되는 일시적인 신경눌림 증후군이니 걱정하지 않아도 된다.

추락이나 교통사고 등이 발생해서 척추의 손상을 입은 경우에는 사지의 마비나 감각이상이 발생할 수 있다. 마비나 감각이상이 발생한 경우에는 의료진이 올 때까지 환자가 움직이지 않도록 해야 한다. 섣불리 환자를 움직이다가는 신경 손상을 더욱 악화시킬 위험이 크니 주의해야 한다. 상부에 즉시 보고하고 의료진이 빨리 접근할 수 있도록 하자.

동물에게 물린 경우

 야외활동이 많은 군대의 특성상 뱀이나 멧돼지와 같은 야생동물과 마주칠 가능성이 높다. 멧돼지나 너구리와 같은 야생동물에게 물린 경우에는 깨끗이 씻어 내는 것이 우선이다. 사람을 포함한 동물의 침에는 엄청나게 많은 균이 있어 감염될 우려가 많기 때문이다. 특히 너구리나 오소리 등의 야생동물은 광견병 등에 감염되어 있을 위험이 있으니, 상처 부위를 즉시 소독 비누 등으로 5~10분간 충분히 씻어 내는 것이 중요하다. 문지르지 말고 흐르는 물에 씻고 나서, 깨끗한 거즈나 천으로 직접 압박해서 지혈한다. 광견병이 의심되는 동물에게 물린 경우에는 파상풍 주사와 함께 가능한 한 빨리 백신과 면역글로불린 치료를 시행해야 하니, 꼭 군의관에게 알려야 한다. 상처가 크지 않다고 그냥 넘기면 절대 안 된다.

 뱀에게 물린 경우에는 뱀의 모양과 색깔 등을 확인해 두면 좋다. 독사의 머리는 위에서 보았을 때 삼각형이다. 우리나라에 서식하는 독사들은 물리더라도 급사하는 경우는 드물고, 적절한 응급처치와 치료를 받으면 생존율이 매우 높다. 흥분해서 걷거나 뛰면 독이 더 빨리 퍼지기 때문에 우선 환자를 안정시켜야 한다. 팔을 물렸을 경우에는 손가락이나 팔목에 있는 반지나 시계를 먼저 제거해야 한다. 나중에 부어오를 수 있기 때문이다. 뱀에 물린 부위는 비누와 물로 씻어 낸 다음, 움직이지 않도록 고정한다. 이때 물린 부위가 심장보다 아래

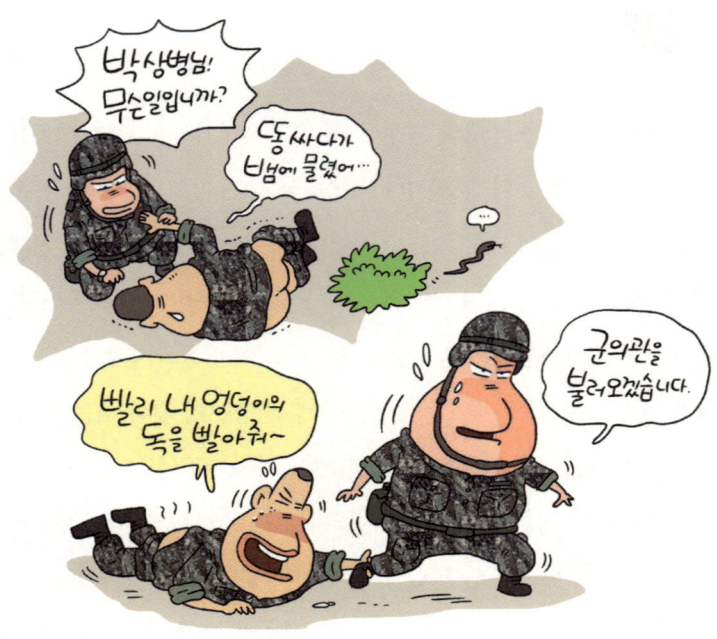

에 위치하도록 해서 독이 심장 쪽으로 퍼지는 것을 지연시키는 것이 좋다.

  뱀에 물린 부분을 압박대로 묶는 것은 별 도움이 되지 않고, 오히려 피가 안 통해서 다른 손상을 줄 수 있으니 하지 않는 것이 좋다. 뜨거운 전우애를 발휘하여 독을 빨아내거나 영화에서 본 것을 흉내 내서 물린 부위를 칼로 절개하는 것은 어떨까? 전혀 효과가 없을 뿐만 아니라 추가 손상을 줄 가능성도 있으니, 절대로 하지 않도록 한다. 영화는 영화일 뿐 따라하지 말자! 뱀에 물린 환자는 구토, 복통, 의식 저하가 생길 수 있으니, 군의관이 허락할 때 까지는 음식, 물, 음료수 등을 주어선 안 된다.

벌에게 쏘인 경우

벌에 쏘이는 경우도 흔히 생긴다. 야외에서 탄산음료 등을 마실 때 뚜껑을 열어 두면 벌이 들어갈 수 있는데, 이를 모르고 다시 마시려다가 입안을 쏘이는 황당한 경우도 있으니 주의해야 한다. 여름 작업의 꽃, 제초 작업을 할 때도 벌집이 있는지 먼저 살펴보고 안전 장구를 잘 갖춘 다음 시작하도록 하자.

일단 벌에 쏘인 다음에는 독침이 남아 있는지 자세히 살펴보아야 한다. 독침이 남아 있다면, 약 20분간 침에서 독이 계속 나와 몸 안으로 흡수된다. 소독된 칼이나, 신용카드를 이용해서 피부와 평행하게 옆으로 조심스럽게 긁어 주면서 제거해야 한다. 쏘인 자리를 깨끗이 소독하고, 붓지 않도록 차갑게 찜질해 주는 것이 좋다. 약 5%의 환자에서 벌침에 대해 전신적인 과민성 반응을 일으키는 경우가 있다. 온몸이 붓고, 가려움증, 피부가 창백해지고, 식은땀이 나는 증세, 호흡곤란, 경련, 의식 저하 등의 쇼크 증상이 생긴다면, 지체하지 말고 군의관을 찾아야 한다. 과민 반응은 일단 시작되면 급속히 진행하고, 기도가 부어서 호흡곤란 등으로 사망할 수 도 있기 때문에 의무대에 즉각 연락해야 한다.

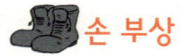 ## 손 부상

작업을 하고 공구를 쓰다 보면 손을 다치는 경우가 많다. 망치질하다가 못이 아니라 내 손가락을 치는 경우, 손을 베이는 경우 등은 사실 별 것 아니지만 은근히 신경이 많이 쓰이는 증상들이다.

손톱 밑이 퍼렇게 멍드는 것은 손톱 아래 조갑하판nail bed에 피가 고인 경우이다. 손톱 밑의 압력이 높아져서 조금만 건드려도 심한 통증이 생긴다. 손톱에 구멍을 뚫어 주면 고여 있던 피가 흘러나오면서 통증이 거의 없어지고 회복도 빨라진다. 굵은 바늘로 금방 뚫을 수 있고, 그리 아프지도 않다. 그냥 기다리면 오래 고생해야 하고 손톱이 빠지는 경우도 있으니, 꼭 의무대에 방문해 보자.

손을 베이는 경우는 다반사로 발생하는데, 의외로 오래가고 샤워할 때나 작업할 때 귀찮다. 이럴 때는 방수가 되는 밴드를 사용해서 물이나 외부 오염으로부터 확실히 보호해 주는 것이 좋다. 베인 상처가 깊거나 길다면, 봉합을 받고 2주 뒤에 실을 뽑는 것이 흉터도 적게 남고 오히려 회복이 빠르다. 작은 상처라도 혼자서 묵히지 말고 의무대에서 치료를 받는 것이 좋다.

행군의 적, 물집

머리는 비우고 앞사람 뒤꿈치만 보고 걷다 보면 언젠가는 끝나는 것이 행군이지만, 행군 중에 물집이 생기면 걸을 때마다 아프고 쓰라리다. 물집은 주로 발바닥의 지속적인 마찰로 인해 표피와 진피층 사이에 물이 차서 생긴다. 보행 중에 체중이 많이 실리는 위치^{뒤꿈치, 엄지발가락}에 잘 생기는데, 일단 생기면 남은 행군 내내 힘이 든다. 우리 군은 발에 물집 생겼다고 행군에서 열외시켜 주는 당나라군대가 아니다. 행군 전에 미리미리 준비해서, 나중에 울면서 걷는 일이 없도록 하자.

  물집이 생기는 것을 예방하기 위해서는 우선 발이 땀에 젖지 않도록 하고, 마찰이 많이 발생하는 뒤꿈치와 발바닥에 미리 일회용 반창고를 붙여 둬야 한다. 발에 맞는 깔창을 미리 챙겨서 전투화가 발에 꼭 맞도록 해 주는 것도 중요하다. 발에 땀이 나면 피부가 부드러워져서 물집이 잘 생기게 되니, 행군 전에는 최대한 양말을 많이 준비해서 군장의 앞주머니에 넣어 두자. 보통 1시간 행군하고 10분 정도 휴식을 주는데, 귀찮더라도 얼른 전투화를 벗어 발을 말리고 양말이 젖어 있다면 갈아 신자. 찬물로 씻을 수 있다면 더욱 좋다.

  일단 물집이 생겼다면, 물이 빠지도록 바늘에 실을 꿰어서 물집에 통과시켜 두면 된다. 실만 양끝으로 나오게 해 놓으면 물이 천천히 빠지면서 통증이 줄어든다. 나중에 발바닥을 보면 검은 실이 거미줄처럼 붙어 있는 게 기괴해 보일지 몰라도, 확실히 회복이 빠른 방법이다. 강추한다.

산 정상에서 발생한 저체온증

내가 의무중대장으로 있던 부대에서는 겨울이 되면 강원도의 OO산에서 2주 동안 혹한기 극복 훈련을 한다. 의무소대장(중위)을 의무지원으로 파견 보내 놓고 부대를 지키고 있었는데, 부대 지통실로 급히 들어오라는 연락을 받았다. 행군 중이던 하사 한 명이 저체온증으로 쓰러졌다는 것이다. 의무소대장에게 연락해 보니, 산악행군 막판에 정상 부근에서 갑자기 퍼진 것 같다고 했다.

군의관은 산기슭에서 대기 중이었고, 때는 2월 눈 쌓인 강원도였다. 정상은 해발 1,300여 미터여서, 아무리 빨리 등산해도 두 시간은 걸릴 것 같았다. 우선 군의관과 의무병을 출발시켰다. 헬기 지원을 요청했는데, 대대장이 자꾸 주저했다. 상부로 보고되는 게 부담스럽다는 이유였다. 환자가 사망하면 당신이 책임지라고 했더니 그때서야 연락을 했다. 그런데 육군 항공대에서는 야간이고 구름이 많아 헬기 지원이 어렵다고 했다. 마음이 급해졌다. 군의관에게 더 빨리 올라가라고 전화해 두고, 해당 팀의 중대장에게 연락했다. 환자는 아직 의식이 있는 상태라고 했다. 먼저 땀과 눈에 젖은 옷을 벗기고 마른 옷으로 갈아입히라고 지시했다.

군의관과 의무병이 미친 듯이 달려서 한 시간 만에 도착했을 때, 환자는 급하게 쳐 둔 텐트의 침낭 속에 있었는데, 젖은 옷을 그대로 입고 있었다. 부대원들은 모두 둘러앉아서 환자의 손발을 계속 문질러 주고 있었다. 기가 막힌 군의관이 왜 옷을 안 갈아입혔냐고 물었더니, 옷을 다 벗기면 너무 추울 것 같아 그랬단다. 당시 환자 체온은 섭씨 35.8도였다. 옷을 다 벗기고, 준비해 간 따뜻한 수액을 혈관에 주입해 주니, 얼마 지나지 않아 체온이 정상으로 올라오고 회복되었다.

이 사례에서 가장 잘한 것은, 재빨리 보고한 것이다. 아무리 의료진이 초인적인 스피드로 눈 쌓인 산을 올라가더라도, 초기 보고가 늦었다면 환자는 더 오래 기다려야 했을 것이다. 헬기 지원을 주저했던 대대장처럼 혼자서 소문 없이 해결하려고 하지 말고, 무조건, 있는 그대로 보고하는 것이 우선이다. 다음으로 잘한 것은 텐트를 쳐서 환자를 옮겨 둔 것이다. 바람만 막을 수 있어도 빼앗기는 열을 많이 줄일 수 있다. 마지막으로, 섣불리 옮기려고 하지 않은 것도 잘한 일이다. 저체온증이 생기면 심장 등의 내부 장기들도 약해지기 때문에 환자를 옮기겠다고 들쳐 업고 뛰었다가는 갑작스런 심정지가 올 수도 있다. 의료진이 올 때까지 기다리거나, 안정적인 들것을 이용해서 옮기는 것이 중요하다.

반면, 잘못한 것도 있다. 가장 중요한 것은 옷을 갈아입히지 않은 것이다. 옷이 젖어 있으면 기화열을 계속 빼앗기기 때문에 체온이 오를 수 없다. 마른 옷이 없다면 아예 다 벗기고 마른 수건으로 싸고 침낭에 들어가도록 하면 된다. 두 번째로 잘못한 것은 손으로 환자를 문질렀던 것이다. 마찰열을 이용해서는 체온을 높이기 어렵다. 혹시 손발에 동상이 있었다면, 조직 손상을 오히려 악화시켰을 것이다. 차라리 침낭 안에 핫팩을 여러 개 넣어 주거나, 따뜻한 물을 먹이는 것이 더 효과적이다.

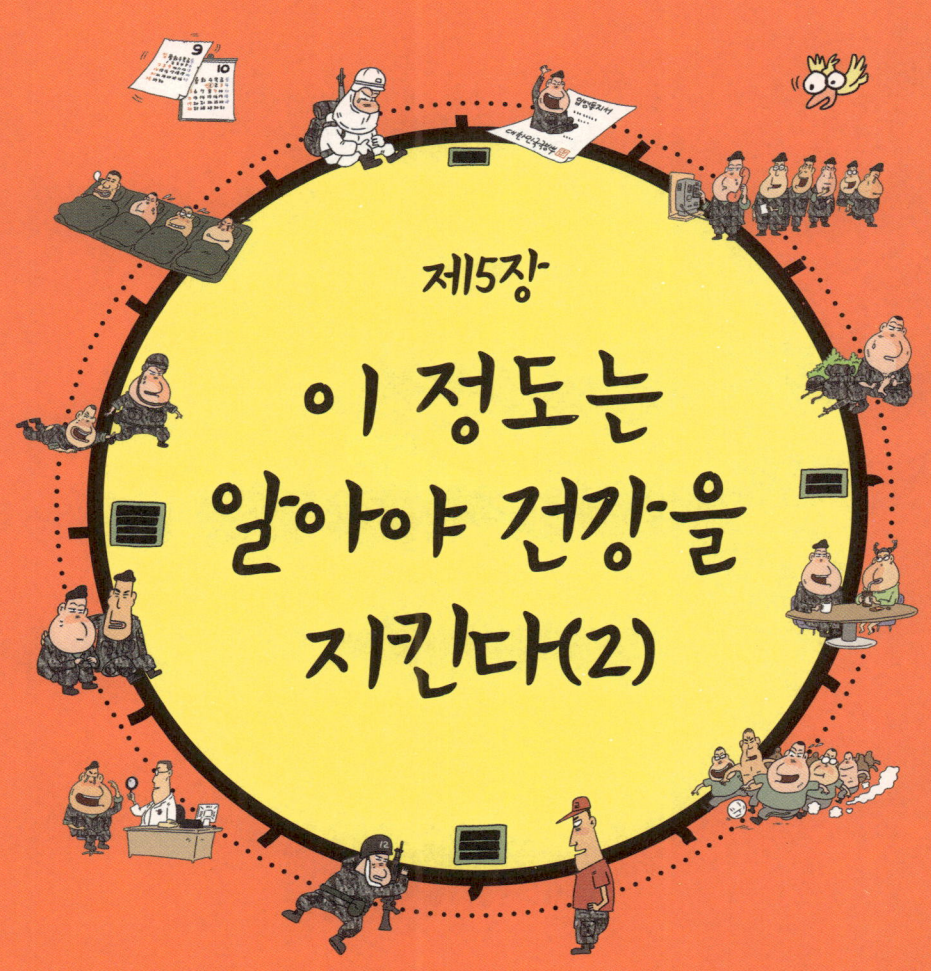

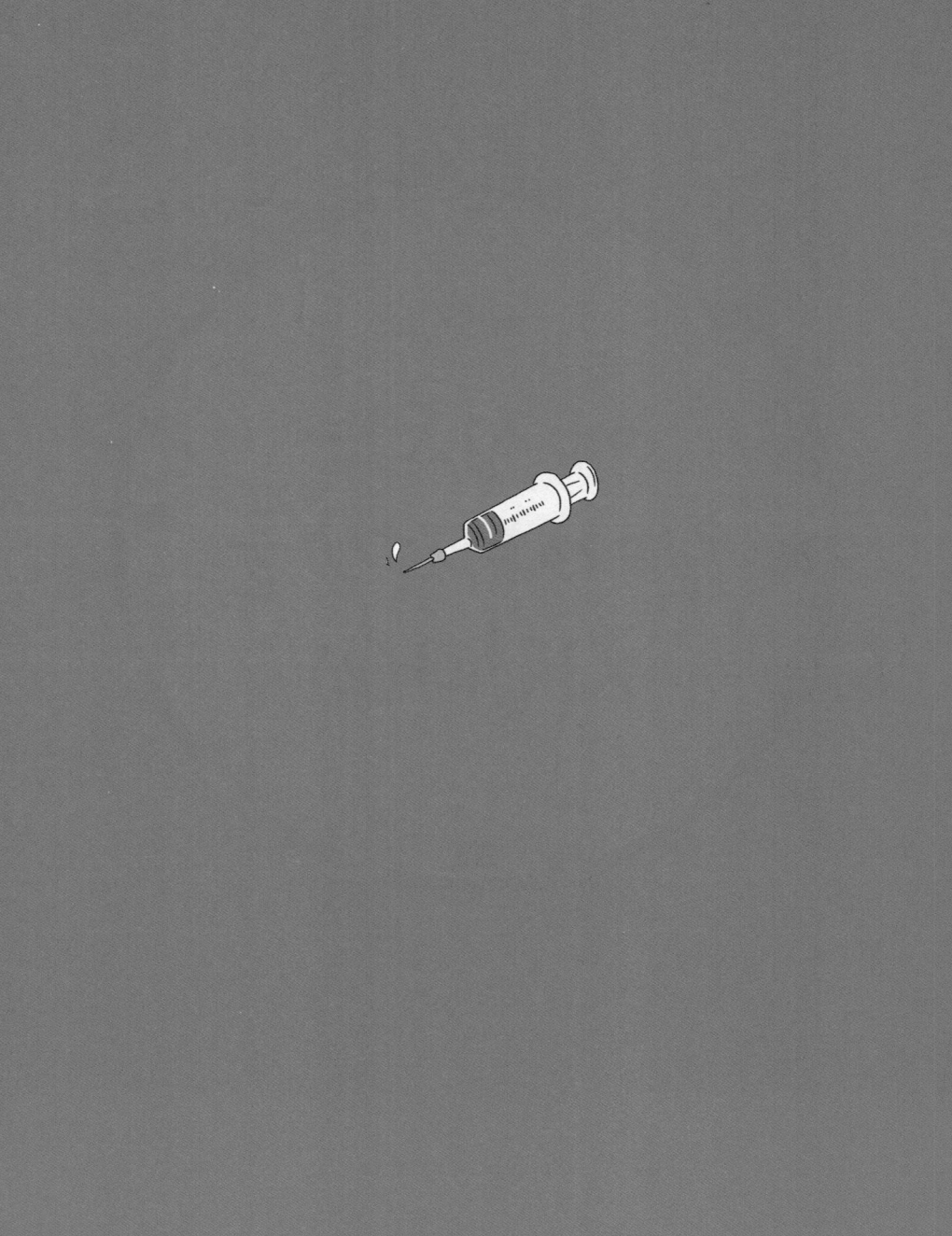

1
군대라서
더욱 무서운 전염성 질환

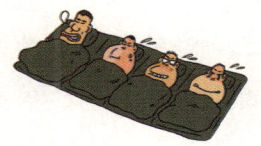

내가 전염병에 걸린 건 아닐까?

　조류독감과 신종플루의 유행은 전염병에 대한 생각을 많이 바꿔 놓았다. 조류독감에 의해 새들이 집단으로 살처분 되는 걸 보면서 다음 순서는 인간이 아닐까 하는 걱정도 생긴다. 몇몇 영화나 드라마에서는 좀비 바이러스에 의해 인류가 멸망하는 위기에 빠지는 장면이 나오기도 한다. 심지어는 물리거나 접촉을 하지 않았는데도 감염이 되는 섬뜩한 장면도 나온다. 하지만 아직 너무 걱정할 필요는 없다. 미국 드라마 〈워킹데드〉에 나오는 좀비들이 나타날 가능성은 없어 보인다. 군대는 과거에 비해 전염병 대처를 잘하는 편이다. 의심되는 환자를 격리하고 이동을 통제하는 시스템이 갖춰져 있기 때문이다. 심지어 먹는 것도 통제할 수 있다. (그래서 모든 병사의 똥 성분도 같을 것이다.)

전염병은 공기, 접촉, 음식 등을 통해 질병이 옮겨 가는 병이다. 인간이 인간한테 직접 옮길 수도 있고 동물이나 곤충에 의해 옮겨질 수도 있다. 따라서 기본적으로 개인 위생환경을 잘 주의하면 발병을 줄일 수 있다. 즉 똥 싸고 훈련하고 일하고 나서 손 잘 씻고 음식 잘 먹고 옷 잘 갈아입고 청소 잘하는 것으로도 많은 부분 예방이 가능하다.

과거에 비해 군복무 환경이 좋아졌지만 훈련 중 들판이나 숲에서 취약한 환경에 노출되기 쉽고 집단생활을 하고 있기 때문에 전염병이 발생하면 급격히 퍼질 위험이 높다. 특히 전염을 차단하기 위해 질병이 발병하기 전인 잠복기에 병을 진단해 격리를 해야 하는데 군복무 특성상 조기 진단이 쉽지 않다. 이런 대표적인 전염병이 결핵이다. 결핵은 기침할 때 나오는 작은 비말핵^{아주 작은 가래 덩어리}에 들어 있는 균에 의해 감염이 된다. 걸리면 짧게는 한 달, 길게는 1년 뒤에 발병하기 때문에 관리가 쉽지 않다. 그래서 예전에는 우리나라에서 결핵이 줄어들지 않는 원흉으로 군대가 지목되기도 했다. 하지만 군대가 집단생활을 하고 보고가 잘 되어서 환자가 많은 것으로 보인 것뿐이지, 국가적으로 분석해 보면 같은 나이 때는 비슷한 정도로 발병을 한다. 군대에서 결핵이 발생하면 치료도 잘 되고 전우들의 감염 여부를 검사하고 예방조치를 하기 때문에 큰 문제는 없다. 그래도 전염병에 걸려 다른 사람에게 옮기게 되면 개인뿐만 아니라 부대 전체의 전투력에 영향을 미치니 조심해야 한다. 또 일부 전염병은 사망할 수도 있어 잘 알아 둘 필요가 있다. 따라서 자신이 전염병에 걸린 것으로 의심될 때는 군의관과 상의를 해야 하는데 어떤 증상이 있을 때 전염병을 의심해야 하는지 알아보자.

전염병을 의심해야 하는 순간

전염병에 걸리면 보통 열이 난다. 열은 실제로 재 보는 게 중요하다. 요즘 부대에는 폐렴이나 전염병의 예방지침 때문에 체온계가 있다. 열이 나는 것 같으면 반복적으로 측정해 보면 좋다. 열은 말라리아와 같이 하루걸러 발열이 있는 경우도 있고 결핵처럼 밤에 미열이 있으면서 식은땀을 동반하는 경우도 있다. 진드기나 쥐의 배설물에 의해 걸리는 가을철 발열성 질환의 경우에는 섭씨 39℃ 이상의 고열이 동반된다.

열은 가장 흔하게 걸리는 감기나 독감의 경우와 비슷하기 때문에 질병 초기에는 알기 어렵다. 하지만 하루 정도의 휴식과 해열제 등의 복용에도 불구하고 호전되지 않고 발열이 지속되면 군의관과 상의를 해야 한다. 또 몇몇 전염성 질환은 피부의 발진이나 특징적인 피부 병변을 보이기도 한다. 평소와 다른 피부 증상이 동반되면 반드시 전염병을 의심해야 한다.

전염성 질환은 자기 혼자만 걸리는 것이 아니다. 자신이 최초 발병자가 아니라면 누군가 동일한 질환을 가지고 있을 가능성이 많다. 따라서 평상시와 다르게 비슷한 증상을 호소하는 사람이 여러 명이라면 전염성 질환을 의심해야 한다. 누구나 전염병을 처음 발생시킨 당사자가 될 수 있다. 그러니 혹시 전염병에 걸리더라도 자기를 걸리게 한 전우를 원망하지는 말기 바란다. 말라리아나 가을철 열성질환은 사람에 의해 걸리는 것이 아니라 모기, 진드기, 들쥐 등에 의해 걸린다. 이 질환은 지역별 차이를 보이는 경우도 있어 유행 시기에 위험지역에서 주둔하거나 훈련을 하면 관련 질환에 대해 주의를 하는 게 좋다.

군대의 대표적 전염성 질환들

_독감

매년 겨울 군대에서 가장 많이 발생하는 질환 중 하나이다. 일반 바이러스에 의한 감기와 잘 구분이 안 된다. 고열과 몸살이 동반되는 경우가 일반 감기보다 많다. 독감 예방접종을 했을 경우 3~4일 정도 앓은 후 호전이 되며 치료가 필요 없는 경우도 있다. 하지만 독감의 일부는 폐렴으로 진행할 수 있고 독감과 폐렴은 증상으로 구분이 안 되기 때문에 발열이 지속될 경우 군의관과 상의해서 흉부 방사선 사진을 촬영해 보는 것이 좋다.

__말라리아

한강 이북 지역에서 많이 발생하는 전염성 질환이다. 모기에 의해 감염되며 피로감이 있으면서 서서히 체온이 상승하는 발열 증상이 수일간 지속되다가 고열이 나타난다. 두통이나 구토가 동반되며 하루 열이 없다가 다시 발열과 땀이 많이 나는 증상이 반복된다. 보통 다른 동반 질환이 없다면 중증으로 발생하지는 않는다. 유행 시기에 예방약을 먹은 경우에는 전형적인 증상이 잘 나타나지 않을 수 있다. 유행 지역에서 너무나 많이 걸리기 때문에 대부분 진단이 잘 된다. 말라리아는 약으로 치료가 잘 되는 편이다. 따라서 일부 군인들은 예방약을 안 먹기도 하는데 말라리아도 운이 없을 경우 생명이 위험할 수 있으니 예방약을 꼭 먹도록 하자.

__결핵

우리나라는 결핵 감염률이 높은 나라이다. 예전에는 성인이 되어 사회생활을 하기 전에 50% 이상이 결핵에 한 번 걸렸다가 자연 치유되었다. 하지만 최근 결핵 퇴치 노력으로 인해 군 입대를 하는 신병의 경우에는 과거에 결핵에 감염됐던 사람의 비율이 10% 수준으로 떨어져 있다. 그리고 결핵균은 가래를 통해 공기로 전염되기 때문에, 같은 생활 공간에 결핵 환자가 있을 경우 감염이 되기 쉽다. 결핵에 감염될 경우

체중이 감소하고 기침, 가래, 식은땀이 생긴다. 특히 가래에 피가 섞여 나올 수 있으며 밤사이에 고열이 있을 수 있다.

결핵은 다른 질환과 달리 잠복기가 길기 때문에 결핵 환자가 발생하면 접촉자 조사를 해서 감염이 의심되는 경우 예방약을 복용해야 한다. 이전에 결핵이 걸렸던 경우는 약으로 쉽게 치료가 되지만 군대에서 처음으로 결핵에 감염된 1차 결핵의 경우 결핵균이 혈액을 타고 뇌수막, 뼈, 장 등으로 퍼질 수 있다. 이런 경우는 치명적일 수 있으니 특히 주의해야 한다.

_홍역, 수두, 볼거리

홍역, 수두, 볼거리는 영아기 기본 예방접종에 포함된 질환이다. 하지만 최근 군대에서 이런 질병들이 다시 발생하고 있어 주의가 필요하다. 바이러스에 의해 발병하기 때문에 환자와의 접촉을 주의해야 한다. 홍역과 수두는 피부 발진이 특징적이며 볼거리는 침샘의 염증으로 얼굴이 붓는다. 보통 격리 후 수일간 치료를 하면 호전이 되는 질환이다.

악화되면 위험한 전염성 질환

일반적으로 잘 걸리지 않지만 발병하면 위험한 전염성 질환이 있다. 군대는 집단생활이기 때문에 초기에 전염성 질환을 진단하지 못하고 확산될 경우 많은 생명이 위험할 수 있다.

__수막구균성 수막염

수막구균이라는 세균에 의해 감염이 되는 질병이다. 면역력이 떨어진 경우 발생하기 쉽지만 건강한 성인에서도 발병할 수 있다. 환자에서 나온 콧물이나 비말이 직접 호흡기로 들어와야 감염이 된다. 초기에는 증상이 나오지 않고 목감기와 같은 급성 비인두염 증세만 나타나지만 잠복기가 지나면서 갑자기 발열과 심한 두통, 구역질, 구토 등이 동반되며 피부에 핑크색 반점이 나타난다. 빨리 치료를 하지 않을 경우 피부에 장미꽃 빛깔의 점상출혈이 나타나며 혈압이 떨어지고 혼수상태가 된다. 적절한 항생제를 투여하면 호전이 되기 때문에 초기에 의심하는 것이 중요하다.

__A형 간염

A형 간염은 바이러스로 오염된 식수나 급식으로 인해 바이러스가 입으로 들어와 감염이 된다. 가장 흔한 원인은 감염자의 똥에 있는 바이러스가 입으로 들어오는 것이다. 즉 손을 잘 씻으면 예방할 수 있다. 미리 예방접종을 하거나 어릴 때 걸렸던 적이 있다면 잘 걸리지 않는다. A형 간염의 일부는 간손상이 계속 진행되어 간부전이 발생하여 결국 간이식을 해야 하는 상황까지 갈 수 있다. A형 간염이 발생하면 눈의 흰자위나 피부가 노랗게 변하고 소변이 콜라색으로 변한다. 쉽게 피로

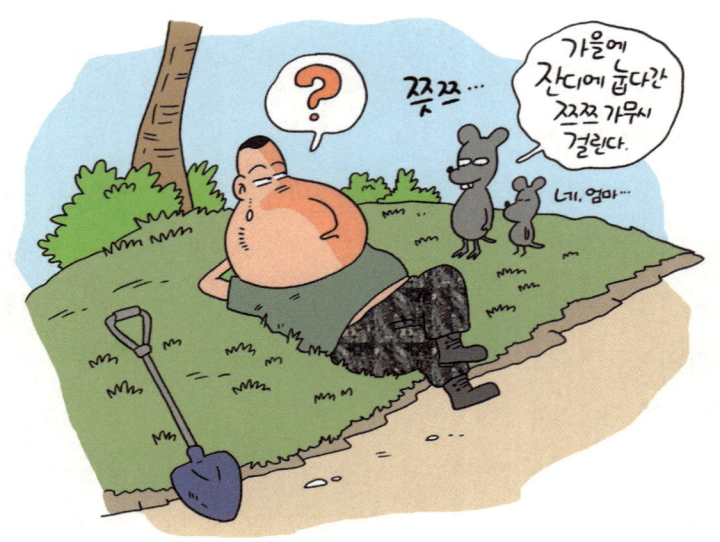

하고 온몸이 가려운 증상을 호소할 수 있다. 이런 경우 A형 간염을 의심해야 한다.

__가을철 발열성 질환

대표적인 가을철 발열성 질환은 쯔쯔가무시병, 유행성출혈열, 렙토스피라증이다. 모두 유행 지역이 있어 발병이 증가하는 시기가 되면 부대에서 주의를 하라고 교육한다. 쯔쯔가무시병은 '에스카'라는, 검은 딱지가 있는 피부 병변이 특징적이다. 유행성출혈열과 렙토스피라증은 출혈이 있기 때문에 눈 결막이 충혈될 수 있고 소변에서 피가 나오기도 한다. 유행성출혈열의 경우에는 신장 손상이 올 수 있기 때문에 발병하게 될 경우 투석을 하고 중환자실에서 치료를 받아야 하는 경우도 있다. 또한 일부 환자는 급격한 진행으로 사망에 이르기도 하는 무서운 병이다. 들쥐의 배설물이나 진드기 등에 의해 감염이 되기 때문에 유행 시기에 피부가 이런 것들에 노출되지 않도록 주의해야 한다.

전염성 질환 예방법

전염성 질환을 막기 위해 가장 중요한 것은 접촉의 차단이다. 군생활에서는 훈련을 해야 하므로 이를 지키기가 쉽지 않지만, 최소한 손 씻기를 자주 하는 것이 매우 중요하다. 말라리아의 경우 모기가 활동하는 야간에는 긴소매의 상의와 긴바지를 착용하여 피부 노출을 최소화하는 것이 좋다. 가을철 발열성 질환의 경우에도 들판이나 수풀에 피부가 노출되면 위험하니 옷차림에 주의해야 한다. 독감과 결핵 등 호흡기를 통해 감염되는 질환의 경우에는 증상이 의심되는 환자에게 마스크를 씌우거나 격리를 하는 등의 예방조치가 필요하다. 환자가 한 명 발생하면 확산되지 않도록 예방수칙을 철저히 지키도록 한다. 일부 질환은 예방접종으로 예방이 가능하니, 입대 전에 예방접종을 하는 것이 좋겠다. 이에 대해서는 제9장에서 다시 설명하기로 한다.

2
얕보다가는 큰코다치는 증상들

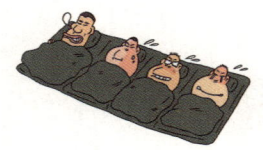

👢 이명과 난청

훈련병 시절, 잊지 못할 추억이 있다. 처음으로 소총 사격 훈련이 있는 날이었다. 사격장에 도착하여, 일단 PT 체조를 했다. 동기가 실수로 총구를 나에게 겨눠도 피할 수 없을 만큼 힘이 빠지자, 드디어 조교의 사격 시범이 있었다. 훈육 장교가 사격 직전에 이야기했다.

"총소리는 생각보다 정말 크다. 다들 놀랄 수 있으니, 주의하도록."
그리고 첫 격발이 있었다. "빵."

순간 나를 포함해서 모든 훈련병이 소스라치게 놀랐다. 총소리를 실제로 들어 보지 않은 사람이 막연히 상상하는 것보다 어마어마하게 큰 것이 총소리다. 소리가 이렇게 크니, 그 소리를 받아드려야 하는 귀가 손상을 당할 수밖에 더 있나.

__이명과 난청의 치료

사격 훈련 후에 이명(귀에서 '삐~'하는 소리가 나요)을 호소하는 병사는 적지 않다. 청신경이 소리 외상을 당한 까닭이다. 뺨을 맞으면 얼얼한 느낌이 생기는 것처럼, 청신경 또한 충격을 받으면 신경 자극 증상이 생긴다. 이게 바로 '나만 듣는 소리' 이명이다. 맞은 뺨의 부기가 빠지는 것처럼, 대부분의 이명도 수일 안에 사라진다. 여기서 주의해야 할 점은, 급성 이명은 특별한 치료 없이도 호전되는 예가 많지만 난청이 함께 동반된 이명은 쉽게 좋아지지 않는다는 사실이다. 난청이 동반되었다는 건 청신경이 놀란 정도가 아니라, 신경 손상이 동반되었다는 걸 의미하기 때문이다.

팔다리가 골절되면 수술과 깁스 등의 치료를 통해 대부분 기능을 회복한다. 하지만 신경 손상은 치료 예후가 좋지 않다. 급성 난청 환자가 병원에 오면, 세 명 중 한 명은 좋아지고, 세 명 중 한 명은 호전이 없으며, 나머지 한 명은 지금보다 오히려 난청이 더 악화될 수 있다고 설명한다. 그런데 이것도 난청이 발생한 지 2주 이내에 치료를 시작했을 때의 이야기다. 피부가 찢어지면 바늘과 실로 꿰맬 수 있는 의술이 있지만, 아직 신경 손상은 이렇다 할 치료법이 없기 때문이다. 눈이 나빠지

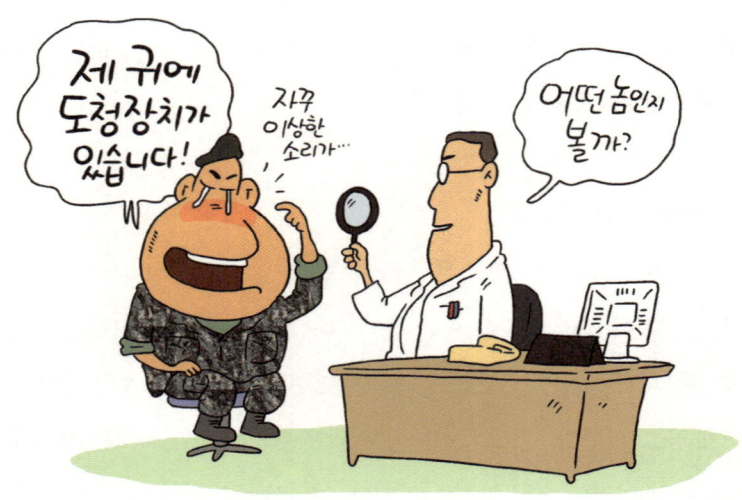

면 안경을 써야 하는 것처럼, 청력이 나빠지면 보청기를 하는 것 이외에는 방법이 없다. 그래서 초기 치료가 무엇보다 중요하다.

  그럼 이명과 함께 난청이 발생했다면 어떻게 해야 할까. 서둘러 병원급 의료기관을 찾아가서 이비인후과 진료를 받아야 한다. 청력검사를 해서 실제로는 청력에 문제가 없다면 별다른 치료 없이 또는 혈액순환제 정도를 복용하며 기다려 볼 수 있다. 하지만 청력 저하가 실제로 있다면, 그때는 고용량 스테로이드 치료를 시작한다. 난청의 정도가 무척 심하거나 양측 귀의 청력이 모두 떨어졌다면 입원치료를 하기도 한다.

_난청자를 위한 주의 사항

청력이 조금 나쁘다고 군 면제가 되는 것은 아니다. 난청이 조금 있더라도 평소 보청기를 꼈던 정도가 아니라면 2급으로 현역병 대상이며, 한쪽 귀가 정상이면 반대쪽 귀로는 전화 통화가 어려운 수준이라도 3급에 해당해서 역시 현역병 대상이다. 그래서 병사 중에는 경도 난청자가 있기 마련이다. 그런데 원래부터 정상 청력이 아니라면 소음에 더욱 큰 주의를 기울여야 한다. 사격 중 귀마개 착용은 필수이며, 혹여 소음이 심한 보직을 맡게 된다면 군의관과 청력 상태에 관해 상담하고 보직 변경 등을 고려해야 한다. 또한, 입대 전 대학병원에서 청력검사를 받아 놓는 것도 중요하다. 간혹 군생활 중에 청력이 악화된 것을 증명하지 못해 상이등급을 받지 못하는 안타까운 병사도 있다.

허리 디스크

무거운 것이라고는 책가방밖에 짊어져 본 적 없는 우리 병사들에게 완전군장 행군이나 삽질이 쉬울 리 없다. 오랜 시간 차려 자세를 유지하는 것도, 허리가 약한 병사에게는 무척 곤혹스러운 일이다. 하지만 어쩌겠나. 병사들에게 짝다리를 허락할 수도 없는 일. 허리 통증 예방을 위한 생활 습관과 얕봐서는 안 되는 허리 증상에 대해 알아보자.

소위 '디스크'라고 알려진 질병은 추간판 탈출증을 말한다. 척추뼈와 척추뼈 사이에 존재하는 추간판이 바로 디스크인데, 허리를 다치면서 추간판 내부의 젤리 같은 수핵이 삐져나와 주변을 지나는 척수신경을 압박함에 따라 다양한 신경학적 이상 증상이 발생하게 되는데, 이것이 추간판 탈출증이다. 물론, 추간판 탈출증의 가장 흔한 원인은 노화와 관련한 점진적인 퇴행이다. 젊었을 때는 수핵이 강한 물 결합 능력을 갖추고 있어서 추간판의 수분 함량이 88% 수준에 이른다. 하지만 나이가 들수록 수분 함량이 줄어들고 콜라겐 성분이 늘어나면서 추간판이 탄력을 잃고 충격흡수 능력도 떨어져서 작은 충격에도 추간판이 찢어지는 불상사가 발생한다. 하지만 〈응답하라 1997〉에서 고아라가 연기했던 것처럼, 새파랗게 젊은 친구도 추간판 탈출증에서 예외일 수는 없다. 노화로 인한 퇴행 외에 추간판 탈출증을 일으키는 주요 원인은 '외상'이다. 상당수 환자가 허리를 구부리거나 튼 자세에서 무거운 물건을 들다 허리를 다치고, 때로는 높은 곳에서 뛰어내리거나 넘어지면서 허리를 다친다.

그런데 사실 허리 통증은 병사에게 아주 흔한 증상이다. 군생활하면서 허리 한 번 아프지 않고 전역할 수는 없을 정도다. 걸레질만 해도 아픈 게 허리 아니던가. 그렇다면, 허리 통증의 대부분을 차지하는 단순한 허리 주변 근육통과 추간판 탈출증으로 인한 허리 통증은 어떻게 구별할까. 두 가지를 구별하는 건 의사들에게도 쉬운 일이 아니지만, 일단 허리나 엉덩이 부위에 통증이 있으면서 다리가 찌릿찌릿하거나 당기는 듯한 아픈 통증이 아래쪽으로 뻗쳐 나간다면 추간판 탈출증을 의심해야 한다. 다리에 힘이 없고 다리가 무겁게 느껴지거나 한쪽 다리의 감각이 반대쪽 다리와 다르게 느껴진다면 이때도 진료를 미루지 말고 군의관을 만나 보자.

추간판 탈출증의 치료법으로는 흔히 수술을 떠올리지만, 실제로는 약물치료와 휴식으로도 증상이 호전되는 경우가 대부분이다. 약 5~10%의 환자에서 물리치료나 주사요법이 필요하고, 수술이 필요한 환자는 전체 추간판 탈출증 환자의 3~5%에 불과하다. 그러니 병을 키우지 말고 조기 치료로 건강한 허리 되찾아 훈남 되어 제대하자. 남자에게 '허리'는 '의리' 못지않게 중요하다!

발목 접질림

전술행군은 일반 등산과 다르다. 군화는 고어텍스 등산화가 아니며, 두건 대신 철모를 써야 한다. 그보다 더 큰 차이는, 행군 대부분을 어두운 시간에 한다는 거다. 사회에서는 웬만하면 밤에는 등산을 하지 않지만, 군에서는 야간행군이 필수적이다. 적군의 눈에 띄지 않게 작전 위치를 이동하는 것, 그것이 바로 전술행군의 가장 중요한 목표이기 때문이다. 그래서 전술행군 중에는 손전등을 사용하지 않는다. 몰래 이동하려고 밤에 걸으면서 불을 밝히는 건 이상하잖아. 그렇다 보니, 사고가 속출한다. 돌부리에 걸려 넘어지거나 움푹 파인 곳을 잘못 디뎌 발목이 접질리는 일은 행군에서 일상다반사다.

근육은 대개 관절을 가로질러 뼈에 붙게 되는데, 이때 뼈에 달라붙는 근육의 말단을 힘줄이라고 한다. 또한 관절과 관절 사이는 관절막과 인대로 서로 연결되어 있는 구조를 갖고 있다. 즉, 힘줄은 근육에 연결되어 관절을 움직이게 하며, 인대는 관절을 이루는 뼈들을 보다 안정적으로 연결하여 관절의 운동이 허용된 범위 내에서 이루어지도록 제한하는 역할을 담당한다. 그런데 관절의 운동이 허용된 범위를 벗어나면(대표적으로 발목 접질림을 생각할 수 있다.), 이는 인대 손상으로 연결된다. '염좌'라고 들어 봤나? 염좌가 바로 인대 손상을 의미하는 의학 용어다.

염좌는 다시 손상 정도에 따라 1도에서 3도까지로 구분한다.

1도 손상은 인대 자체가 끊어지지는 않았지만 인대 섬유가 미세 파열된 상태를 의미한다. 인대가 끊어지지 않았기 때문에 통증은 있으나 관절의 불안전성은 보이지 않으며, 체중 부하와 보행이 가능하다.

2도 손상은 인대의 부분 파열을 의미한다. 정상적인 상태에서는 불안전성이 없지만, 다친 방향으로 군의관이 인위적인 힘을 가하면 불안정성을 진단할 수 있다.

3도 손상은 인대가 완전히 파열된 상태로, 육안으로도 불안정성을 관찰할 수 있고, 적절한 치료가 되지 않으면 심각한 문제를 초래한다.

이런 구별까지 병사들이 다 알 필요는 없다. 외울 필요도 없다. 기억해야 할 것은 딱 한 가지. 발목이 접질린 후 다친 부위가 붓고 멍이 들거나 아프다면, 인대 손상을 의심해야 하므로 군의관에게 가야 한다는 사실이다. 치료의 목적은 인대 손상으로 발목이 불안정해져서 습관성 접질림이 발생하지 않도록 하는 거다. 발목이 건들거리는 느낌이 있거나 자꾸 꺾이려고 한다면, 양측 발목의 유연성에 큰 차이가 없는지 살펴보는 것도 중요하다. 만약 다친 발목이 반대편 발목보다 많이 유연하다면, 이때는 절대 미루지 말고 시급하게 진료를 받아야 한다. 손상 정도가 심하지 않다면, 압박붕대나 부목고정 등의 비수술적 치료로 1~2주 안에 운동을 다시 시작할 수 있다.

3
군인들에도 '직업병'이 있다

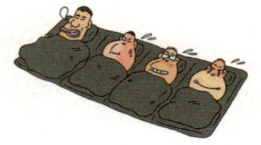

　무좀으로 고생하는 아저씨 중 절반은 군대에서 무좀이 옮았다고 이야기한다. 이 이야기의 신빙성을 따질 수는 없지만, 군대가 무좀균 서식에 조금 나은 환경인 것은 확실하다. 일단, 군화가 문제다. 발목까지 단단히 덮여 있는 데다가 소재 또한 통풍에 취약한 가죽이다. 군화를 온종일 신고 있어야 하는 병사들의 발이 뽀송뽀송할 리 없다. 공동 샤워장도 문제다. 샤워장의 습한 바닥은 무좀균의 온상이다. 무좀이 겨우 나았다가도, 샤워장에서 또다시 옮기 일쑤다. 뭐 그리 좋은 거라고, 병사들은 무좀균을 주거니 받거니 하며 공유한다. 그래서 무좀균으로 고생하는 군인들 사이에서는 무좀을 그저 직업병처럼 생각한다. 하지만 의학이 눈부시게 발달한 21세기에, 무좀을 난치병이나 직업병이라 부르며 치료를 포기할 필요는 없다. 무좀과 더불어 대표적인 군인들의 직업병으로는 근골격계 질환도 있다. 이번 절에서는 직업병에 대처하는 올바른 병사의 자세에 관해 공부해 보자.

무좀, 어쩔?

무좀은 '피부사상균'이라는 곰팡이가 발에 감염된 것을 말한다. 피부사상균의 먹이는 피부 각질층 단백질의 일종인 케라틴이다. 이것을 녹여야 먹을 것이 생기기 때문에 곰팡이는 각질을 녹이는 독소를 분비하는데, 이 독소 때문에 각질이 손상되면서 피부가 갈라지고 피가 나기도 하는 거다. 그렇다면 무좀균^{피부사상균}은 왜 하필 많고 많은 피부 중에서 더러운 발을 택하는 것일까. 그것은 무좀균의 서식 환경과 관련이 있다. 무좀균은 섭씨 23~25℃ 정도의 따뜻한 온도와 50% 이상의 촉촉한 습도가 충족된 환경을 좋아한다. 이 조건이 완벽하게 조화된 곳이 발이며, 군화까지 신어야 하는 병사들의 발은 무좀균들에게는 젖과 꿀이 흐르는 지상낙원쯤 되시겠다. 그러니 군대에 무좀이 창궐할 수밖에.

하지만 인공위성 사진으로 적군의 식단까지 파악하는 요즘 무좀이 난치병으로 불리는 건 어이가 없다. 무좀은 충분히 완치할 수 있으니, 지금부터의 이야기에 귀 기울여 보자.

무좀의 1차 치료는 연고제다. 연고만 꾸준히 발라도 무좀 대부분은 완치가 가능하다. 물론 무좀이 발톱까지 침범한 상태라면 상황이 좀 더 심각하기는 하다. 발톱은 두껍고 단단해서 연고가 흡수되기 어렵기 때문에 완치까지 오랜 시간이 걸린다. 하지만 미리부터 실망하지는 마라. 발톱까지 무좀이 번진 상태라도 답이 없는 건 아니다. 연고만으로 치료가 잘 되지 않는다면 그때는 먹는 항진균제를 고려할 수 있다. 예전에는 먹는 무좀약이 몸에 해롭다는 인식이 강했지만, 최근에 개발된 항진균제들은 생각만큼 간이나 신장에 위험하지 않다. 그러니 편히 처방받아 무좀균을 섬멸하라.

문제는 어렵지 않은 치료로 완치가 가능한 무좀이 어떤 이유로 난치병 이야기를 듣느냐 하는 거다. 그 이유는 무좀은 완치되었다 싶다가도 워낙 쉽게 재발하기 때문이다. 안타깝게도 이건 사실이다. 곰팡이의 씨에 해당하는 균사 덩어리는 곰팡이로 꽃 피우지 못한 균사 상태에서도 장기간 생존이 가능하다. 그래서 겨울철 베란다에 습기가 조금만 차도 여름에 완전히 사라졌던 (것으로 생각됐던) 곰팡이들이 어김없이 얼굴을 내미는 거다. 발도 마찬가지다. 발에 있는 무좀균을 모두 죽였다고 해도 신발이나 양말 또는 욕실 바닥에 남아 있던 무좀 곰팡이의 균사들이 호시탐탐 병사의 발을 노린다. 그래서 무좀에서 100% 탈출하기 위해서는 치료와 함께 재발 방지를 위한 생활 습관도 익혀야 한다.

_무좀 완치 및 재발 방지를 위한 필살 지침

하나. 연고를 바른 뒤 증상이 좋아져도 최소 2~4주는 계속 연고를 발라야 한다. 연고를 바르고 증상이 좋아지기 시작하면 성급하게 치료를 중단하는 것이 가장 흔한 치료 실패의 원인이다. 연고로 치료해서 무좀균의 힘이 빠지기 시작하면 각질을 녹이는 독소 분비량이 현저히 줄어든다. 그러면 피부 증상도 눈에 띄게 좋아지는데, 그렇다고 무좀균이 완벽히 죽은 것이 아니다. 이때 방심하지 말고 좀 더 꾸준히 연고를 바르는 게 완치를 위한 비책이다. 발바닥에 가볍게 침범한 무좀이라도 최소 2주는 계속해서 연고를 발라야 한다. 발톱까지 침범한 상태라면 최소 4주의 연고 치료는 필수적이다. 그래서 최근 한 제약회사는 재발률을 낮추기 위해, 한 번 바르면 효과가 한 달 가까이 지속하는 형태의 무좀 연고를 개발해서 판매하기도 한다.

둘. 바르는 약으로 완치되지 않는다면, 피부과 군의관을 찾아가 진료를 받아라. 간혹 피부 습진을 무좀과 혼동하는 병사들이 있다. 자신의 발 상태를 무좀이라고 자신할지 모르지만, 과연 그럴까? 심한 습진은 무좀과 피부 양상이 비슷하다. 문제는 비슷해 보이는 이 두 질환의 치료 방법이 정반대라는 사실이다. 그럼, 무좀 연고를 발라도 증상의 호전이 없을 때는 휴가 때 약국에서 사온 사제 습진 연고를 바르면 될까? 그랬다가는 무좀이 더 나빠질 위험이 있다. 정확한 진단 없이 함부로 치료를 해서는 안 된다.

아무튼, 1~2주간 꾸준히 무좀 연고를 발랐는데도 증상이 전혀 호전되지 않는다면 피부과 군의관을 찾아가 진료를 받아 보자. 그래서 피부과 전문의도 군의관으로 선발하는 것 아니겠나. 어쩌면 그토록 고생해 오던 무좀이 습진이었는지도 모를 일이다.

셋. 똑소리 나게 씻는 게 가장 중요하다.
따뜻한 물보다는 미지근한 물이나 찬물에 5분 정도 발을 담가서 땀과 소금기가 충분히 빠지도록 한다. 그러고 나서 비누칠을 해라. 이때 발가락 사이사이까지 꼼꼼히 씻는 것은 기본이다. 이후 깨끗하게 헹구고 개인용 발수건으로 물기가 남지 않게 잘 닦자. 동료의 따가운 시선에 당황하지 않고, 베이비파우더나 데오드란트 제품을 발바닥에 고루 발라서 발이 습해지는 것까지 막으면, 끝.

넷. 군화는 두세 켤레를 번갈아 신어라.
땀이 많이 차는 군화는 항상 습할 수밖에 없다. 무좀이 자주 재발한다면 군화를 두세 켤레 준비해 매일 번갈아 신기를 권한다. 그러면 신발을 좀 더 건조한 상태로 유지할 수 있어 무좀을 예방하는 데 도움이 된다. 또, 신지 않는 군화는 에어컨 소독용 항진균 스프레이를 뿌려서 보관하자. 곰팡이 증식을 막는 데 도움이 된다. 신발장에 제습용 하마를 키우는 것도 물론 고려해 볼 만하다.

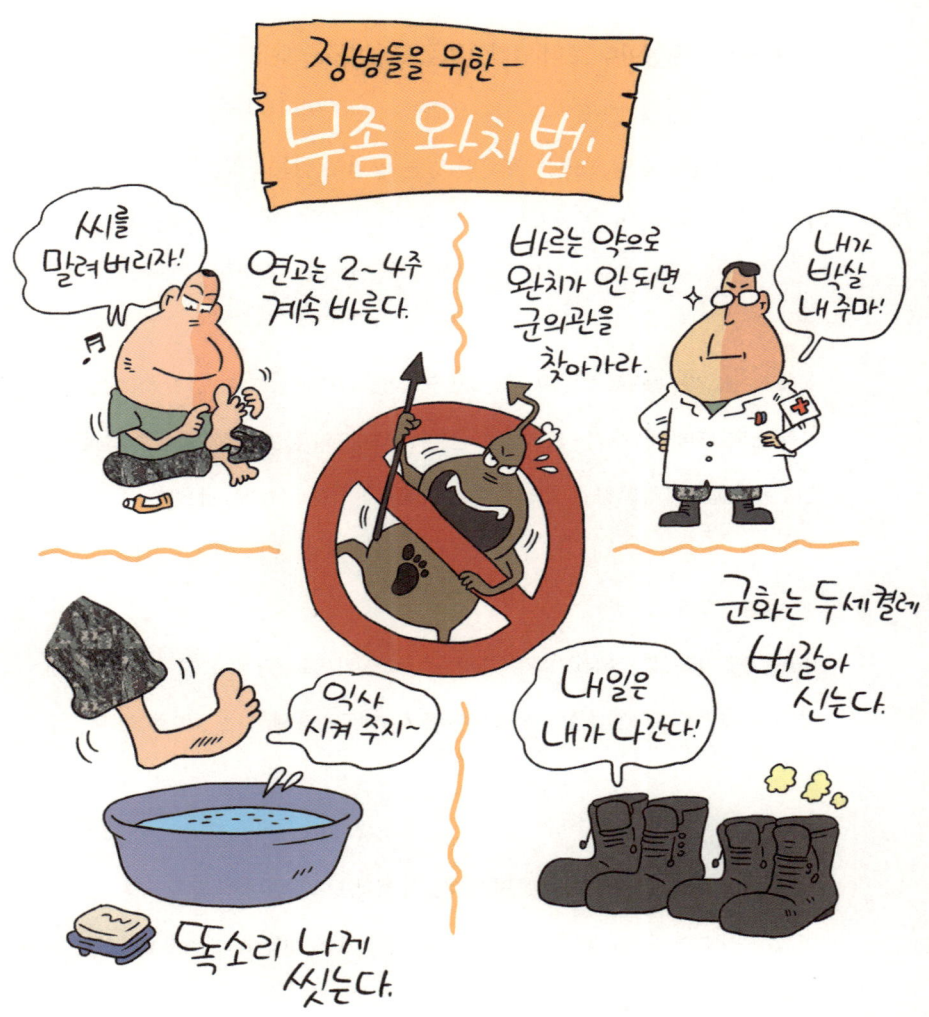

무좀과 관련된 민간요법들의 허와 실

무좀이 난치병이다 보니 민간요법들도 많다. 군대에는 다양한 인간이 모여들다 보니, 전국 각지의 민간요법들이 다 등장한다. 각양각색, 전국구 수준의 민간요법 중에는 효과가 있는 방법이 있는 반면, 치료에 오히려 해가 되는 방법도 있다. 많이 알려진 민간요법 몇 가지를 털어 보자.

① 식초 족욕

물에 식초를 옅은 농도로 희석해서 사용하면 곰팡이를 억제하는 효과가 있다. 하지만 농도를 제대로 맞추지 못하면 식초의 강한 산성으로 말미암아 정상 피부에 화학적 화상을 입게 된다. 득보다 실이 클 수 있으니, 취사병에게 괜한 부탁은 안 하는 게 낫다.

② 소금물 족욕

소금은 구하기도 쉽고, 실제로 초기에 가려움을 감소시키는 효과가 있다. 하지만 무좀균을 각질층 더 안쪽으로 숨게 할 수 있어서, 무좀 치료에 오히려 해롭다는 것이 정설이다.

③ 발가락 양말

양말이 무좀을 '치료'하는 효과가 있을 리는 없다. 하지만 발가락 사이의 공간이 좁고 땀이 많은 병사라면 재발을 방지하는 효과는 기대할 수 있겠다. 미약하나마 예방 효과도 기대할 수 있으니, 권할 만하다.

__돌고 도는 무좀

 마지막으로 대한민국 군대의 무좀균 퇴치를 위해 첨언을 한다. 민간 병원에서 무좀 환자를 대할 때 항상 강조하는 부분이 있다. 무좀 치료는 환자 혼자가 아닌, 가족 모두가 동참해야 하는 치료라는 점이다. 혼자 완치가 되어도 가족 내 다른 무좀 환자가 있다면, 재감염이 일어나 장기적으로 치료율이 급격히 떨어진다. 한 무좀 관리 전문 사이트의 조사에 따르면 무좀 환자 3,450명의 상담 내용을 분석한 결과 전체의 52.8%인 1,821명이 집안에 다른 가족 구성원 중 무좀 환자가 있더라고 한다. 하물며 군대의 상황이야. 가족이 수십 명에서 수백 명에 이르는 상황이 아닌가. 그래서 무좀 치료는 동시다발적으로, 마치 전투에 임하듯 이루어져야 한다. 병사 사이의 재감염을 예방하기 위해 양말이나 수건 등을 철저히 구분해서 사용해야 함은 물론이다. 아무리 미운 선임이라도 무좀균을 옮겨서는 곤란하다. 그 무좀균이 결국 돌고 돌아 본인에게 돌아올 거라는 사실을 잊지 말자.

보직별로 다른 근골격계 질환

 군대에서 일단 보직을 받으면, 그게 '꿀보직'이든 '뺑이치는' 것이든 한 가지 일만 계속하게 된다. 2년 동안 반복적으로 같은 활동을 하게 되면, 직업병이라고 할 수 있는 근골격계 손상도 같이 생길 수 있다. 여기서는 각 보직들에서 쉽게 생길 수 있는 직업병을 알아보고, 예방하는 방법까지 함께 배워 보자.

_공병, 기갑부대, 탄약병, 박격포

군대의 물건은 무엇이든 기본적으로 크고 무겁다. (군용 두돈반 트럭은 일반 2.5톤 트럭보다 2배 이상 크고 무겁다.) 그리고 어지간하면 사람이 직접 들고 다닌다. (81mm 박격포는 40kg이 넘지만, 행군 시에는 꼭 들고 다닌다.) 그 무거운 물건들을 사용하고 옮기는 일은 당연히 힘들다. 또, '노가다의 신'이라고 불리는 공병부대에서는 복무 기간에 비례해서 팔뚝이 굵어지고 몸짱이 되는 것을 볼 수 있는데, 그만큼 어깨와 허리에 과사용 손상을 입을 위험도 크다.

이런 근골격계 손상을 줄이는 데는 자세가 매우 중요하다. 들어야 할 것이 박격포 포열이든 무거운 탄약통이든, 몸의 중심에 가깝게 해서 들어야 한다. 물건을 몸에 바짝 붙이고, 허리를 곧게 편 상태에서 쪼그리고 앉았다가, 허벅지 근육을 이용해서 일어나는 습관을 들이자. 처음에는 우스꽝스러워 보일지 몰라도, 복근이나 허벅지 근육 같은 몸의 중심에 있는 근육$^{core\ muscle}$이 탄탄해지고, 골격과 근육에 부담이 줄어드는 것을 느낄 수 있다. 헬스장에서 '남자들한테 참 좋은데 구체적으로 설명할 수가 없네…' 하면서 가르쳐 주는 스쿼트^{squat}가 바로 이것이다. 허리를 수그렸다가 펴는 식으로 들면, 만성적인 허리 통증과 추간판 탈출중^{디스크}이 생기기 쉽다.

__취사병

취사병이 꿀보직이라고 생각하는 사람들도 있지만, 실제로는 그렇지 않다. 1년 365일 하루 세끼씩 수백 명을 먹이는 일은 절대 쉬운 일이 아니다. 하루 종일 불 앞에서 땀 흘리며 손에 물 마를 날 없이 일하다 보면 습진이 안 생길 수 없다. 게다가 주방 세제와 물에 접촉하는 시간이 워낙 길다 보니 손가락 사이가 갈라지면서 습진이 상당히 악화되는 경우도 흔하다. 의무대에 가도 고작 습진 때문에 왔느냐고 무시받기 십상이지만, 하루 종일 물을 만져야 하는 취사병에겐 정말 고통스러운 문제다. 세제와 물에 닿는 시간을 줄이는 것이 가장 좋은 치료법이지만, 군대에서 그런 한가한 치료는 불가능하다. 일단 습진이 생겨서 손이 건조해지고 갈라지기 시작하면, 보습제 핸드크림를 틈날 때마다 바르는 것이 그나마 최선이다. '쳐발쳐발'이라는 말은 이럴 때 써야 한다. 피부가 완전히 갈라졌다면, 그때는 습진 연고를 처방받아서 치료를 해야 한다. 고무장갑 안에 목장갑을 껴서 손이 습해지지 않도록 하는 것도 도움이 된다.

__운전병

험로를 주파할 목적으로 만들어진 군용 차량의 승차감은 딱 경운기 느낌 그대로다. 특히 시트는 60년대 사무용 의자 수준이라서, 쿠션이 전혀 없는 데다가 목받침$^{\text{head rest}}$도 없다. 그러니 그 엄청난 진동을 온몸으로 받아 내야 한다. 운전병들이 이렇게 불편한 의자에서 장시간 운전하다 보면, 허리 통증이 생기기 쉽다. 다행히 군용 차량은 운행 계획이 정해져 있고, 일정 시간마다 휴식을 갖도록 규정되어 있다. 휴식 시간에 담배 피울 생각만 하지 말고, 허리를 펴는 스트레칭을 짬짬이 하도록 하자.

_행정병

행정병은 야외 작업에서 주로 열외되기 때문에 꿀보직일 수 있다. 하지만 월말, 연말, 검열 전에는 업무량이 폭증해서 야근과 철야를 밥 먹듯이 해야 하는 단점도 있다. 행정병은 하루 종일 컴퓨터로 작업하기 때문에 VDT 증후군$^{\text{visual display terminal syndrome}}$이 생기기 쉽다. 컴퓨터 사용과 관련된 건강상의 문제를 통틀어서 VDT 증후군이라고 한다. 주로 목이나 어깨의 결림 현상, 눈의 피로와 충혈 등의 증상이 생긴다. 원인은 잘못된 자세, 건조한 환경, 반복적인 키보드 입력 작업과 무리한 연속 작업 등이 있는데, 행정병은 VDT 증후군이 생길 수 있는 모든 조건을 완벽하게 다 갖고 있다. VDT 증후군을 예방하기 위해서는 우선 화면과 눈의 거리를 30cm 이상 유지해야 한다. 2시간 작업 후에는 최소 10분은 쉬어야 한다. 한 자세로 오래 작업하면 근육이 과도하게 긴장하게 되고, 뭉쳐서 '담'이 생길 수 있다. 사무실을 자주 벗어나는 것이 좋다. '커담$^{\text{커피 마시면서 담배 피우기}}$'은 VDT 증후군을 악화시킬 수 있으니, 이왕

이면 몸을 움직이는 스트레칭을 하자. 사실 가장 좋은 예방법은 스트레스를 줄이고 즐겁게 일해야 한다는 것이지만, 여자 친구보다 기분 맞춰드리기 힘든 '간부님'들과 함께 생활하는 행정반에서는 거의 불가능한 일이니, 이 방법은 논외로 하자. 일단 VDT 증후군이 발생하면, 물리치료와 간단한 안과 치료가 필요하다.

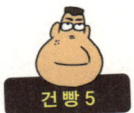
건빵 5

복명복창, 김 병장

서른셋의 나이에 전임의 과정까지 마치고 군대에 입대한 나는 곧바로 국군대전병원 이비인후과에 배치되었다. 군복을 입고 군화를 신었지만, 나는 대학병원에 있을 때와 마찬가지로 이비인후과 진료를 보기 시작했다. 그런데 군병원에서 만난 환자들은 종합병원에서 보던 환자들과 달라도 너무 달랐다.

예전에 만났던 환자들은 병을 키우다 온 이들이 대부분이었다. 수술이 필요한 상태여도 바빠서 수술을 미루고 싶다는 환자가 태반이었고, 이들에게 치료를 설득하는 데 진료시간의 8할을 써야 했다. 그런데 군병원에서는 진찰상 그렇게 심해 보이지 않는데도 힘들어 죽을 것 같다는 병사들이 줄을 섰다. 진료는 마치 꾀병 용의자들을 심문해서 진짜 범인, 아니 환자를 찾아내는 과정처럼 진행됐다.

그러던 어느 날 진료 대기석에 심상치 않은 녀석이 나타났다. 이 녀석은 다른 병사들이 병원 입구에서 반납하고 들어온 군기를 모두 집어 왔는지, 노닥거리는 병사 사이에서 혼자 무릎 위에 두 주먹을 가지런히 올리고 앉아 있었다. 이건 또 무슨 상황인가. 혹시 군대에서 몰래카메라를 찍는 건 아니겠지 하는 황당한 생각이 스쳐갈 무렵 그 녀석의 진료가 시작되었다. 첫 질문에 대한 답부터 심상치 않게 돌아왔다.

"어디가 아파서 왔나?"

"병장 김OO, 특별히 아픈 곳은 없습니다. 그런데 행보관님이 코맹맹이 소리가 심하다고 꼭 진료를 보고 오라셔서 왔습니다."

"그래, 그럼 코를 내시경으로 볼 테니까, 입으로 숨을 쉬도록."

"넵. 입으로 숨을 쉬겠습니다."

순간 나는 웃음을 참지 못할 뻔했다. 진료실에서까지 복명복창을 제대로 이행하는 병사를 그날 처음 만난 거다. 그리고 들여다본 김 병장의 코 안은 상상 그 이상이었다. 물혹이 코 안을 가득 채우고 있었다. 조금만 더 놔두면 물혹이 코 밖으로 두더지 고개 내밀 듯 밀고 나올 기세였다. 아니, 상태가 이런데 안 불편해? 그런데 김 병장, 수술을 강력히 거부하는 거 아닌가. 정말 괜찮단다. 결국, 행보관과 통화까지 한 후, 우여곡절 끝에 이 친구의 수술이 결정되었다. 물혹이 어찌나 많은지 수술 시간도 오래 걸렸고 출혈도 적지 않았다.

그리고 이틀 뒤 연평도 사건이 터졌다. 다들 기억하는 것처럼, 북한의 연평도 포격으로 해병대원 2명이 전사하였으며 16명이 중경상을 입었다.

지금 생각해도 피가 거꾸로 솟는 그 사건이 벌어진 그날, 군의관인 나도 단독 군장을 차고 진료를 해야 했다. 그리고 입원 병사를 챙기러 병동에 회진을 올라간 나는 아연실색하고 말았다.

김 병장이 의류대를 모두 싸고 군복으로 환복한 채, 침대 머리맡에서 나를 기다리고 있었다. 당장 복귀할 수 있도록 해 달란다. 수술한 지 이틀 밖에 지나지 않아 아직 코피도 나는데 복귀라니. 퇴원은 안 된다는 내 이야기에 이 친구 정색을 하며 입을 열었다.

"제 부대가 연평도에 있습니다. 전우들이 총탄에 맞아 죽었는데, 제가 어떻게 여기 있습니까. 새로 온 후임은 제가 없으면 아직 군장도 제대로 싸지 못합니다. 코피는 흘러도 포탄을 나르는 데는 아무 문제없습니다. 복귀시켜 주십시오. 전우들과 함께 있고 싶습니다."

이 친구는 해병대 병장이었다. 결국, 내가 상관이니 내 명령을 따르라는 둥, 명령 불복하면 영창에 보내겠다는 둥 엄포를 놓아 겨우 3일간 더 치료하고 돌려보냈다. 그런데 김 병장이 복귀한 뒤에도 이 친구의 여운이 병동에 남아 있었다. 평소 같으면 말년에 수술받은 병사들과 복귀 날짜를 가지고 입씨름하는 게 다반사였던 회진시간이 달라져 있었다. 입원 당시 약속했던 복귀 날짜에 다들 군소리 없이 복귀 의사를 밝혔다. 한둘은 며칠이라도 일찍 복귀하겠다며 먼저 떠난 김 병장 흉내를 냈다.

어느덧 시간이 흘러 나도 이제 전역을 했다. 사회에 돌아오니, 내게도 이런저런 청탁이 들어온다. 가끔 고민스러울 때도 있지만, 복명복창하던 김 병장의 모습이 떠올라 속으로 웃으며 손사래를 친다. 나도 김 병장 흉내에 자못 빠져 있는 모양이다. 이제 예비역이 되었을 김 병장은 지금 잘 지내는지 문득 궁금하다.

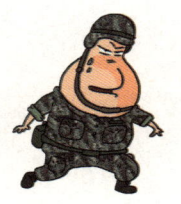

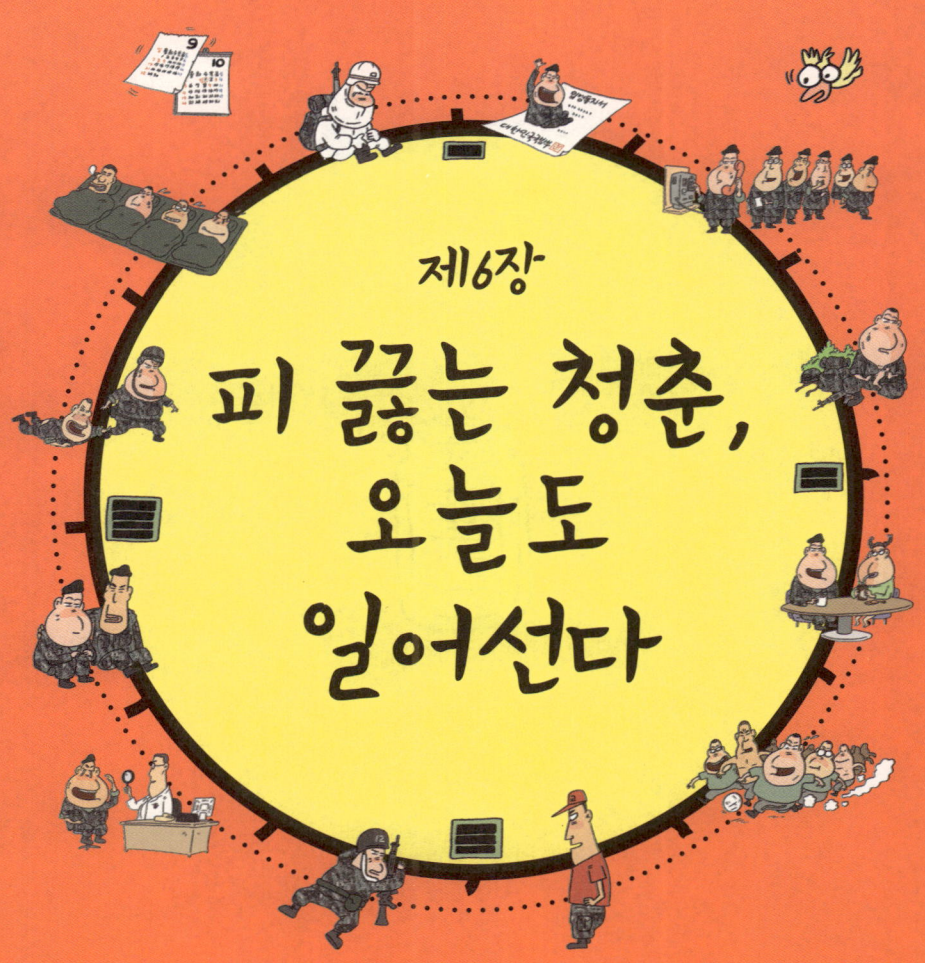

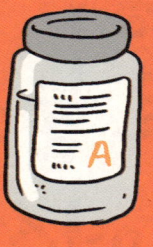

1
병사에게
성생활을 허하라?

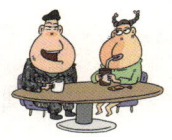

👢 병사들에게 필요한 성교육은?

왕성한 에너지가 터져 나오는 20대 초반을, 철저한 규율 속에 절제된 생활을 해야 하는 군대에서 지내야 하는 것은 누구에게나 큰 스트레스다. 더군다나 청춘 남녀의 므흣함이 원천적으로 차단되니 자연의 섭리(?)를 거스르는 고통이 있게 된다. 그러다 보니 김태희가 밭을 갈고 있는 나라가 아님에도 불구하고 '냉장고 바지'를 입은 촌구석 아줌마가 엄청 예뻐 보이는 등의 오묘한 경험을 할 수 있는 곳이 군대다.

이러다 보니 휴가나 외박 나온 젊은 군인들이 주체할 수 없는 혈기를 잘못 발산하여 성병에 걸리기도 한다. 여자 친구가 원하지 않는 임신을 하는 일도 있다. 그로 인해 어떤 식으로든 '전투력 손실'이 발생하기도 한다. (여자 친구가 임신을 했다는데 훈련이 제대로 되겠나?)

국회 국방위원회 소속 김광진 의원이 2013년 10월 29일 국방부로부터 제출받아 공개한 자료에 따르면, 지난 2008년부터 2012년까지 5년 동안 성범죄를 저질러 검거된 현역군인은 200명에서 311명으로 50% 이상 증가했고, 특히 아동 및 청소년을 대상으로 한 성범죄를 저지른 현역군인은 36명에서 76명으로 2배 이상 급증했다. 그리고 병영 내에서 매독 확진 판정을 받은 건수는 2008년 65건에서 2012년 231건으로 4배 정도 증가한 것으로 나타났다. 병사들이 성병인 경우 군병원을 잘 찾지 않아 숨겨져 있는 경우도 적지 않다는 것을 감안하면, 이래저래 군대 내의 성 관련 문제가 점점 심각해진다고 볼 수 있다.

물론 60만 장병 중 매우 소수의 문제일 수 있다. 과거에는 숨겨졌던 문제들이 요즘은 잘 드러나면서 이런 통계 수치가 나오게 되었다고 생각할 수도 있다. 하지만 현역군인을 대상으로 하는 성교육이 필요하다는 것은 두말하면 잔소리 되겠다.

이런 병사들에게 군은 1년에 한 번은 반드시 성교육을 받도록 제도화한다고 대책을 세웠으나, 대한민국 국방부 홈페이지^{www.mnd.go.kr}에 들어가서 '성교육'을 통합 검색하면 '찾아가는 아이돌보미 양성교육'이나 '인성교육'만 검색된다. 아, 인성교육으로 성교육을 대신하는 건가? 21세기를 살아가는 병사들에게 신부님이나 스님처럼 살라고 말하고 싶지는 않다. 그것은 불가능하다. 때문에 금욕을 강조하기보다는 올바른 성교육을 실시하는 것이 낫다. 실제로 2012년 2월 5일 "한국 군대가 갑자기 '피임교육'을… 왜?"라는 제목의 〈연합뉴스〉 기사를 보면, 성병이나 성매매 예방 위주였던 군인 대상 성교육이 피임교육 위주로 바뀐다고 되어 있다.

그렇다면, 20대 초반의 남자들에게 가장 와 닿는 성교육 주제는 무엇일까? 야동, 자위, 피임, 임신, 낙태, 성매매, 성병, 성감, 체위 등등 수없이 많은 주제가 있을 텐데, 짧은 지면에 다 소개할 수 없어 몇몇 성교육 사이트를 안내하고자 한다. 야동은 돈을 받고 하는 연기이므로 절대 교과서가 될 수 없음을 명심하고, 아래 성교육 사이트에서 공부를 하여 제대로 된 정보를 알아보자. 그런데 성교육 사이트라고 잘못 클릭하면 이상한 곳으로 빠질 수 있으니 조심하자.

_푸른아우성www.aoosung.com: 그 유명한 성교육 강사인 아우성 구성애 선생님이 '건강한 성, 자유로운 성, 행복한 성'을 모토로 만든 누리집이다. 각종 교육 프로그램과 상담 게시판이 있으며, 심지어 웹툰도 있다. 내용이 상대적으로 다양하여 좋다.

_아하!섹스www.ahsex.org: 대한불교조계종 불교상담개발원 부설기관인 자비의 전화에 소속되어 있으며, 청소년을 위한 성상담과 더불어 '부모가 함께 보는 성상담 사이트'라는 콘셉트로 만들어져 있다. 인터페이스가 찾아보기 힘든 느낌을 주는데, 사이트맵을 이용하면 쉽게 필

요한 내용을 찾을 수 있다.

__한국성교육센터 www.ksec.or.kr : 개인이 찾아볼 만한 성교육 콘텐츠가 부실하다. 성교육 강사 마케팅이 주된 내용일 정도로 별로 재미없는 곳이므로 패스!

그 외에도 여러 사이트들이 있기는 한데, 군인들에게 딱히 도움이 될 만한 것은 없어 보인다. 그러니, 급한 대로 이 책에 있는 내용이라도 숙지하도록 하자.

성병에 걸리지 않으려면

군의관들은 성병에 걸린 병사들도 흔히 접한다. 가장 흔히 보는 성병은 뭘까? 정확한 통계는 없지만 2011년 9월 신학용 의원이 국방부로부터 제출받은 2005년 이후 연도별 군인 성병 환자 현황을 보면, 아래 표와 같이 성병 사례는 점점 늘고 있다.

	2005	2006	2007	2008	2009	2010
매독, 에이즈, 임질, 요도염	692	870	959	1006	1464	1612
에이즈	18	26	18	20	21	22

2005년 이후 연도별 군인 성병 환자 현황 (출처:국방부 / 단위: 명)

상부에 보고되지 않는 성병 사례도 있다는 것을 고려하면(나도 군의관 때 비임질성 요도염이나 사면발이 등은 상부에 보고하지 않은 채 치료한 경험이 있다.), 사실은 이보다 더 많은 군인들이 성병으로 고생하고 있다고 추론해 볼 수 있다. 이러한 질환은 정신적 불안을 야기할 수 있으며 개인적 사기를 떨어뜨릴 수 있으므로 몇 가지 성병 예방법을 알아보도록 하자.

첫째, 성병은 비위생적인 환경에서의 성관계 및 건강하지 못한 성관계에서 나타날 수 있으므로, 되도록이면 성관계 전에 (목욕재계까지는 아니더라도) 잘 씻기를 바라며 깨끗한 이부자리나 침대를 사용하길 바란다. 또한 성관계를 맺는 파트너의 숫자가 늘어날수록 성병의 위험이 높아지며, 특히 성매매 업소 방문은 상당히 위험하다는 사실을 잊지 말자. 그러니 믿을 수 있는 상대방과 건강한 관계를 맺는 것이 최선이 되겠다. (믿을 수 있는 파트너가 한 명도 없다면…, 매우 유감이긴 한데 별로 해 줄 말이 없다. 미안하다.) 물론 성병을 가진 상대방과 단 한 번의 관계로 성병이 감염되는 것은 아니지만, 건강하고 아름답고 즐겁게 오래오래 성생활을 하려면, 되도록 위험은 줄이고 봐야 한다.

둘째, 콘돔을 사용하길 바란다. 간혹 구강성교로는 성병이 전염되지 않는다고 생각하여 콘돔 없이 구강성교를 하는 경우가 있는데, 결코 안전하지만은 않다. 특히 음모에 기생하는 사면발이의 경우 콘돔을 사용하더라도 전염될 수 있으니 조심해야 한다. 구강성교를 할 경우 눈썹에서도 사면발이가 발견되는 경우가 있으니, 역시 주의하자. (너무 많이 상상하지는 말자.) 그리고 무엇보다, 콘돔을 사용해야 원하지 않는 임신을 피할 수 있으니, 결혼 전 성관계에서는 반드시 콘돔이 필요하다고 하겠다.

셋째, 성병 증상을 공부하여 더 이상의 전염을 막아야 한다. 다음과 같은 증상이 나타나면 반드시 군의관을 찾아가서 상담하도록 한다. (다 외울 생각은 하지 말자. 어차피 기억 못한다. 한 가지만 기억하면 된다. '므흣한 상황' + '찜찜한 증상' = '군의관 상담')

__임질

고름 같은 요도 분비물이 나타나며, 소변 볼 때 타는 듯한 느낌^{작열감}이 나타나고, 가렵거나 발적$^{피부나\ 점막이\ 빨갛게\ 됨}$이 나타날 수 있고, 전립선을 침범할 경우 소변을 자주 보거나 참지 못할 수 있고, 정관을 따라 파급이 진행되면 급성 부고환염으로 발전하여 고환에 통증을 느낄 수 있다. (증상도 참 여러 가지다.) 여성에게는 질 분비물이 나타나고 배뇨곤란, 요통 또는 복통이 나타나는데 약 60~90%에서는 증상이 없을 수 있다. 감염될 경우 잠복기가 3~10일 정도이며, 잠복기에도 파트너에게 감염시킬 수 있다. 인두 감염이 가능하기 때문에 구강성교를 통해서도 감염이 될 수 있다.

__매독

감염 1기에는 균이 침범한 음경 부위에 한 개 혹은 여러 개의 통증이 없는 단단한 조직이나 궤양이 생겼다가 저절로 없어지게 된다. 감염 2기에는 1개월에서 6개월의 시간이 지나게 되면 전신, 손바닥, 발바닥에 발진이 생길 수 있으며 전염력이 매우 높아 성행위가 아닌 단순 접촉으로도 타인에게 전염될 수 있다. 제3기가 되면 심장, 뇌에 심각한 장애를 가져올 수 있고 사망할 수 있다. 제2기나 제3기까지 넘어가지 않도록, 감염을 의심할 만한 상황이 있었고 위와 비슷한 증상이 있는 경우, 반드시 군의관을 찾아가야 한다.

헤르페스

헤르페스 바이러스에 의하여 발생하는 질환으로 성기 주변 또는 항문 주변의 회음부에 물집이 나타나며 통증, 가려움증, 따가움, 성기의 짓무름이 나타날 수 있다. 이후 세균에 감염되면 고름 같은 진물이 나올 수 있고 사타구니의 임파선이 부어올라 통증이 심해질 수 있다. 치료가 안 되는 것은 아니지만, 재발을 자주 하며 경우에 따라 심각한 부작용이 생기기도 한다. 완치는 불가능하다.

콘딜로마 성사마귀, 곤지름

인간유두종바이러스 감염에 의하여 발생하며 성기 또는 항문 주위의 피부나 점막에 사마귀 같은 피부 병변이 나타난다. 치료는 수술적 제거가 기본이 되며 최근엔 레이저를 사용하여 치료하기도 한다.

__비임질성 요도염

가장 흔한 성병 중의 하나로 임질균이 아닌 다른 균에 의해 생긴 요도염을 말한다. 가장 흔한 균은 클라미디아균이며 성관계를 통해 감염이 될 수 있다. 성관계 후 수일에서 수주가 지나 요도 불편감과 가려움이 나타날 수 있고 작열감과 점액성 요도 분비물도 나타날 수 있다.

__사면발이증

사면발이는 주로 음모에 사는 기생 곤충으로 사람의 피를 빨아 먹어 가려움증을 유발한다. 성관계로 쉽게 감염된다. 하지만 성관계 없이 불결한 환경옷, 수건, 모포 등 때문에도 감염이 될 수 있다. (이런 경우는 상당히 억울하겠다. 하지만 바로 이런 이유 때문에, 사면발이증에 걸린 대부분의 사람들이 성관계로 인한 감염이 아니라고 주장할 수 있기도 하다. 참고하시라.) 가려워서 손으로 긁다 보면 피부가 손상될 수 있고, 그로 인한 2차 세균 감염이 발생할 수 있다. 내무실에 환자가 발생하면 침구, 옷 등은 격리하여 세척한다. 굳이 제모를 할 필요는 없고 약물을 발라 치료할 수 있다. 예전에는 군의관들이 체벌(?) 혹은 경각심 고취 차원에서 제모를 하기도 했으나, 심리적 충격(?)이 클 수 있으니 제모는 피하는 것이 좋겠다.

젊은 혈기를 감당하기란 어렵다. 매우 어려운 거, 다 안다. 하지만 그걸 조절하는 것도 남자의 임무이자 군인의 임무다. 군대 내에서 발기

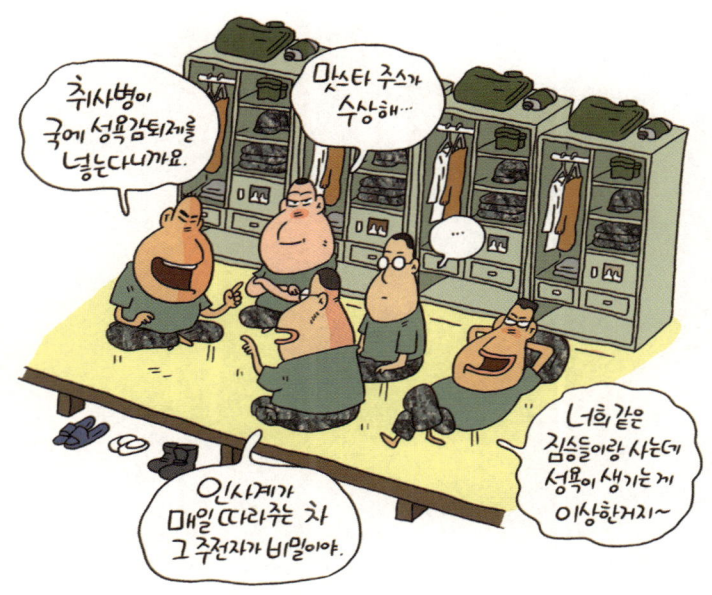

탱천함을 어찌 모르겠냐마는, 성 군기를 굳건히 지켜내 건강하게 군생활을 마칠 수 있도록 노력할지어다.

2
다 아는 것 같지만
잘 모르는 '그것'

웬만한 건 다 알고 있다고?

대부분의 군인은 선거권이 있어서 투표도 할 수 있고, 술집에 자유롭게 드나들 수 있고, 담배도 살 수 있고, '민증'만 지참하면 19금 영화관에 엽기적으로 고딩 교복을 입고 들어갈 수도 있는 자랑스럽고 떳떳한 성인이다. 그래서 여친과 숙박업소에 들어가도 아무런 문제가 없다. 또한 여기저기서 주워들은 것은 엄청 많아서, 웬만한 것들은 다 알고 있다고 생각한다. 그렇게 생각하는 사람들, 아래 질문에 답해 보시라.

올바른 콘돔 사용법을 알고 있나?

만약 '예스'라고 답하며, '그까이꺼, 베개 밑이나 지갑에서 살짝 꺼내서 포장을 이빨로 물어뜯은 후 고무링을 집어다가 거시기에 끼우면 되지.'라고 생각한다면, 당신은 아직 '초짜'다. 그리고 곧 이 책을 산 보람을 느낄 수 있을 것이다. '노'라고 생각하며 경건한 자세와 호기심 가득한 맑은 눈으로 이 책을 바라보고 있다면 당신은 앞으로 군생활뿐만 아니라 이성관계에서도 홈런 인생을 살게 될 것이다. 자, 그럼 콘돔에 대해 자세히 알아보자.

_콘돔 구매: 구매 장소와 유통기한

모르는 사람이 많지만, 우리나라는 세계적인 콘돔 생산국이다. 수출도 많이 한다. (세계 시장 점유율 1위 업체도 국내 기업이다.) 당신은 콘돔을 사 본 적이 있는가? (없다면…, 둘 중 하나다. 참으로 짠한 일이거나, 참으로 무책임한 일이거나. 전자라면 '힘 내라.'는 말을, 후자라면 '개념 좀 챙겨라.'는 말을 해 주고 싶다.)

요즘은 객실 내에 콘돔을 비치해 두는 숙박업소도 있지만, 이제 하나씩 지갑에 넣고 다니는 게 남자의 매너인 듯싶다. 여자 친구는 당신이 웃으며 살짝 꺼낸 콘돔에 마음 가득 신뢰를 보낼 것이며, 자신을 향한 따뜻한 배려심에 마음의 문을 활짝 열게 될 것이다. 그래서 더 뜨거운 밤을? 홍홍홍…. (옛날 생각이 나서 잠시 쓸데없는 상상을 해 버렸다. 미안하

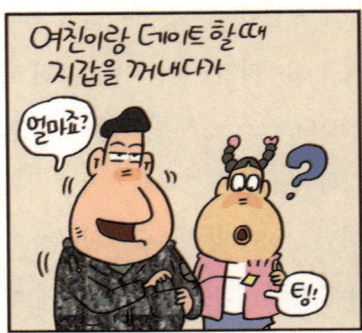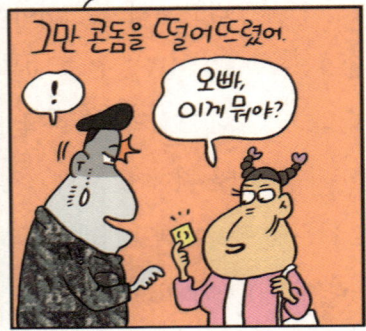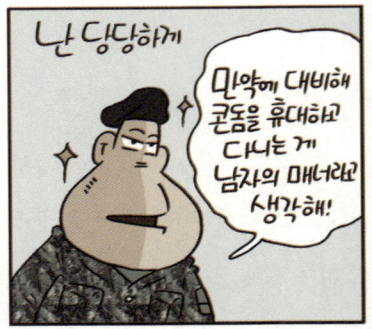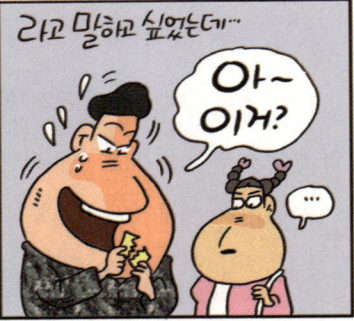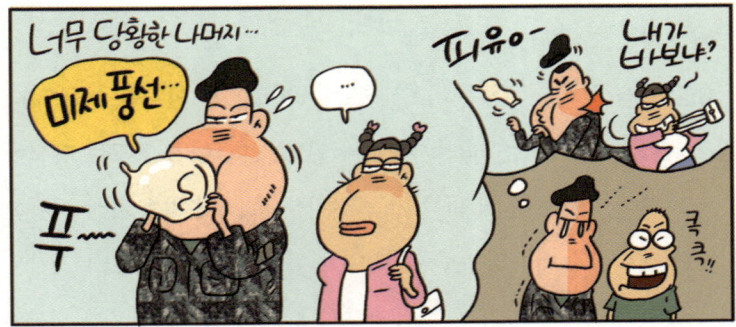

게 됐다. 계속 진행하겠다.) 아무튼 우리 모두 매너 좋은 젠틀맨이 되기 위해, 콘돔 사용의 첫 단계인 '구매'에 대해서부터 한번 살펴보자.

어떤 이들은 지하철역이나 공중화장실 안에 비치된 자동판매기에서 콘돔을 구입한다. 사람과 얼굴을 마주할 필요 없이 구할 수 있는 편리한 방법으로, 콘돔 구매에 약간의 부끄러움을 느끼는 자들이 사용하는 구매 방법이다. 그러나 '유통기한'을 확인할 수 없다는 단점이 있다. 어? 우유도 아닌 콘돔에 유통기한이 있다고? (거봐. 모르는 게 많지.) 콘돔은 라텍스로 만들고 윤활액이 발라져 있는데, 제조 후 오랜 시간이 지나면 이 윤활액이 없어져서 콘돔 고유의 기능을 유지하지 못할 수 있다. 즉 피임 및 성병 예방에 실패할 수도 있다는 뜻이다. 그러니 당연히 유통기한을 확인해야 한다.

24시간 편의점이나 약국에서 사는 분들도 있는데, 다양한 상품을 쇼핑할 수 있고 유통기한을 확인할 수 있으며 나름대로 믿을 수 있는 유통구조를 가지고 있으니, 권장할 만한 방법이다. 그러나 〈응답하라 1994〉에서 해태가 윤진 만나듯 거시기한 상황이 연출될 수 있으니, 집이나 학교 근처 편의점이나 약국은 피하는 센스는 탑재하는 것이 좋겠다. 편의점에서는 일반적으로 알바생들이 계산을 하는데, 당신과 비슷한 연령의 생물학적 완성도가 높은 여자 알바생을 만나더라도 쿨하게 구매할 것을 권한다. 사실 필자는 '콘돔 사는 남자 = 멋진 남자' 캠페인 한번 펼쳐 보고 싶다.

성인용품점에서 콘돔을 구매하는 방법도 있다. 거기엔 다양한 기능성 상품이 많이 준비되어 있다. 인터넷 성인용품점도 요즘 많이 늘었다. 콘돔의 두께가 무척 얇아 감각소실이 적다는 초박형 콘돔은, 여자랑 하는 건지 고무랑 하는 건지 모르겠다는 사람에게 한번 권해 본다. 그리고 여자를 기분 좋게 해 준다는 향기 나는 콘돔, 칠흑 같은 어둠에서 빛나는 야광 콘돔, 여성을 좀 더 만족시켜 준다는 돌기 콘돔, 감각을 무디게 해서 조루를 예방해 준다는 기능성 콘돔 등 다양한 콘돔들도 있다. 매번 이런 것을 추구한다면 변태 같아 보일 수 있으므로 때와 장소, 상대방의 기분을 잘 봐 가면서 선택한다.

그런데, 인터넷으로 상품을 알아보려 검색창에 '콘돔'을 검색하면 청소년 유해단어라면서 성인 인증을 요구한다. 이거, 옳지 않다고 본다. 콘돔이 청소년용 물건은 아닐지 모르지만, 청소년들에게 콘돔에 대해 부정적인 이미지를 심어 줄 필요는 없지 않나? 콘돔에게 건전한 이미지를 부여하라!

__콘돔 착용 시기

성의학을 연구하시는 분들에 의하면 성관계는 '욕망기—흥분기—오르가즘—관해'라는 네 단계를 거치게 된다. 콘돔은 그중에서 '흥분기'에 착용하는 거다. 간혹 삽입 후 피스톤 운동을 한참 하다가 오르가즘 직전에 콘돔을 착용하는 사람들이 있는데, 이는 올바른 사용법이 아니다. 그리고 구강성교를 하다가 질 삽입 전에 착용하는 사람들도 있으나, 앞에서 설명한 대로 성병 전염을 막기 위해서는 구강성교 전에도 착용하는 것이 좋겠다. (좀 분위기가 거시기한 건 사실이다. 정말 믿을 수 있는 사람이라면, 약간의 융통성은 가능하겠다.) 그리고, 중간에 분위기 깨기 싫다면서 음경이 충분히 발기되기 전에 미리 착용하는 사람도 있는데, 그러다가 도중에 빠질 수 있다. 콘돔은 충분한 전희 후 발기가 '만렙'됐을 때 착용하자. 착용 시기가 얼마나 중요하면 이렇게 제목까지 따로 붙여서 설명하겠는가. 다시 한번 강조한다. 콘돔은 어디든(?) 삽입 전에 착용!

__콘돔 착용 및 제거

어둠의 장소나 포르노에서 언냐들이 긴 손톱으로 콘돔의 포장지 한 쪽을 잡고 붉은 입술 사이의 하얀 이로 야성적으로 포장지를 확 물어뜯는 것만 보고 그것이 콘돔 꺼내는 정석이라고 생각하고 있다면 곤란하다. 그러다가는 날카로운 손톱이나 치아에 콘돔이 손상될 수 있다. 그럼 여자는 원치 않는 임신을 하고 그대는 탈영을 고민해야 할지도 모른다. 콘돔 포장지는, 그냥 양손으로 부드럽게 뜯으면 된다. 그리고 콘돔의 안팎을 잘 구별해야 한다. 모르고 뒤집어쓰는 사람은 오히려 별로 없지만, 일부러 그렇게 하는 사람들이 가끔 있다. 여자들이 제일 싫어하는 남자 부류 중 하나가 '돌기형 특수 콘돔 사서 뒤집어쓰는 놈'이라고 한다. 그러지 마라. 그리고 콘돔의 끝부분인 정액주머니(?)의 바람을 쥐어 짠 뒤 착용하자. 격정의 순간에 사정을 하게 되면 콘돔 안의 압력이 증가하여 콘돔이 찢어질 수 있다고 한다. 그래서 정액주머니를 만들어 여지를 남겨 두었으므로 착용 시 이를 잊지 말자.

끝으로, 사랑의 시간이 끝나면 콘돔을 바로 제거하도록 한다. 물론 사랑하는 이의 체온을 좀 더 느껴 보고자 하는 마음은 이해되나, 사정 후 발기가 가라앉으면 정액이 흘러나와 원치 않는 임신이 될 수 있으므로 발기가 유지된 상태에서 제거하도록 한다.

그리고 몇 가지

콘돔은 일회용이다. 씻어서 다시 사용하지 말자. (돈이 없어서 재활용하는 사람은 별로 없겠지만, 하룻밤에 여러 번 힘을 쓰다 보면 그럴 수 있다. 기운은 넘치고 밤은 길다. 가능하면 콘돔은 넉넉하게 준비하자.) 그리고, 러브젤 등을 사용하는 경우도 있는데, 오일 성분이 포함된 지용성 젤은 콘돔을 손상시킬 수 있으니 같이 사용하지 않는 게 좋다. (사실 이런 건 의사들도 잘 모른다. 사용 설명서에 의하면 그렇다.)

피임에 대해 여친에게 제대로 설명할 수 있나?

사랑하는 여친에게 '오빠 믿지?'류의 드립을 시전하면서 월경주기법을 어설프게 설명하거나 질외사정하면 괜찮다고 주장하는 등의 안일한 대처는 서로에게 치명적인 상처를 안길 수 있다. 사실 요즘 웬만한 여자 사람들은 인터넷 등을 통해 피임 관련 정보를 상당히 많이 파악하고 있다. 그런 여친에게 '택도 없는 개드립'을 날렸다가는 당신에게 실망한 여친이 고무신을 거꾸로 신어 버릴지도 모른다.

공부하려니 힘든가? 그렇다, 인생사 쉬운 게 없다. 다만, 진정으로 상대를 배려하고 사전 준비도 열심히 하는 당신의 노력은 여친의 마음을 감동시켜 몸을, 아니 마음을 활짝 열게 해 줄 수 있다. 이제 피임에 대한 지식은 성인의 교양으로서 반드시 갖추어야 하는 것이다. 준비 없이 성관계를 가진 후 다음 월경 때까지 여자들이 얼마나 불안해하는지 안다면 소중한 사람을 위하여 지식 쌓기를 게을리 하지 말자. 그리하여 내 여자와 나를 지켜 줄 수 있는 남자가 될 수 있도록 공부를 해 보자.

_체외사정법

성관계 도중 사정하기 전에 음경을 여성의 질에서 빼낸 뒤 체외에서 사정하는 방법으로, 이론적으로는 정자가 여성의 몸 안으로 들어갈 수 없는 방법이다. 그러나 오르가즘에 도달한 남성이 사정하기 전에 이미 정자가 일부 배출되어 임신이 될 수 있고, 자신이 예측(?)한 것보다 일찍 사정을 할 수도 있기 때문에 체외사정법은 피임에 실패할 확률이 매우 높은 방법이다. (경험이 적거나 군인처럼 평소에 아주 '억압된' 상태에 있던 사람은 특히 그렇다.) 또한 남성의 강한 자제력이 요구되고 성적 만족도를 상호 떨어뜨릴 수 있으므로 강력 비추천이다. 체외사정법은 갑자기 분위기가 급상승하여 피임에 대하여 아무런 준비가 없이 일을 치를 때나 사용하는 최후의 피임법으로, 결코 평상시에 사용해서는 안 되는 것이다. 적어도 젠틀맨이라면, 이런 식의 대처는 곤란하다. 건강하고 행복한 관계를 위해서는 준비도 철저하게 해야 멋지지 않은가? 강조하건대 체외사정만 믿다가는 너무 일찍 '아빠' 소리 듣게 될 수 있다. 그리고 요즘 여자들 이거 다 알고 있으므로 섣불리 체외사정 운운하다간 솔로부대로 전출될 수 있다.

__월경주기법

여성의 생리주기를 계산하여 임신이 되는 가임기와 되지 않는 불임기를 구별하여 불임기에 성관계를 함으로써 피임을 하는 방법인데, 역시 실패율이 높다. 지금이 조선시대도 아니고 역시 강력 비추천이다. 그러므로 추가적인 설명도 하지 않는다.

__페미돔

여성용 콘돔이라고 보면 되겠는데, 제대로 착용한 경우에는 콘돔보다 안전하고 성 만족도 면에서도 콘돔보다 좋다고 알려져 있지만, 착용이 어려워 잘못 사용될 가능성이 높다. 그냥 콘돔 쓰자. 또, 콘돔보다 비싸고 구하기도 힘들다. 물론 홀연 이것이 어떻게 생긴 물건인지 급궁금해질 경우 인터넷을 이용해 볼 수 있겠는데, 웬만하면 그냥 콘돔 쓰자.

__경구피임약

단기간의 생리주기 조절을 원하는 여자들이 유용하게 사용하는 방법이다. 피임 효과는 매우 확실하지만, 매일 약을 먹어야 하니까 귀찮고, 일부에서는 부작용도 생길 수 있다. 여자들이 스스로 판단하여 이 방법을 선택한다면 모를까, 남자들이 먼저 주장할 피임 방법은 아니라고 생각한다. 그리고 분량 압박이 있으므로 더 자세한 내용은《꽃보다 군인》2탄이 혹시 나오면 그때 집필할 계획이다.

_응급피임약 사후피임약

정자와 난자가 만나 수정란이 되면 자궁벽에 착상이 되어야 임신이 되는데, 이 착상을 방해하는 약물이 응급피임약이다. 일반 피임약에 비하여 호르몬 함량이 매우 높다. 그래서 여성의 생리주기에 문제가 생기고 자궁출혈, 배란 장애 등 여러 가지 부작용이 있다. 때문에 반드시 의사의 처방이 필요한 전문의약품으로 분류되어 있다. 이름에서 알 수 있듯이 (성폭행 등) '응급' 상황에서나 사용하는 것으로, 일단 저지르고 나중에 약 먹으면 된다는 식으로 생각해서는 절대 안 된다.

우리나라 군인의 성에 대해서는 아직 '킨제이 보고서'와 같이 제대로 된 연구는 없다. 비뇨기과 군의관들이 국방력 향상을 위하여 이 뜻을 발기하면 좋겠다. 국방부가 이 문제에 관심을 가지면 더욱 좋겠다!

3
휴가 중에 다치면 약도 없다

👢 그놈의 술 때문에

우선, 휴가 중에 그놈의 술 때문에 심각한 사고를 쳤던 사례를 하나 소개하고자 한다. 육군이병 A는 입대 전부터 술만 마시면 주위에 폭력을 행사하거나 낯선 사람들과 다투곤 했다. 심할 때는 파출소에서 유리를 깨부수는 일도 있었다. 한데, 알고 보니 A에게도 사연은 있었다. 어머니를 사고로 일찍 여의었고, 이후 그 누구에게도 마땅히 정을 붙일 수 없었던 것이다. 다행인지 불행인지, A가 여자 친구를 사귀게 되었다. 그런데 군 입대를 하고 첫 휴가를 나온 바로 그날에 문제가 터지고 말았다. 엄청나게 폭음을 하고 혈기를 주체하지 못하던 A는 여자 친구와 사소한 일로 다투다가 결국엔 그녀에게 폭력을 행사했던 것이다. 여자 친구는 심각한 상해를 입게 되었고, 그녀의 부모님은 A를 경찰에 신고해 버렸다. 그 사이, A는 만취 상태에서 한강 다리에 올라 뛰어내려 버렸다. 그나마 A가 뛰어내리기 전에 친구들에게 전화를 했던 덕분에, 뛰어내리자마자 바로 119에 의해 구조될 수 있었다. A는 간단한 응급진료를 받고 난 뒤, 곧바로 헌병에게 인계되었다.

수많은 청춘들은 끓어오르는 온갖 욕망을 억누르며 군생활을 견뎌 낸다. 그래서인지, 상당수 병사들이 휴가기간을 일탈로 허비해 버린다. 일탈의 정도가 경미하면 그나마 다행일 텐데, 각종 사건 사고로 이어지는 경우도 허다하다. 무엇보다도, 그놈의 술이 '웬수'다. 휴가기간 중에 만취 상태에서 싸우고, 훔치고, 운전하고 등등. 심지어 입에 담을 수도 없는 끔찍한 범죄를 저지르는 병사들도 간혹 있다. 과거 우리 사회는 비교적 술에 관대한 편이어서, 만취한 상태에서 문제를 일으켰을 때는 '사람이 아니라 술이 사고를 쳤다.'고 보는 온정주의적 태도가 만연했었다.

여전히 술에 관대한 편이긴 하지만, 우리 사회도 꾸준히 달라지고 있다. 술 마시고 정신이 없어서 사고를 쳤다는 말이 더 이상은 통하지 않는 것이다. 술을 마시고 사고를 쳤든 맨 정신에 사고를 쳤든, 사고에 대한 책임은 오로지 당사자가 져야 한다. 그리고 반드시 명심해야 할 점은 군인이 휴가를 나왔다고 민간인이 되지는 않는다는 점이다. 휴가를 나와도 군인은 군인이다. 군인 신분으로 법을 어기게 되면, 일반 재판이 아닌 군사재판을 받게 된다. 동일한 범법 행위일지라도 군사재판은 일반 재판에 비해 그 처벌이 훨씬 강력하다. 하물며, 한 연예병사는 휴가기간 동안 군복을 입고서 군모를 쓰지 않은 채 사진을 찍혔다는 이유로 징계를 받았다. 그럴진대, 음주, 마약, 폭행 등과 연관된 범죄에 대한 처벌은 어떻겠는가?

그놈의 욕망 때문에

또 하나 중요한 문제로 '성性'을 들 수 있다. 청춘에게 성은 가장 흔한 사건 사고의 원인이 되겠다. 물론 성욕 그 자체는 죄악이 아니다. 하지만 성욕을 표현하는 방법은 경우에 따라서 범죄가 될 수 있다. 성추행이나 성폭행은 더 말할 것도 없는 추악한 범죄행위이다. 그 외에 일종의 '뜨거운 감자'인 성매매가 있다. 조심스러운 얘기이긴 하지만, 일부 예비역들의 영웅담(?) 중 하나는 바로 휴가나 외박 중에 있었던 성매매였다. (모든 사람이 그렇다는 것은 절대 아니다.) 분명히 일러둘 것은 성매매가 우리나라에서는 범죄행위에 해당된다는 점이다. 당연히 군인 신분으로 성매매를 하면, 가중처벌을 받게 된다. '한 톨도 안 되는 살덩어리'*를 함

---

* 황동혁 감독의 영화 〈수상한 그녀〉에 나오는 오두리(심은경 분)의 대사에서 인용했다.

부로 놀리지 말고 잘 간수해서, 건강한 몸과 마음을 지키도록 하자.

우스갯소리로, 군대에서 '삽질'을 시키는 이유는 젊은 병사들의 힘을 미리 빼놔서 사고를 못 치게 하기 위해서라고 한다. 비슷한 유언비어(?)로, 간식으로 자주 배식되는 '맛스타'라는 음료수에 정력 억제제가 들어 있다는 말도 있다. (어디까지나 우스갯소리다. 오해하지 말자.) 20대의 왕성한 혈기를 다스리는 것이 그만큼이나 어렵다는 말이리라. '군대스리가'로 불리는 군대 축구를 권장하는 것도 비슷한 맥락이 아닐까 싶다. 아무래도 명상이나 참선과 같은 활동보다는 격렬한 신체적인 운동이 욕망을 다스리는 데는 더 도움이 될 것이니, 축구야말로 피 끓는 청춘에게 적합한 운동일 것이다.

욕망을 현명하게 다스리려면 어떻게 해야 할까? 굳이 고등학교 윤리 시간에 배웠던 에피쿠로스 철학이니 스토아 철학이니 하는 것을 들먹이지 않더라도, 무조건 욕망의 충족만을 추구한다고 해서 그것이 당사자를 기쁘게만 해 주지 않는다는 것은 누구나 잘 알고 있다. 예를 들어, 술을 불콰할 정도로만 마시면 기분도 알딸딸한 것이 유쾌하게 느껴지지만, 폭음을 해 버리면 그로 인한 고생은 이루 말할 수가 없다. 맹수를 길들일 때 먹이를 너무 많이 주지도 그렇다고 너무 적게 주지도 않아야 하는 것처럼, 피 끓는 청춘의 욕망은 맹목적으로 충족시켜서도 그렇다고 너무 가혹하게 억압해서도 안 된다. 고리타분한 얘기처럼 들릴 수도 있겠으나, 마음의 평온은 '욕망의 자유'가 아니라 '욕망으로부터의 자유'에서 유래하는 것이다. 지금 마음속에서 욕망이라는 맹수가 어찌할

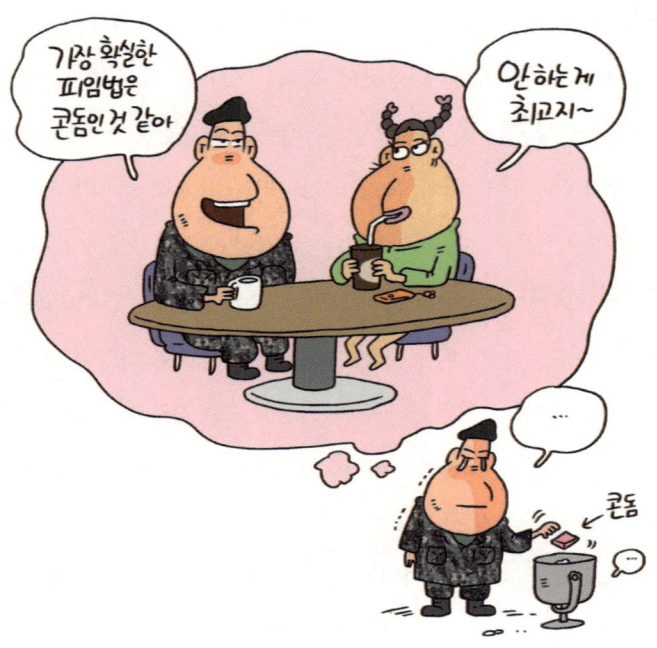

바를 모르고 날뛰고 있다면, 자신이 과연 그 맹수의 주인인지 노예인지를 생각해 볼 필요가 있겠다.

앗, 휴가 중에 이런 일이

마지막으로, 욕망 때문이든 그 이외의 이유 때문이든, 휴가 중에 다치거나 질병을 앓게 되었을 때 알아 두면 유용한 행정처리 원칙과 상황 대처를 위한 팁을 소개한다. 현역병사는 군대 내의 의료시설에서 진료를 받는 것이 원칙이긴 하지만, 휴가 중에 일반 병원에서 진료를 받는 것에는 별로 큰 어려움이 없다. 다만, 진료기간은 기본적으로 10일 이내로 제한된다. 물론 예외조항이 있어서, 질병이나 부상이 심각하여 10일 이상의 입원 기간이 필요하거나 군병원으로 전원을 할 수 없는 경우에는 소정의 심의를 거쳐 그 기간을 최대 30일까지 연장할 수 있다. (하지만 군병원에서 치료를 감당할 수 없을 정도로 질병이 심각하다는 것이 인정되는 경우에 한해서는, 일반병원에서 30일 이상 입원하는 일도 가능하다.)

아무튼, 휴가 중에 다쳤을 때는, 긴급한 진료를 마친 이후에는 곧바로 자대에 연락을 해서 행정적인 절차를 밟아야 한다. 그리고 치료를 받은 병원에서 진단서나 의무기록 사본을 발급받아서 부대에 제출해야 한다. 향후 심의에서 근거자료로 필요하기 때문이다. 하지만 휴가 중에 다치거나 질병을 앓으면 전투나 공무로 인한 부상이 아니므로, '비전공상'(전공상과 비전공상에 대해서는 제9장에서 자세히 설명한다.)에 해당된다. 무슨 말인고 하니, 군 의료시설에서 치료를 받는 것 말고는 어떠한 보호도 받을 수 없다는 것이다. '휴가 중에 다치면 약도 없다.'는 말은 다소 과장된 것이지만, 그래도 명심해 둘 필요가 있다. 부디, 자신의 마음속 맹수 한 마리를 잘 다스려서, 짧은 휴가를 알차고 안전하게 즐기기 바란다.

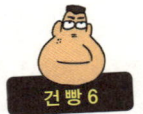

그들도 우리처럼

    필자는 정신과 전문의다. 그리고 유년기부터 교회에 출석하면서 개신교의 가르침을 받아 왔다. 그래서인지, 동성애에 대한 태도가 조금 애매한 편이다. 머리로는 동성애가 정신질환이 아니라고 생각하지만, 마음으로는 뭔지 모르게 불편함을 느낀다. 동성애를 제도적으로 차별하거나 억압해서는 안 된다고 생각하지만, 내 가족이나 친척 중에는 동성애자가 없었으면 하는 것이 필자의 솔직한 심정이라 하겠다. 아마도 필자뿐만 아니라 많은 이들도 동성애에 대한 생각이 혼란스러울 수밖에 없을 것이다.

    필자가 정신과 군의관으로 복무할 당시에, B는 육군 일병이었다. B는 자신이 동성애자이고 나름 열심히 군생활을 하려고 하였으나 힘들다고 하였다. 동성애 성향은 군 입대 전부터 있었고, 이에 대해서는 부모님도 아직 모른다고 하였다. 사건의 발단은 B가 친한 동료에게 자신이 동성애자라고 밝혔던 것이었다. 그 동료는 당혹스러울 수밖에 없었고, 고민 끝에 부대의 간부에게 이 사실을 보고했다. 그런데 문제가 걷잡을 수 없어진 것은 바로 이 시점에서부터였다. 난생 처음으로 동성애 병사를 대했던 그 간부는 너무 당황했던 나머지, 그만 실수를 해 버렸다. 동료 병사들에게 B가 동성애 성향 때문에 그동안 사고(?)를 친 것은 없는지 보고하라고 지시했던 것이다.

이로써 전 부대원들은 B가 동성애자라는 사실을 알게 되었다. 이내 B는 자신의 성적 지향성 때문에 동료들에게 성추행 수준의 놀림을 받게 되었다. 자신들과는 '다른' B를 동료들은 쉽사리 인정할 수가 없었던 것이다. 그렇게 B는 동성애 성향 때문에 철저하게 고립되어 갔다. 필자는 B를 진료할 때, 동성애의 '동'자도 꺼내지 않았고 B가 느꼈을 외로움과 분노에 대해서만 다루었다. "군대에서 저를 동성애자가 아니라 그냥 똑같은 사람으로 대해 준 사람은 군의관님이 처음이자 마지막입니다." B가 필자에게 해 준 말이었다.

시간이 많이 흘렀지만 필자는 아직도 동성애를 어떻게 바라보고 규정해야 할지를 잘 모르겠다. 다만, 한 가지는 말할 수 있을 듯하다. 혹여나 군에서 동성애 성향을 지닌 동료를 만나게 된다면, 그들을 단순히 호기심이나 혐오의 대상으로 바라보지는 말자고 말이다. 알게 모르게 군에서는 '모두 다 같아야 한다.'는 생각이 지배적이지만, 동성애 성향을 지닌 동료는 이러한 고정관념으로 인해 괴로움을 겪게 된다는 것을 기억해 두었으면 좋겠다. 무차별적인 평등이야말로 진정 가혹한 것이니까 말이다. 분명 '다른 것'과 '틀린 것'은 같지 않은 것이다.

전역을 몇 달 남기지 않은 시점에서 필자에게 책 한 권이 배달되었다. 먼저 전역을 했던 B가 보내온 것이었다. 그 책을 바라보며, 필자의 노력을 알아주는 B가 기특하기도 했지만, 마냥 기뻐할 수만은 없었다. 필자의 생각으로는 B가 앞으로 사회에서 겪게 될 괴로움이 군에서 겪었던 그것에 비할 바가 못 되기 때문이었다.

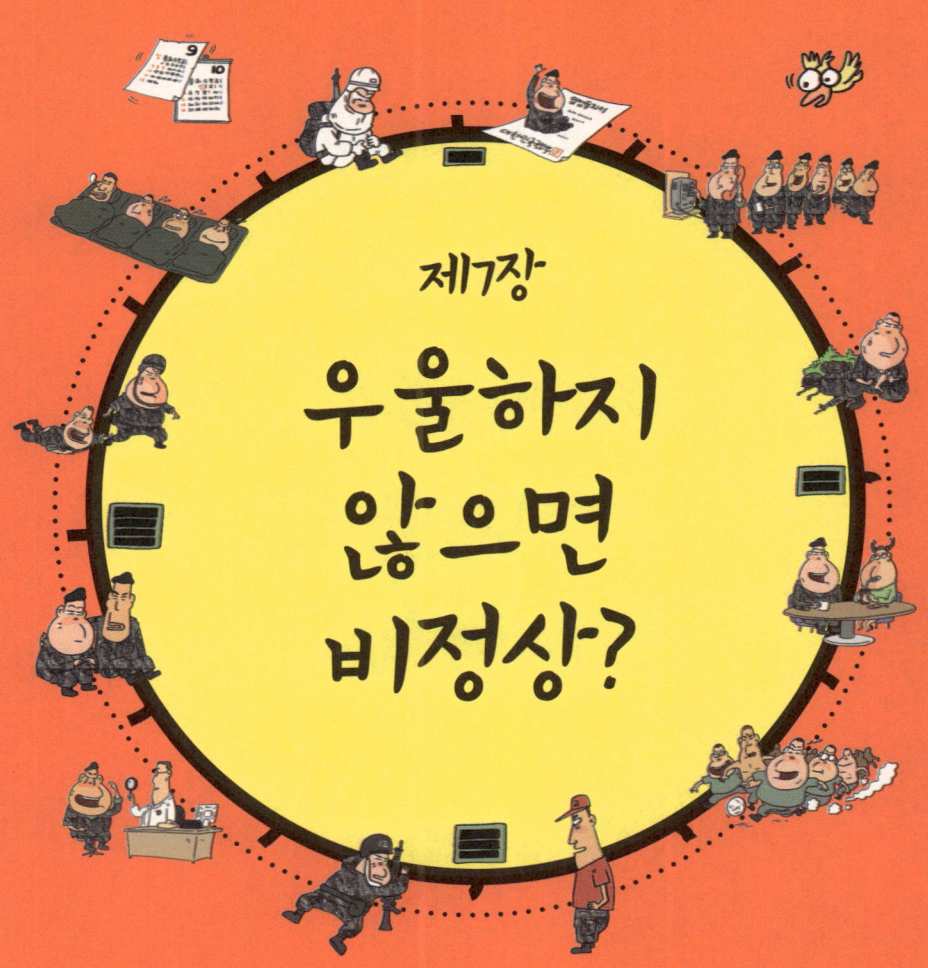

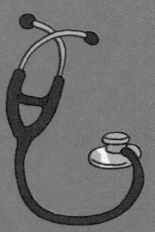

1 스트레스와 분노, 어떻게 조절할까?

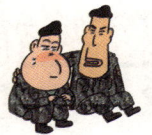

지연된 사춘기

많은 병사들이 20대 초반에 입대를 한다. 20대 초반이라는 나이가 정말 꽃 같은 시기이긴 한데, 한편으로는 마냥 어른이라고 말하기엔 무언가 부족하기만 하다. 혹자는 이 무렵을 '지연된 사춘기'라고 말한다. 무슨 말인고 하니, 요즘의 청소년들은 대입이라는 괴물 같은 생존경쟁에서 살아남기 위해 모든 힘과 에너지를 바쳐야 했기에, 그 시기에 통과의례처럼 거쳤어야 하는 질풍노도의 시기를 본의 아니게 우회하여, 뒤늦은 사춘기를 겪게 된다는 말이다. 결국 '반항심 총량

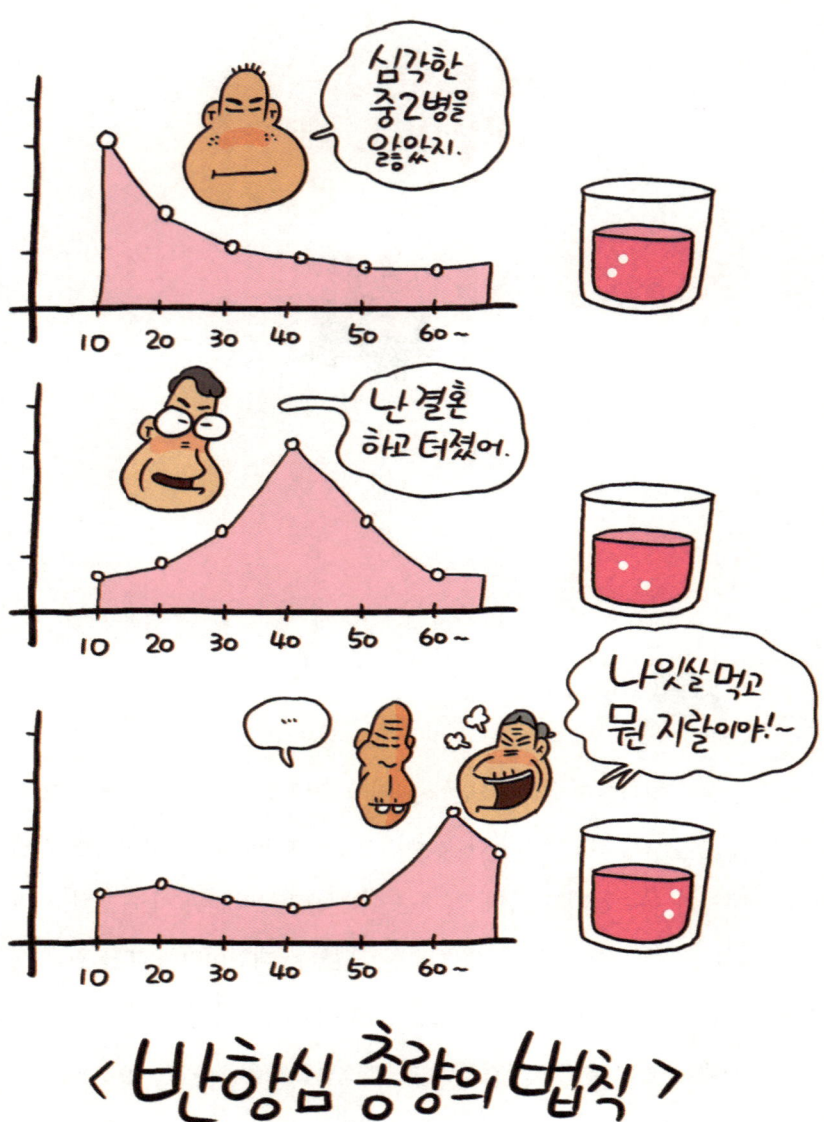

보존의 법칙'*에 따라서, 주민등록증을 받은 이후에야 기성세대에 대한 반항심을 (미숙한 방식이든 세련된 방식이든) 나름대로의 통로를 찾아서 분출하게 되는 것이다.

뒤늦은 사춘기도 사춘기라서, 기성세대에 대한 양가적인 태도는 똑같다. 부모님을 비롯한 기성세대가 돌봐 주려고 하면 간섭한다며 짜증을 내고, 나름 독립성을 인정해 주려고 하면 관심을 가져 주지 않는다며 섭섭해한다. 20대 초반은 서로 상반되는 감정인 반항심과 의존심이 양립하고 있기에, 아직은 감정적으로 세련되지 못한 시기라고 하겠다. 그러니까, 신체적으로는 건장하나 심리적으로는 미숙할 수밖에 없는 시기다. 바로 그런 시기에, 많은 병사들은 '까라면 까야 하는' 군에 입대하는 것이다.

군에서의 스트레스와 두려움은 입영 첫날에 최고조에 이른다. 입대 직전에 짧게 자른 머리카락은 아직 익숙하지가 않다. 왼손에 찬 손목시계를 빼고는, 군복, 군화, 속옷, 양말에 이르기까지 모든 의복은 군에서 지급한 것만을 착용해야 한다. 왠지 사제의 그것보다 질이 떨어지는 것 같은 찜찜한 기분을 떨쳐 낼 수가 없다. 빳빳한 군복의 착용감은 갑갑하기만 할 뿐이고, 딱딱한 군화 때문에 양 발바닥

* 한 사람의 반항심 총량은 일정하게 보존되므로, 청소년기에 반항을 하지 않으면 필연적으로 뒤늦게 반항을 하게 되는 현상을 설명하는 법칙이다. 이거, 학술적으로는 전혀 정립되지 않은 '구라'이니 오해 말기 바란다.

은 이미 땡땡 부어 버렸다. 난생 처음 먹는 풀기 없는 짬밥은 목구멍으로 잘 넘어가지도 않는데, 덜 먹고 남기기에는 눈치가 보인다. 잠시라도 한눈을 팔 여유는 주어지지 않는다. 얼마 전까지만 해도 걸음걸이 같은 것에는 아무런 신경도 쓰지 않았건만, 이제는 동료들의 걸음에 박자를 맞추어야 하고 직각보행이라는 것을 해야만 한다. 상급자를 만나면 반드시 경례를 해야 하니, 곁에 누가 지나가는지를 항상 신경 써야 한다. 말을 마칠 때는 '다'나 '까'를 써야만 하고, 혹여라도 '요'로 말을 끝냈다가는 날벼락이 떨어진다. 당장에 배식이나 화장실 청소처럼 사소한 업무도 고달플뿐더러, 앞으로 닥치게 될 각종 전투훈련, 야외과업, 그리고 병과특기 교육은 상상하기도 싫을 정도이다. 입대 전에 당연히 누려 왔던 텔레비전, 인터넷, 스마트폰 같은 것들은 이제 기대도 하지 않는다. 군용 모포를 깔고 난생 처음 보는 동료들과 잠자리를 청할 때면, 뭔지 모를 서러움이 밀려온다. 군에서의 첫날, 몇몇 병사들은 지친 몸과 서러운 마음에 이불을 뒤집어쓰거나 화장실에 숨어서 흐느끼며 운다. 부모님의 보살핌을 그리워하면서.

스트레스와 분노는 정상

군생활, 특히 입대 초기에 겪는 스트레스와 분노는 지극히 당연한 것일 수 있다. 우울하면 정상, 우울하지 않으면 비정상이라는 말이 틀린 말은 아닌 듯하다. 지금까지 살아온 방식과는 판이하게 다른 군의 기준에 전적으로 생활을 맞추어야 하니, 어찌 낯설지 않고 고통스럽지 않겠는가? 난생 처음으로 부모님과 떨어져 지내면서, 군이라는 철저하게 목표 지향적인 조직의 한 구성원이 되어야 함을 실감하게 될 때면 외롭고 불안해진다. 고독감과 불안감은 이내 대상이 그 누구일지라도 의존하고 싶은 마음으로 변하고, 이렇게 의존하고 싶은 욕구가 충족되지 않고 거절되었다고 느낄 때 분노한다. 지휘관이나 선임자가 부모님이 격려하고 돌보아 주었던 정도의 보살핌은 결코 제공해 줄 수 없다는 사실을 뻔히 알고 있음에도, 의존하고 싶고 기대하게 된다. (물론, 이 말은 선임자나 지휘관을 신뢰하지 말라고 하는 말은 결코 아니다. 선임자나 지휘관이 아무리 애를 써도 부모님의 보살핌만큼은 될 수 없다는 사실을 강조한 것이다.) 그렇기에, 바로 이 지점에서 병사들이 겪는 대부분의 스트레스와 분노가 출발한다고 하겠다. 병사들은 흔히 '꿀보직'이라는 말을 쓴다. 상대적으로 덜 고생하는 편한 보직을 지칭하는 말인데, '꿀보직'이라는 말 속에서 동료에 대한 시샘, 그리고 보다 본질적으로는 군생활의 스트레스와 분노를 느낄 수 있다. 자신만 군에서 뺑이치고 있다는 생각이 들 때, 군생활에서의 스트레스와 분노가 결코 자신에게만 국한된 것이 아님을 떠올릴 수 있으면 좋겠다.

군대는 집도 아니고 학교도 아니다

각설하고, 이러한 스트레스나 분노는 어떻게 다루어야 할까? 엉뚱한 소리처럼 들릴 수도 있겠으나, 군대는 집이 아니라는 사실을 명심하라고 말해 주고 싶다. 군은 양육기관도 교육기관도 아니다. 군의 목적은 국방의 임무를 수행하는 것이고, 그래서 병사는 부모님과 필연적으로 떨어져서 지낼 수밖에 없다.

부디, 창조적으로 절망하라. 부모님으로부터 독립적인 존재, 말 그대로 어른으로 성장하는 연습을 군대에서 해 보자. 군생활에서 느끼는 스트레스와 분노를 견딜 수가 없다면, 스스로에게 냉정할 만큼 솔직해져 보아야 한다. 아직도 사춘기 소년의 마음에 사로잡혀 있는 것은 아닌지, 물에 빠진 사람이 지푸라기를 잡는 심정으로 그렇게 누구에게라도 의지하고 싶어 하고 있는 것은 아닌지, 그래서 그에 따른 거절감을 견디지 못해 더 스트레스를 받고 더 화를 내고 있는 것은 아닌지, 그리고 어디로인지 출구를 찾지 못한 자신의 반항심이 애꿎은 군조직을 향해 있는 것은 아닌지 하고 말이다. 자신의 마음 안에 굶주린 아이가 이미 말라 버린 젖꼭지를 물고서 배고프다며 고래고래 소리를 지르며 울고 있는 것은 아닌지를 성찰해 보아야 한다.

이렇게 스스로를 냉철하게 바라볼 때, 역설적으로 군생활로 인한 스트레스와 분노로부터 오히려 자유로워진다. 군생활이란 것도 '힘들긴 하지만 지낼 만하다.'고 느낄 수 있게 되는 것이다. 군대 갔다 와서 사람이 되었다, 철이 들었다는 말은 다 이러한 과정을 함축적으로 표현한 것이다. '피할 수 없으면 즐겨라.'는 말이 괜히 있는 말이 아닌 것이다. 피할 수 없는 것을 겸손하게 인정하고, 그 안에서 자신이 할 수 있는 최선을 다 할 때, 힘겨운 일상에서도 즐거움을 느낄 수 있다는 말이리라. 하지만 자신을 속이면서까지 스스로에게 즐거워해야 한다고 강요하지는 말자. 몸에 군복을 맞추는 것이 아니라 군복에 몸을 맞추는 것처럼 어리석은 일이니까 말이다.

마지막으로, 스트레스와 분노에 대한 일반적인 대처 방안을 소개한다. 지금부터 소개하는 내용은 '상식' 수준에 해당한다. 이렇게 뻔한 내용을 왜 쓸까, 이런 걸 누가 몰라서 못 하냐라고 생각할 수도 있겠다. 하지만, 모든 것이 그러하듯, 기본이 가장 중요할 것이다. 그리고 말로 하기는 쉬운데 실천은 참 어렵다. 그런 의미에서 식생활 조절, 금주 및 금연, 운동을 권고하는 바이다. 고탄수화물이나 저단백 식이는 긴장을 줄여 주고 마음에 여유를 가져온다고 한다. 저탄수화물이나 고단백 식이는 그 반대인 것으로 알려져 있다. 흡연이나 음주는 분노와 스트레스를 악순환의 고리 속으로 밀어 넣는 주범이기에, 되도록 끊는 것이 좋겠다. 운동은 그 자체만으로도 우울증에 치료 효과가 있다. 기본에 충실해서, 군생활에서의 스트레스와 분노를 효과적으로 조절하도록 하자.

2 이럴 땐 정신과 군의관을 찾아가라

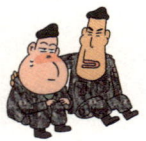

　　정신과*에 대한 일반의 시선은 여전히 곱지만은 않다. 아직도 정신과에서 진료를 받는다고 하면, 무언가 모르게 불안정하고 갑작스럽게 황당한 일을 저지를지 모르는 위험하고 이상한 사람을 떠올리는 경우가 적지 않다. 이러한 편견은 군이라고 해서 예외는 아니며, 오히려 더 심한 측면도 없지 않다. 일례로, 정신과에서 몇 차례 진료를 받았을 뿐인데, 일선 부대의 지휘관이 그 병사의 일거수일투족을 감시하라고 다른 병사들에게 명령한 적이 있었다. 사건 사고를 예방하기 위한 일선 지휘

＊ 사회적 편견을 완화시키는 것을 목적으로 '정신과'는 '정신건강의학과'로 공식 명칭이 바뀌었다(2010년). 하지만 이 글에서는 효율적인 표현을 위해 그냥 '정신과'라고 기술한다.

관 나름의 고육지책이었겠지만, 정신과 진료를 몇 번 받았다는 이유만으로 화장실도 혼자서 갈 수 없었던 그 병사의 심정은 어떠했겠는가? 정신과에 대한 색안경이 아쉬울 따름이다. 정신과에서 진료를 받는 것은 어찌 보면 별 것도 아니다. 속이 쓰리면 내과에 가고 무릎이 아프면 정형외과에 가는 것처럼, 마음이 아프면 정신과에 갈 뿐 그 이상도 그 이하도 아닌 것이다.

그렇다면, 정신과 진료는 어떠한 경우에 받아야 할까? 물론, 당연히 정신질환이 있을 때 정신과 진료를 받아야 한다. 그런데 '정신질환'이란 도대체 어떠한 상태를 말하는 걸까? 이 문제는 정말 중요한 질문이지만, 쉽고 간단하게 대답하기는 너무 어렵다. 그동안 이에 대해 너무나 다양한 논쟁이 이뤄져 왔고, 그런 만큼 상반되는 견해들이 지금도 양립하고 있기 때문이다.

미국정신의학회가 제정하여 국제적으로 통용되고 있는 '정신장애의 진단 및 통계 편람'이라는 기준에 따르면, 정신질환은 "몇 가지 정신증상이 있고, 그로 인해서 사회적이고 직업적인 기능이 현저하게 감소하는 상태"로 정의된다. 즉, 군생활을 하면서 스트레스를 받거나 분노를 느낀다고 해서 무조건 정신질환에 해당하지는 않는 것이다. 반대로, 군생활에 적응을 못하고 업무 능력이 현저히 떨어지지만 그것이 정신증상에 의한 것이 아니라면 이 역시도 정신질환에 해당하지 않는 것이다. 한 병사가 우울이나 불안, 불면과 같은 정신증상이 근래에 악화되었고 이로 인해서 이전에는 충분히 수행할 수 있었던 업무를 더 이상 감당해

내지 못한다면, 그때는 정신질환을 겪고 있으므로 정신과 진료가 필요하다고 볼 수 있다.

정확한 설명이긴 하지만 조금 추상적으로 들릴 것이다. 그래서 조금 다른 방식으로 설명해 보고자 한다. (이건 교과서에 없는 내용으로, 필자가 군의관 경험을 바탕으로 제안하는 것이다.) "군생활을 하는 중에 정서적인 어려움이 너무 심해져서 자신이 괴롭거나 동료나 상급자가 괴로운 상황이 된다면, 그때 정신과 진료를 받아 보도록 하자."고 말이다.

자신이 괴로울 때에 진료를 받으라고 하는 것은 쉽사리 이해가 되지만, 동료나 상급자가 괴로울 때도 진료를 받으라는 말은 의아할 수도 있다. 무슨 말인고 하니, 정신증상이라는 것이 개인의 생각이나 생활방식과 워낙 밀접하게 관련되어 나타나기에, 정작 당사자는 그 증상의 정도와 영향이 어느 정도인지를 판단하기가 어려울 수 있다. 경우에 따라서는 당사자보다 주변 사람의 평가가 더 정확할 수 있다는 말이다.

적응장애와 외상후스트레스장애

우선, 적응장애와 외상후스트레스장애post traumatic stress disorder, PTSD는 군복무와 연관된 특징적인 정신질환이라고 할 수 있다.

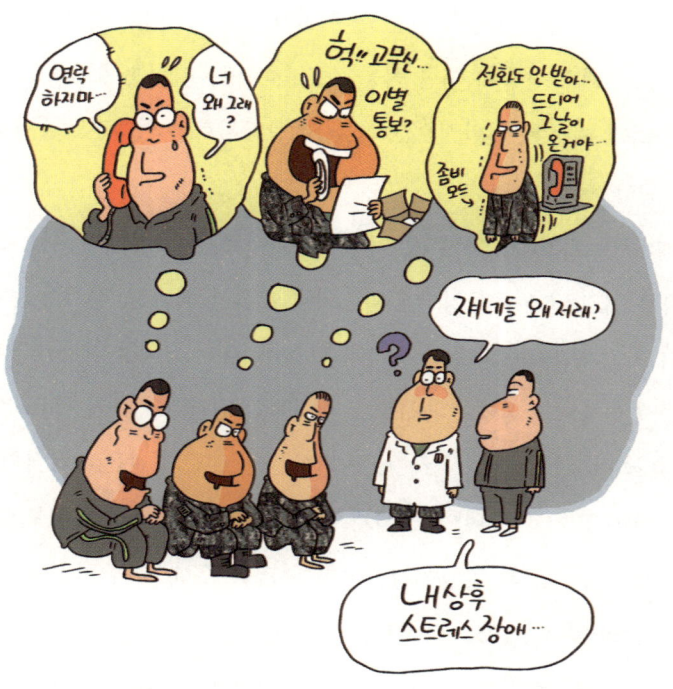

　먼저, 적응장애는 통상적인 스트레스 상황에서 일반적인 경우에 비해 좌절, 우울, 불안, 분노 등이 훨씬 심하게 발생하고 그로 인한 사회적·직업적 기능저하가 심각한 경우를 의미한다. 군병원 정신과에서 진료를 받는 병사들 중 상당수가 바로 적응장애로 진단된다. 알다시피 우리나라는 모병제가 아니라 징병제를 채택하고 있으므로, 신체는 건강하나 마음의 준비는 미처 하지 못한 병사들이 적응장애를 겪게 되는 경우가 빈번하다. 군에서 발생한 적응장애는 군 이외의 상황에서 발생한 경우에 비해 그 경과가 불량하고 만성화되는 경향이 있다고 한다. 따라서 주의 깊은 경과 관찰이 요구된다. 적응장애의 치료는 스트레스 상황에 대한 적응을 조속히 향상시키는 것을 그 목적으로 하기 때문에, 일반적으로 약물 및 상담치료는 외래진료를 통해 이뤄진다.

다음으로, PTSD는 심각한 신체손상이나 생명에 위협이 되는 트라우마를 겪고 난 뒤, 그 경험에 압도되어 재경험, 과각성, 정서적 둔마, 해리, 자기개념의 변화 등을 지속적으로 나타내는 상태를 의미한다. PTSD는 만성화되는 경향이 흔하므로, 적극적인 진단과 치료가 필요하다. 우리나라에서는 세월호 참사, 대구 지하철 사고 등과 같은 비극적인 재난을 통해 PTSD가 일반 대중에게 알려지게 되었다. 국군의 경우에는 제2연평해전^{2002년}과 강릉무장공비침투사건^{1996년}에 각각 참전했던 장병들 중의 일부가 PTSD 증상들을 나타내었다고 보고된 바 있다. 따라서 전투에 참여하였거나 트라우마를 겪었던 병사들에게는 반드시 전반적인 정신의학적인 평가와 정기적인 경과 관찰이 제공되어야 한다. 더불어 인지치료, 노출치료, 안구운동 민감소실 재처리 요법$^{eye\ movement\ desensitization\ and\ reprocessing,\ EMDR}$* 등과 같은, 트라우마에 대해 최적화된 정신치료도 군의료체계 내에 제도적으로 포함되어야 할 것이다. 하지만, 안타깝게도, 우리나라 군병원의 여건은 그동안 그렇지 못한 것이

---

* EMDR은 안구운동 등의 양측성 자극을 주면서 트라우마의 경험을 다시 떠올리고 그때의 생각과 감정이 되살아나도록 하는 방법이다. 뇌 속에 깊이 박혀 있는 트라우마를 꺼내어서 처음부터 다시 재구성하기 위한 치료이다.

사실이었다. 미국의 경우에는 아프가니스탄 전쟁이나 이라크 전쟁에 참전했던 군인들이 PTSD가 발병했을 때 이를 관리해 주는 군 의료체계가 건실하게 정립되어 있고, 그에 따른 사회적인 논의가 끊임없이 이뤄지고 있다. 안타깝지만, 분명 국내의 여건과는 차이가 크다고 하겠다. 하지만 반가운 소식은 최근 국군수도병원 내에 정신건강증진센터가 개소되었고 국군에서 발생하는 PTSD에 대한 진료 및 관리를 체계화하는 업무를 담당하게 되었다는 것이다. 분명 진일보한 발전이고 정말로 다행한 일이라고 할 수 있다. 이러한 체계가 국군수도병원에만 국한되지 않고 앞으로 전국 군병원에 확대될 수 있기를 기대해 본다.

정신과, 먼 곳에 있지 않아

더불어, 당장에 정신증상이 심각하지 않고 사회적인 기능이 현저하게 저하되지는 않았지만, 병역의무 중이기에 정신과적 평가나 진료를 받으면 더 좋은 경우가 있다. 앞으로 소개하는 몇 가지 상황은, 지금 당장은 현저한 문제가 없기 때문에 정신과 진료가 필수적으로 요구되는 것은 아니다. 다만, 군생활에서 정서적 불편을 겪을 가능성이 높을 것으로 예상되므로 예방적인 차원이나 조기선별의 목적으로 한번쯤은 정신과 진료를 권하는 것이다.

예를 들어, 초중학교 때에 주의력결핍과잉행동장애 attention deficit

hyperactivity disorder, ADHD나 틱장애 등의 질환으로 정신과 진료를 받았거나, 가정폭력이나 학교에서의 왕따를 경험하였다면, 한번쯤은 군병원에서 정신과 진료를 받아 보라고 권하고 싶다. 군 특유의 위계질서나 힘든 업무가 이전의 정신질환이나 정서적 갈등을 악화시키는 요인으로 작용할 수 있기 때문이다.

  또한 특히 강조하고 싶은 것은, '정신과 군의관을 신뢰하라.'는 것이다. 진부한 얘기처럼 들릴 수도 있겠으나, 이는 정말로 중요한 것이다. 군병원과 군의관에 대한 믿음을 실추시켰던 몇몇 사건들 때문인지, 간혹 본인이나 부모님은 군병원이 아닌 민간병원에서 정신과 진료를 받고 싶어 하는 경우가 있다. 젊은 군의관보다 나이도 많고 경험도 많은 선생님께 진료받고 싶은 심정은 충분히 이해할 수 있다. 실제로도 당사자가 원한다면 어렵지 않게 민간병원에서 진료를 받을 수 있다. 그럼에도 불구하고 당부하고 싶은 말은, 정신과 군의관을 신뢰하는 것이 돈 안 쓰고 고생도 덜 하는 지름길이라는 것이다. 군생활 중 발생하는 정신질환은 일반적인 정신질환과는 그 양상에서 차이를 나타내는 경우가 빈번한데, 그러한 양상을 가장 잘 파악하고 있는 사람은 민간병원 정신과 전문의가 아니라 현역으로 복무하고 있는 정신과 군의관이다. 모든 군의관들이 다 병사들의 편이지만, 정신과 군의관은 특히 더 그렇다. 누구에게도 말 못할 고민이 있을 때, 혼자서만 괴로워하지 말고 정신과 군의관에게 도움을 청해 보도록 하자. 부디, 정신과 군의관을 신뢰하라!

3
마음이 아픈 전우와 '관심병사'

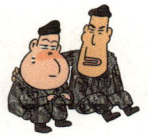

그런데, 내가 아니라 전우가 마음이 아플 때는 어떻게 대처해야 할까? 이 질문은 사실 다음 여러 가지 질문을 포함하는 것이다. 먼저, 전우가 어떠한 모습을 보일 때 정신의학적으로 문제가 있는 것은 아닌지를 생각해 보아야 할까? 다음으로, 실제로 마음이 아픈 전우를 어떻게 대해야 할까? 마지막으로, 선임자나 간부에게 보고하는 것은 어떻게 해야 할까?

이들 질문 모두에 대한 원론적인 답변은, 성경에 '사랑이 없으면 아무것도 소용이 없다.'는 말이 있듯이, 결국은 '마음이 아픈 전우에 대한 관심과 애정'이다. 마음이 아픈 전우에게 정신과 진료를 받아 보라고 권하거나 전우의 어려움에 대해 선임자나 간부에게 보고하는 것을 행정적이거나 사무적인 형태로만 진행하게 된다면, 그 과정에서 전우는 더 큰 마음의 상처를 받을 수 있다. 말 그대로 '마음이 아픈' 전우이기에, 애정 어린 관심이 없다면 아무런 소용이 없다는 사실을 명심하자. 사람이라면 누구나 상대방의 마음을 공감할 수 있는 능력을 지니고 있기에, 얼마든지 전우의 마음이 괴롭다는 것을 느낄 수 있다. 물론 공감할 수 있는 능력의 정도는 개인적인 경험이나 체험에 따라서 달라진다. 하지만 전우의 마음을 대략적으로는 파악할 수 있다. 왜냐하면, 군대는 단체생활을 하는 곳이기에, 전우가 마음이 아파서 업무 능력이 떨어지게 되면 당장에 다른 부대원들에게 그 영향이 미치기 때문이다.

 이야기의 진전을 위해 잠깐 복잡한 얘기를 하자면, 정신질환은 크게 '신경증'과 '정신증'으로 분류된다. 실제와 환상을 구분할 수 있는 능력을 의미하는 현실검증력이라는 것이 보존된다면 신경증에 해당하고, 그렇지 않다면 정신증에 해당한다. 물론, 신경증과 정신증을 엄밀하게 구분하기 위해서는 전문가적인 훈련이 필요하다. 그럼에도 불구하고 여기에서 이 어려운 얘기를 소개하는 이유는, 마음이 아픈 전우가 신경증에 해당하는지 정신증에 해당하는지에 따라서 그 대처가 달라져야 하기 때문이다.

 예를 들어, 전우가 군 특유의 위계질서에 적응을 못하거나 과도하게 긴장해서 밤에 잠도 못 자고 업무 능력이 현저하게 감소하는 등 소위 스트레스를 많이 받은 상태라고 여겨질 때는 신경증일 가능성이 높다. 우울증, 불안장애, 신체증상장애 등이 여기에 해당된다. 반면에, 전우가 혼자서 중얼거리거나 사리에 맞지 않는 엉뚱한 말을 하거나 괴성을 지르거나 폭력적인 행동을 하거나 옷을 벗는 등 그 누가 보아도 정말 '이상한' 행동을 하는 경우는 정신증에 해당한다. 조현병*, 조울병** 등이 정신증에 해당된다.

전우가 겪고 있는 심적 고통이 신경증 수준이라면, 그 고통을 알아주고 위로하고 격려하는 '태도'가 무엇보다도 중요하다고 하겠다. '말하지 않아도 알아요~, 그냥 바라보면 마음속에 있다는 것을~'이라는 초코파이 광고처럼, 굳이 말을 하지 않더라도 전우를 진심으로 염려하면 전우도 그 마음을 느낄 수 있다. 그것만으로도 마음이 아픈 전우에게는 큰 힘이 된다. 그리고 정신과 군의관에게 진료를 받아 보도록 권해 보자. 진심은 언제나 통하게 되어 있어서, 그 전우도 이내 수긍할 것이다. 그러고 난 이후에 선임자나 간부에게 보고하도록 하자. 여기에서 잊지 말아야 할 점은, 선임자나 간부에게 보고하는 것보다는 전우에게 정신과 진료를 받아 보도록 권하는 것을 먼저 해야 한다는 점이다. 정신과 진료를 받는 당사자가 그에 대한 동기가 없고 행정적인 절차의 일부로

---

* 최근 '정신분열병'이라는 병명이 '조현병'으로 바뀌었다. 개명의 주된 이유는 '정신분열'이라는 표현이 대중에게 부정적인 이미지를 떠올리게 하여 편견을 야기했기 때문이다. '조현(調絃)'은 '현악기의 줄을 조율한다.'는 뜻이다.

** 조울병은 조증 및 우울증 삽화가 교대로 반복되는 질환을 의미한다. 공식적인 명칭은 양극성장애이지만 그에 비해 조울병이 더 대중적으로 알려져 있어서, 본문에서는 조울병이라고 기술하였다.

인식하게 되면, 그때는 아무리 훌륭한 정신과 의사가 진료를 하더라도 아무 소용이 없다.

또 한 가지 중요한 것은, 마음이 아픈 전우에게 '큰 문제 아니니 걱정하지 말라.', 혹은 '군생활은 너만 힘든 것이 아니라 다 똑같이 힘드니, 조금만 참아 보자.' 등과 같이 단정적으로 설득하려하고 하지 않아야 한다는 점이다. 치료는 정신과 군의관에 맡겨 두자. 마음이 아픈 전우에게는 정신과 진료를 권유한 것만으로도 당신이 해 줄 수 있는 모든 것을 이미 다 해 준 것이다.

하지만, 전우가 앓고 있는 정신질환이 정신증 수준이라면, 그때는 이야기가 달라진다. 예를 들어 자신이 메시아이고 세계를 구원할 것이라고 한다면, 상식적인 수준에서 도대체 어떤 방법으로 위로를 하고 설득할 수 있겠는가? 이럴 때는 빨리 간부에게 보고해서 정신과 응급진료를 받도록 해야 한다. 물론, 정신증이 있는 전우를 주의해야 하기는 하나, 너무 겁내지는 말자. 그리고 군대는 신체적으로나 정신적으로 건강한 청년들이 가기 때문에, 정신증을 앓고 있는 전우를 접하게 될 가능성은 그렇게 높지 않다. 다만 알고는 있자.

마음이 아픈 전우와 군생활을 함께 할 때, 옆 사람이 어느 정도의 어려움을 겪게 되는 것은 사실이다. 그 전우의 업무 중 일부가 부과될 수도 있고, 그 전우에게 어떠한 형태로든 양보해야 할 가능성이 높아지기 때문이다. 이런 일이 반복되다 보면, 예수님 친구도 아니고 부처님 가운데 토막도 아니기에 신경질이나 짜증이 나지 않을 수 없

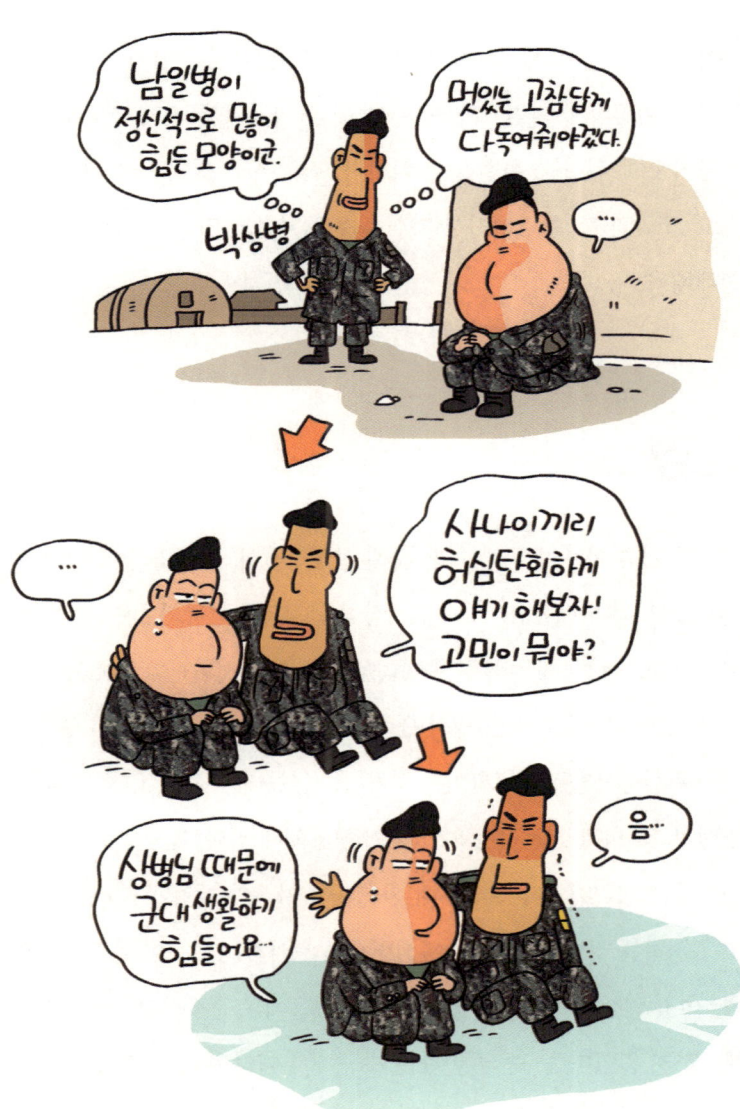

다. 하지만, 마음이 아픈 전우를 미워할 때 정작 괴로운 사람은 그 전우가 아니라 미워하는 자기 자신이라는 사실을 잊지 말자. 그리고 누군가를 미워하게 되면 그 마음이 돌고 돌아서 결국에는 스스로에게 되돌아오게 된다는 사실을 기억하자. 잠시의 감정에 일희일비하지 말고, 조금만 더 현명해져서 자신을 위해서라도 마음이 아픈 전우를 이해해 주자.

관심병사에게는 진정한 관심을

최근 가슴 아픈 일들이 여러 차례 발생하면서 '관심병사'에 관한 이야기들이 많다. 관심병사라 함은, '징병 신체검사는 통과했으나 심리사회적인 요인 때문에 군복무에 어려움을 겪기에 지휘관의 보호와 관심이 필요하다고 여겨지는 병사'를 일컫는다. 여기에서 한 가지 중요한 점은 관심병사와 정신질환이 일치하지는 않는다는 점이다. 정신질환은 정신건강의학과 전문의가 의학적 기준에 의해 진단하는 것인 반면, 관심병사는 어디까지나 일선부대 지휘관이 자신의 재량에 따라 분류하고 규정하는 것이다. 그러니 '관심병사를 정의하는 기준이 일관되지 않다.'거나 '인성검사에서 이상 소견이 나왔음에도 불구하고 관심병사로 분류하지 않았다.'는 등의 비판은 수긍하기 어려운 측면이 있다. 왜냐하면 관심병사라는 개념이 원래 모호한 것이고, 자기보고식 설문검사의 결과는 어디까지나 참고 자료일 뿐 결정적인 것이 아니기 때문이다.

관심병사는 흔히 A급, B급, C급의 3등급으로 나누어 분류되고, 그에 따라 '관심(?)'의 정도도 달라진다. 관심병사 제도에 대한 거부감이나 비판도 많지만, 이는 엄연히 군에 존재하는 제도이고 군 부적응 병사를 포용하고자 하는 긍정적인 목적도 없지는 않으니, 일단 그 등급에 대해 알아보도록 하자.

A급은 특별관리대상으로 자살 고위험군에 해당하는 병사를 의미한다. B급은 중점관리대상으로 한부모 가정, 경제적인 곤란, 성 관련 문제 병사, 인격장애 환자 등이 여기에 해당된다. C급은 기본관리대상으로 입대를 한 지 100일 미만인 경우와 동성애자 등이 해당된다.

이 제도의 취지는 군복무에 어려움을 겪는 병사들에게 도움을 주자는 것이지만, 일반인들이 관심병사 제도를 바라보는 시선은 그리 호의적이지 않다. 얼마 전, 한부모 가정이나 경제적인 빈곤에 처해 있는 병사를 관심병사로 분류한 것에 대해 그 부모님들이 강하게 항의한 적이 있었다. 어려운 처지에 있는 병사에게 그렇지 않은 병사에 비해 더 많은 관심을 가져 준다면 다행한 것일 텐데 말이다. 도대체 왜 이런 일이 생기는 것일까?

사례를 하나 들어 보자. 어느 부대에서 관심병사에게 스마일 마크(☺)를 왼쪽 가슴에 반드시 달고 다니도록 했다. 일선 지휘관의 우직한(?) 마음은, 스마일 마크를 단 병사를 더 잘 보살펴 주고 배려해 주라는 의도였을 것이다. 하지만, 결과는 지휘관의 의도와는 정반대로 나타났다. 관심병사가 달고 다닌 스마일 마크는 유태인이 달고 다닌 다윗의 별(✡)*이 되어 버렸다. 나이로는 성인이지만 마음은 아직 사춘기라 할 수 있는 어린 병사들에게 관심병사에게 관대해질 만한 여유를 기대하는 것은 다소 과한 것이었다. 그들은 가혹할 정도로 관심병사에게 질문을 퍼부었다. 왜 관심병사가 되었는지, 집이 가난하기 때문인지, 부모님이 어디 편찮으신 것인지, 그도 아님 뭣 때문인지, 쉴 새 없는 질문과 함께 의혹의 눈초리를 보낸 것이다. 안 그래도 소심했던 관심병사는 더 위축되고 말았다.

실제로 부대 내의 행정에서 관심병사는 보호의 대상이라기보다는 차별의 대상이 되는 경우가 적지 않다. 군이 보호시설이나 교육기관도 아닌데, 관심병사에게 너무 많은 에너지를 할애할 수는 없으며 주어진 상황 내에서 효율성을 추구할 수밖에 없다는 점은 이해될 수 있다. 일선 지휘관도 나름대로 열악한 여건 내에서 최선을 다한 것이라고 항변할 수 있을 것이다. 하지만, 현재 군에서 관심병사라는 제도가 원래의 선량한 의도를 실현하고 있는지는 분명 반성해 보아야 한다. 남들보다 더 많은 괴로움을 겪고 있는 병사들을 문제병사로 낙인찍어 오히려 더 큰 어려움 속으로 몰아가고 있는 것은 아닌지 하고 말이다.

관심병사는 정말 다양한 이유로 군복무에 어려움을 겪고 있는 병사

---

* '다윗의 별'은 정삼각형 2개를 겹쳐서 꼭짓점 6개의 별 모양으로 만든 유태인들의 상징을 말한다. 제2차 세계대전 당시에 히틀러는 유태인들에게 노란색의 '다윗의 별'을 강제로 부착시키고 탄압을 가했다. 스티븐 스필버그 감독의 〈쉰들러 리스트〉를 보면, 독일인 아이들이 '다윗의 별'을 보고는 마구잡이로 유태인들에게 돌을 집어 던지는 장면이 있다.

이다. 말 그대로 '진정한 관심'이 필요한 병사이다. 힘든 처지에 있는 사람을 보면 안쓰럽고 도와주고 싶은 마음이 드는 것이 원래 인간의 본성 아니던가. 병사와 지휘관 모두에게 부탁하고 싶다. 부디, 관심병사를 '우리와는 다른 종류의 열등한 병사'가 아니라 '우리 중에 힘겨워하는 병사'로 바라보아 주자. 어제의 정예병사가 오늘의 관심병사가 될 수도 있고 오늘의 관심병사가 내일의 정예병사가 될 수도 있다는 사실을 명심했으면 좋겠다. 관심병사가 고통을 견디지 못하고 업무 능력이 떨어질 때에는 질책을 하기보다는, 한번쯤은 그들의 입장에서 괴로움을 진심으로 이해해 주도록 하자.

최근 군대 내의 '왕따'와 가혹행위가 큰 사회적 논란을 일으키고 있다. 일개 전직 군의관 입장에서 거창한 이야기를 할 것은 없지만, 두 가지만 말하고 싶다. 첫째, 왕따나 가혹행위가 있을 때, 그 누구에게도 말할 대상이 없어서 괴로울 때, 정신과 군의관이 최후의 보루가 될 수 있다는 것이다. 군의관이 대단한 힘을 가진 것은 아니지만, 극단적인 상황에 처해 있는 병사들에게는 어떤 식으로든 도움을 줄 수 있을 것이다. 둘째, 우리 사회 구성원 모두가 '내가(우리 아들이) 왕따나 구타를 당하지 않을까.'를 걱정하기에 앞서 '내가(우리 아들이) 다른 병사를 왕따시키거나 구타하지 않을까.'를 먼저 걱정할 때에 이 문제가 해결된다는 평범한 진리를 잊지 말자는 것이다. 아무리 힘들어도 자랑스러운 대한민국 군인, '진짜 사나이'의 자존심은 지키고 살자.

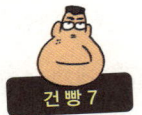

건빵 7
포상휴가의 기억

　국군의 정기휴가는 30일로 되어 있다. 하지만 휴일도 없이 계속 복무하니 30일은 너무 짧다. 그러니 TV 프로그램에 나온 군인들이 보여 주는 휴가증을 향한 처절한 몸부림은 직접 겪어 보지 않으면 모를 것이다. 군의관에겐 포상휴가가 드물다. 하지만 필자는 군의관으로서, 다른 병사들과 함께 포상휴가를 간 적이 있다.

　필자가 복무할 당시, 외국에서 탄저균 테러가 발생했다. 북한이 천연두를 가지고 있다는 추측도 나오는 상황이었다. 국군의무사령부에서는 생물학전이나 생화학테러가 발생하였을 때 대처하는 방안에 대한 지침을 만들고 훈련시연을 보이라는 명령을 국군수도병원에 하달했고, 그 일이 나에게 떨어졌다.

　난감했다. 그런 거, 의과대학에서 안 배운다. 군의학교에서 배운 것은 화학전이 전부였고, 생물학전이라면 영화에서밖에 본 적이 없었다. 하지만 이왕 하는 거 제대로 해 보자는 오기가 생겼다. 생물학전에 대한 지침을 요약한 동영상도 찍고, 의무사령관 앞에서 모의환자를 가지고 실시간으로 시연을 보여 주기로 계획했다.

그 더운 여름에 왜 사서 고생을 했을까? 한편으로는 '우리 군에 생물학전에 대한 대비책이 별로 없다.'는 사실에서 충격을 받았기 때문이기도 했다. 하여간 동영상을 만들고 행사를 준비하려는데, 당연히 그런 쪽의 전문가가 군병원에 있을 리 없었다. 하지만 뭐든 병원에서 구해야 했다. 그래서 병원장의 허락을 받아 치료 후 요양을 하고 있는 병사를 대상으로 지원자를 모집하기 시작했다. '잘만 하면 포상휴가를 갈 수 있다.'는 말로 병사들을 유혹했다. 군대에서는 대회에서 수상을 하거나 뭔가 특별한 임무를 완수했을 때 포상휴가를 받을 수 있는 가능성이 커진다.

일단 사진을 잘 찍고 포토샵 작업을 할 수 있는 병사를 수소문했다. 국군수도병원은 천 명이 입원할 수 있는 병원이다. 그러니 어렵지 않게 능력자 두 명을 찾을 수 있었다. 지루한 병원생활에서 자기의 전공을 살릴 뿐 아니라 포상휴가 가능성도 있었으니 누가 싫다 하겠는가? 군 컴퓨터가 느려서 작업이 어렵긴 했지만, 그래서 결국 내 개인 노트북을 빌려줘야 했지만, 다들 합심하여 만족스런 작품을 만들었다.

두 번째 필요한 사람은 모의환자였다. 병원이니까 언제나 환자는 넘쳐난다. 적당히 아픈 환자들은 당연히 쉽게 구할 수 있었다. 그런데 가장 중요한 역할을 할 '사망환자'가 문제였다. 의무사령관 앞에서 시연을 해야 하니 가슴 마사지와 전기충격까지 당해야 하고, 기도로 관을 넣는 기관삽관도 당해야 하고, 심지어는 시체 포장(?)을 당한 채 앰뷸런스에 실려서 이동까지 해야 하는 역할이었다. 물론 지원한 병사는 그게 구체적으로 어떤 상황인지 잘 몰랐을 거다. 알았다 한들 눈앞에 포상휴가가 아른거렸을 테니, 지원자가 나타났다!

　실제 시연을 하는 날, 환자 발생부터 시작하여 모든 과정이 순조롭게 진행되었다. 내가 담당하는 중환자 처치 장면이 되었다. 모의환자가 실려 오자, 연습한 대로 주사 놓고 사진을 찍었고, 심장이 멎어(멎었다고 치고) 마사지를 했다. 기도삽관을 실제로 하지는 않았지만(멀쩡한 사람에게 기도 삽관을 하다가는 진짜 큰일 난다.), 매우 '리얼하게' 입 속에 관도 집어넣었다. 약속에 따라 전기충격을 주자(실제로는 주는 척을 하자) 몸도 잘 튕겨 주었다. 시나리오대로 병사는 사망했고(사망한 척을 했고), 의무사령관이 지켜보는 가운데 사체용 비닐 백에 넣어 꽁꽁 묶은 다음 앰뷸런스에 실었다. 하지만 앰뷸런스는 멀리 가지 못하고 시연장 구석에서 대기했고, 불쌍한 시신(?)은 시연이 완전히 끝날 때까지 한여름에 앰뷸런스 안에서 '찜통'을 원 없이 경험하고 있었다. 생물학전에서 사용하는 사체용 비닐 백은 두껍고 튼튼해서 바람이 전혀 통하지 않는다. 시연이 끝나자마자 곧바로 풀어 주기는 했으나, 시체 역할을 한 병사는 이미 땀으로 온몸을 목욕한 뒤였다.

　사망환자를 담당한 병사의 리얼한 연기로 인해 생물학전 대비 훈련시연은 성공적으로 끝났다. 같이 고생한 몇몇 병사들은 포상휴가를 가게 되었고, 필자에게도 포상휴가가 주어졌다.

나는 제대 이후 몇몇 TV 드라마의 의학자문을 맡았다. 사실 군에서 동영상을 만들고 시연했던 경험이 계기가 되었던 것 같기도 하다. 최근에 자문한 드라마는 〈응급남녀〉였는데, 술 취한 역할을 한 배우 송지효 씨에게 기관삽관을 하는 장면을 촬영하면서, 옛날 생물학전 시연 때 환자 역할을 아주 훌륭히 수행했던 병사가 다시 생각이 났다. 돌이켜 보면 좀 '대충' 했더라면 덜 고생시켰을 텐데…, 하는 생각이 든다. 미안하다. 그래도 원칙을 지켜야 했다. 그래서 포상휴가도 받았었으니, 날 너무 원망하지 말기를….

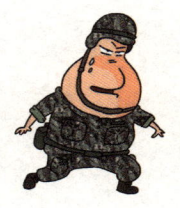

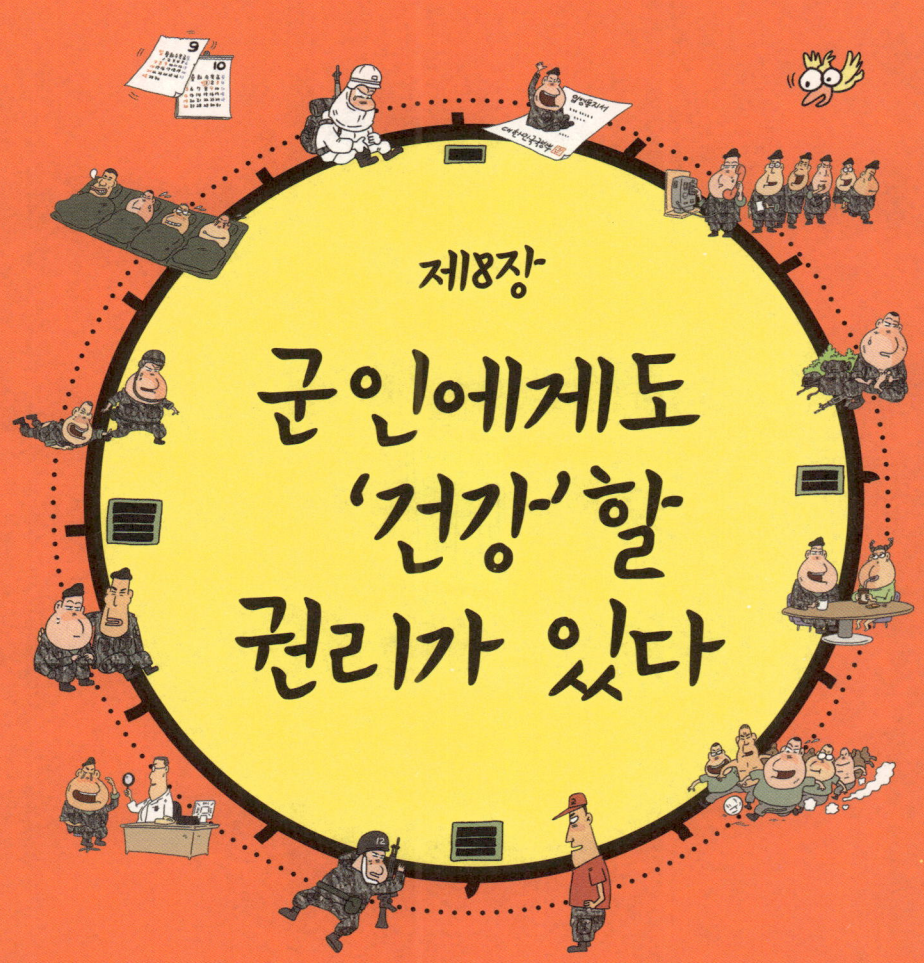

제8장

군인에게도 '건강'할 권리가 있다

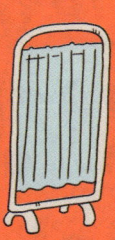

1
간부들이 꼭 알아야 할 병사들의 '의료권'

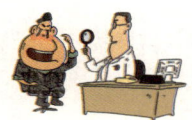

예방 가능한 죽음은 반드시 막아야

군인은 일반인보다 더 많은 위험 요인에 노출되어 있기 때문에 누구든지 사고나 질병에 걸려 죽을 수 있다. 전쟁 중이 아니더라도 일부 훈련의 경우에는 안전사고가 발생하면 귀중한 생명을 잃을 수 있다. 하지만 군의관으로 근무하면서 직접 체험한 사망 사례들을 자세히 살펴보면 예방 가능한 경우가 적지 않았다. 사실 사고 위험이 특히 높은 훈련을 할 때는 철저한 안전교육과 반복훈련을 하기 때문에 사고가 많지 않다. 심각한 사고는 오히려 엉뚱한 곳에서 발생한다.

훈련 중에 폐렴이나 열사병이 발생하는 경우, 간부에 따라 대응하는 방식이 천차만별이다. 어떤 간부는 요즘 사병들이 약골이라서 이 정도 훈련도 못 견디는 거라며, 자신의 훈련 방법이 잘못되지 않았다고 주장했다. 또 어떤 간부는 군의관이 미리 질병을 알아내서 조치를 취했더라면 살릴 수 있었을 거라면서 군의관에게 책임을 떠넘기기도 했다. 실제로 전직 군의관들끼리 이야기해 보면, 군생활 도중 이런 간부를 만난 경험이 적지 않다.

필자가 국군수도병원 호흡기내과 군의관으로 중환자실을 담당하고 있을 때 병사들이 폐렴으로 죽은 적이 있다. 당시 군대에서는 역학조사를 통해 '훈련소 군의관들이 폐렴을 미리 발견하지 못해서 사망한 것'이라는 결론을 내렸다. 청진기 하나만 들고 흉부 엑스레이도 찍을 수 없는 상황에서 하루에 100명이 넘는 감기환자를 보는데, 잠깐의 진료로 폐렴 환자를 찾아낸다는 건 불가능한 일이다. 그런데 그걸 군의관의 잘못으로 돌리다니!

결국 나는 '진짜 원인'을 알고 싶어 부대로 직접 역학조사를 나갔다. 실상은 이러했다. 그때는 한겨울이었는데, 입대하여 막 훈련을 시작한 훈련병에게 '추위는 정신력으로 이겨야 한다.'며 찬물로 씻기고 구보를 시킨 것이 문제였다. 겨울에 찬물로 샤워하는 사람이 요즘 어디 있나. 당연히 많은 병사들이 감기에 걸렸고, 일부는 폐렴이 생겼고, 비슷한 증상을 가진 환자가 너무 많아 진료는 제대로 이뤄질 수 없었던 것이다.

이후 하루 이상 발열이 지속되면 의무대에서 흉부 엑스레이를 찍고 훈련을 조정하는 것만으로 폐렴의 발생은 조절이 되었다. 대부분의 병사는 해병대도 아니고 특전사도 아니다. 하지만 군대에는 아직도 과거의 향수(?)에 젖어 있는 간부들이 있는 것 같다. 이런 사고를 막기 위해 많은 지침이 있지만 지켜지지 않는 경우가 종종 있다.

이제는 군대에서 예방 가능한 안전사고나 질병으로 인해 병사가 죽는 경우는 없어져야 한다. 간부들은 각종 사고를 방지하기 위해 병사들이 안전수칙을 지키게 해야 하고, 이를 반복적으로 교육해야 한다. 전투와 관련된 훈련 이외에도 질병이 의심되거나 전염성 질환이 유행할 경우에는 부대원들의 병을 찾아내고 예방조치를 할 수 있는 지침이 많이 있다. 군의관에게만 맡길 것이 아니라 이런 지침들은 일반 간부들도 숙지하고 있어야 한다. 우리나라 군대의 병사들은 대부분 국가에 봉사하기 위해 복무하고 있는 것이다. 따라서 간부들은 병사들이 건강하게 군생활을 마치고 사회에 복귀시킬 의무를 충실히 이행해야 한다.

군인은 소모품이 아니다

최근에 좋아지고 있다고는 하지만, 우리나라는 여전히 병사들에 대한 투자가 부족하다. 군인 한 명보다는 군 장비를 더 소중히 여기는 풍토가 아직 남아 있다. 요즘 들어 군복이 바뀌고 개인 지급 물품이 좋아

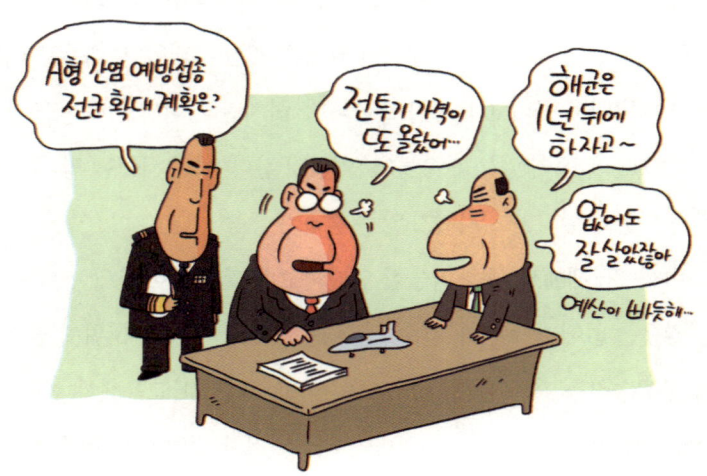

지고 월급이 올라가고 있다고는 하지만, 정작 가장 중요한 병사의 건강을 지키기 위한 예산은 턱없이 부족하다. 반면 전쟁 무기는 점차 현대화되고 천문학적인 비용이 들어가고 있다. 병사는 쉽게 대체가 가능하지만 장비는 한번 고장 나면 구입하기 어렵다는 인식 때문이다. 복무 기간이 점차 짧아지면서 병사보다 장비가 더 중요해지는 경향은 심화되는 것 같다. 물론 전쟁 중 전투에서 승리하기 위해서는 개인의 목숨을 바쳐야 할 때도 있다. 하지만 현대전의 양상은 많이 변했다. 소수의 인력을 활용하고 첨단 전쟁 무기를 동원해서 개인의 희생을 최소화한 상태로 승리하는 방향으로 바뀌고 있다. 그러니 평시에도 병사들이 소모품처럼 취급되어서는 안 되고 소중한 인격체로 대접받아야 한다. 만약 병사들의 희생을 당연시하고 건강할 권리를 보장해 주지 않는 간부가 혹여 있다면, 크나큰 직무유기를 범하고 있는 것이다.

병사들이 아프고 힘들 때 보듬어 주자

 군대에서 안전사고를 막기 위해서는 '군기'가 반드시 필요하다. 분위기가 흐트러지거나 명령체계가 제대로 지켜지지 않으면 크나큰 사고가 발생할 수 있기 때문이다. 따라서 일부 강압적인 분위기가 형성되어, 아프고 힘들 때 상관에게 말하기 어려울 수 있다. 학교와는 달리 상관이 부드러운 모습을 보여 주기 어려운 것은 당연하다. 아무리 말로는 '힘들 때 상의하라.'고 하지만, 군대의 특성상 병사가 자신의 힘든 점을 자유롭게 말하기는 어렵다. 가끔 질병이 악화되어 안 좋은 상황에서 뒤늦게 발견되는 병사가 있을 때, 간부가 '자신은 마음이 열려 있고 들을 준비가 되어 있었지만 병사가 미리 말하지 않았다.'면서 병사를 탓하는 경우도 있다. 문책을 두려워하기 때문이다. 하지만 병사들은 군대에 익숙하지 않고 의학적 지식도 없기 때문에 자신의 상태에 대해 잘 모를 때가 많다. 사회의 병원에서도 "입원할 때는 걸어서 들어왔는데 죽어서 나가게 됐다."며 의사들을 비난하는 보호자가 종종 있는 것처럼, 일부 질병은 어느 정도 진행이 되고 나면 갑자기 진행이 빨라지며 급격하게 나빠지기도 한다. 병사 스스로도 잘 모르고 있다가 극한의 상황까지 가서야 주변 동료에 의해 발견되는 경우도 종종 있는 것이다. 때문에 병사들이 힘들 때 부담 없이 말할 수 있는 환경을 마련해 주어야 한다. 물론 말처럼 쉽지는 않다. 간부들이 직접 그렇게 하기 어렵다면 군의관이나 군종장교를 활용하여 병사들의 의견에 귀를 기울일 필요가 있다.

집단의 건강상태를 체크해야

군대에서는 개인에게 생기는 질환도 있지만 집단적으로 걸리는 질환도 많다. 전염성 질환의 경우에 초기 대응을 제대로 못할 경우 자칫하면 대형사고가 날 수 있다. 물론 이런 일은 극히 드물어서, 평생 한 번도 이런 상황을 겪지 않을 수 있다. 하지만 언제든 자기가 담당하고 있는 부대에서 전염병이 처음 시작될 수 있다. 전염력이 강하고 치사율이 강해 사망환자가 많아져도 초기 대응을 잘했다면 책임은 다한 것이 된다. 하지만 군복무 중에 다양한 전염성 질환에 대해 역학조사를 해 보면, 초기에 대응이 잘못 이루어진 경우가 많다. 군의관들도 대부분 감염성 질환에 대한 경험이 적기 때문이다.

평소와 다르게 이상 증상을 호소하는 환자가 많을 경우, 군의관이나 지휘관은 반드시 전염성 질환을 의심해 봐야 한다. 그리고 사회나 다른 부대의 전염성 질환의 발병 보고를 잘 지켜볼 필요가 있다. 전염병 발병이 의심되는 시기가 되거나 주변에 새로운 전염병이 발병하면 각종 예방조치들을 병사들이 꼭 지키도록 관리 감독해야 한다. 기본적인 지침을 지킨 상태에서 사고가 나거나 질병이 발생한다면 어쩔 수 없지만, 기본적인 원칙을 지키지 않아서 사태가 커지는 것은 막아야 한다. 의무병과에서는 각 부대의 지휘관들이 사병들의 이상 징후를 조기에 찾아낼 수 있도록 정기적으로 교육할 필요가 있다.

현대전에서 군 의료의 역할

과거의 전쟁 양상은 병사들의 희생이 많을 수밖에 없었다. 하지만 무기가 현대화되고 개인의 인격을 중요시하게 되면서, 선진국일수록 전쟁의 양상은 변하고 있다. 병사 한 명 한 명의 건강상태를 최적화한 상태로 유지하고 전쟁에서 부상을 당할 경우 조기에 치료를 해서 생명을 살릴 뿐 아니라 후유증을 줄이는 쪽으로 변하고 있다. 우리나라의 군대도 병사들이 스스로 건강관리를 하도록 교육해야 한다. 어차피 사회에 복귀하면 각자의 분야에서 맡은 역할을 해야 하므로 군대에서 개인의 건강을 잘 관리하도록 하는 것은 국가 전체적으로도 이득이다. 전면전이 발생하지 않는 이상, 향후 전쟁은 테러와 비슷한 양상으로 나타날 수 있다. 예전에 민방위 훈련을 통해 대피 연습을 했듯이, 군대에서 대형 재난사고를 가상해서 훈련을 한다면 사회에 큰 기여를 하게 될 것이다.

필자는 군대에서 생물학전 관련 훈련을 준비했던 적이 있다. 생물학전의 경우에는 전쟁을 시작하기도 전에 대부분의 전투력을 상실할 수도 있어 철저히 대비해야 할 분야이다. 지침을 만들고 훈련을 하기도 했지만, 아직도 훈련이 보편적으로 이루어지지는 않고 있다. 생물학전이나 각종 감염성 질환에 대한 대처는 크게 보면 다르지 않다. 군대에서 많은 병사들이 전염성질환의 대처 방안에 대해 숙지하고 훈련을 받게 된다면, 추후 사회에서 혹시 있을지 모르는 치사율 높은 전염병 유행 시기에 큰 도움이 될 수 있다. 따라서 군 간부들은 과거 전쟁의 양상만을 고집하지 말고 향후 발생할 전쟁에 대비하는 차원에서라도 질병의 예방 및 조기 진단과 치료 방법을 알아야 할 필요가 있다.

2
게으른 군의관과 무책임한 간부는 각성해야

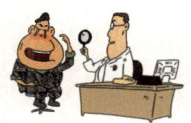

👢 군의관, 의사이자 군인인 사람들

군의관이란 존재에 대해서는 이미 제2장에서 설명하였지만, 이쯤에서 다시 한번 복습해 보자. 군의관은 군대 내에서 환자를 치료하는 임무를 담당하는 군대 의사로서, 의대를 졸업하고 국가가 인정하는 의사 면허를 가진 자이다. 인턴을 수료한 후 중위로 임관하거나 레지던트 과정을 모두 마치고 전문의 자격을 취득한 상태에서 대위로 임관할 수 있다. (전문의 면허가 없더라도 일정한 의사경력을 인정받으면 대위로 임관하기도 한다.) 일반적으로 직업군인이 아닌 한 군의관의 의무복무 기간은 36

개월이며, 임관 전 장교후보생 훈련과정 9주를 더하면 정확히 38개월 1주를 군에서 보내야 하는 존재들이다. 현역 육군 병사들의 1년 9개월, 해군 1년 11개월, 공군 2년에 비하면 군의관들은 상당히 긴 시간을 복무하게 된다. 그리고 제대 후에는 동원예비군에 편성된다. 성스러운 국방의 의무 운운하지만 사실 대부분의 군의관들 역시 병사들과 마찬가지로 오기 싫은 군대로 끌려온 건 사실이다.

물론 직업 군의관들도 있다. 의대 다닐 때 군대 장학금을 받아서 의무복무를 해야 하는 사람들이 있고, 각 군의 사관학교에서 우수한 성적을 보인 사람들을 선발하여 의대 위탁 교육을 시킨 후 군대로 다시 복귀시켜 군의관이 된 사람들도 있다. 이들은 주로 일반 군의관들을 지휘하는 과장 또는 병원장 급으로 병원 부대에 존재하며 환자를 직접적으로 돌보는 일은 많지 않아서, 동료의사들이 보기에는 의사라고 보기 어려운 '무늬만 의사' 군의관들이 되고 만다. 일반 병사들이 이 부류의 군의관들을 상대할 기회는 별로 없을 것이다. 결국 병사들이 쉽게 보게 되는 대부분의 군의관들은 억지로 군에 끌려온 의무복무자이므로 심정적으로 일반 병사들과 다를 바가 없다. 그래서 군의관들은 타 간부들에 비하여 일반 병사들에게 쉽게 공감할 수가 있다. 이런 일반 군의관들은 개인의 특징에 따라 다음과 같이 분류해 볼 수 있다.

__의사이면서 군인인 군의관

이런 군의관들은 의사로서의 능력도 뛰어나고 군생활도 FM으로 한다. 지각 한 번 하는 법이 없고 자세와 옷차림에는 각이 잘 잡혀 있으며 구두는 번쩍번쩍 빛난다. 윗사람의 지시 사항은 반드시 완수하겠다는 사명감에 불타며, 그런 만큼 부하 병사들에게도 충성을 요구한다. 한마디로 병사들이 보기에는 피곤한데, 의사로서 믿음이 가고 아픈 나를 잘 돌봐 주므로 딱히 뭐라고 뒷담화하기도 힘든 애매모호한 간부가 된다. 매우 드물다.

__의사이면서 군인 같지 않은 군의관

아파서 찾아가면 일반인 의사 같은 느낌이 든다. 군대 내의 다른 장교들과는 다르게 비교적 '범생이'처럼 생겼고 손은 부드럽고 피부는 뽀얀 것이 영 장교스럽지가 않다. 말투와 어휘도 민간인과 다르지 않고, 드물게 일반 병사들에게 존댓말을 쓰는 경우도 있다. 영어로 쓰인 두꺼운 의학책을 읽고 있는 모습이 자주 관찰되나, 한글로 쓰인 군 관련 서류는 단 한 장도 읽어 내질 못해서 의무병들이 다 챙겨 줘야 한다. 군대 용어만 쓰면 무슨 말인지 못 알아듣고, '8종 군수 물자'가 의료 물자란 것도 아마 모르는 것 같다. 그리고 상명하복의 군대 분위기에 맞서 용감하게 자기표현을 하고 다니는 것 같다. 계급이 깡패인 군대에서 자기보다 계급 높은 사람을 별로 두려워하지 않고, 경례 자세나 군복도 무언가 나사 하나 빠진 듯이 어설프다. 영내 다른 간부들과 어울리는 것을 그리 좋아하지는 않는 것 같고, 전투체육 때도 얌전한 편이다. 장교인 듯 장교 아닌, '군복만 입혀 놓은 의사' 같은 이들로, 군대 내에서 가장 흔한 군의관의 모습이다. 그러나 평상시와는 다르게 관심 가는 환자를 만나면 사람이 확 변하여 눈이 반짝반짝 빛난다.

__의사 같지 않고 육군 보병 같은 군의관

이런 군의관을 만나면 괴롭다. 적당히 꾀병 부리면 적당히 봐주면서 힘든 군생활 같이 뭉개던 이전 군의관이 그리워지게 된다. 몸이 아프다고 찾아가도 극기정신으로 극복하면 된다고만 하며 잘 봐주지도 않는다. 참고 또 참다가 극심한 통증으로 군의관을 어렵게 찾아갔는데 진찰조차 제대로 안 하면서 '어떻게 하지?' 하면서 나에게 물어본다. 살인의 충동을 내 평생 처음 느껴보게 만든다. 의사로서의 실력은 별로인지, 사단 의무대 외진에 따라가서 보면 옆 부대 군의관들도 은근히 '디스'하는 분위기다. 그런데 간부회의 때면 대대장이나 연대장에게 각종 보여 주기 멘트를 팡팡 터뜨린다. 전쟁 작전계획은 언제나 숙지하고 다니고 심지어 부대 내 작계 시험에서 그만 1등을 해 버린다. 이런 군의관이 부대 내에 있을 때에는 안 아픈 게 장땡이다. 드물다.

__의사 같지도 않고 군인 같지도 않은 군의관

의사로서의 실력도 별로 없고 환자 진료에 특별히 열의를 보이지도 않으면서 편하게 시간만 보내려는 군의관들도 있다. 장교라는 이유로 병사들에게는 거만한 태도를 보이지만 장교로서의 책임감도 별로 없는 것 같다. 장교로서 누릴 것은 다 누리면서 일반 장교가 아니라 '군의관'이라는 이유로, 전체 조직의 생리를 무시하고 자기 편한 대로만 하려는 막무가내인 모습을 자주 보인다. 사실 이런 사람은 어디에든 있는데, 원래 그런 성향의 사람이 어쩌다 운이 좋아 의사 면허를 따고 군대에 가게 되면 이런 군의관이 되는 것 같다. 이런 군의관 역시 '매우 드물다.'고 말하고 싶지만, '흔하지는 않다.'는 게 솔직한 표현 되겠다. 미안하다. 괜찮은 군의관 형님들이 대신 사과한다.

군의관의 존재 이유에 비추어 본다면 3번과 4번 군의관들은 필요가 없는 군의관들이지만, 군의관으로 복무한 선후배 의사들의 이야기와 필자의 개인적 경험으로 비추어 보건대, 군 지휘관들은 실력 있는 2번 군의관들보다 군기 바짝 든 3번 군의관들을 더 예뻐한다. 국방에 있어 군의관이 완벽한 의무지원을 하기 위해서는 의사로서의 실력이 매우 중요한데도 어떻게 실력이 없는 의사가 상관에게 인정받을 수 있는가? 이유는 첫째, 군조직 특유의 '보여 주기' 행정 문화이며 둘째, 군 의료 시스템의 낙후성 때문이라고 생각한다.

국군의무사령부 홈페이지에서, 군 의료 최고 책임자인 '투 스타' 의무사령관님의 인사말을 보자.

"국군의무사령부는 전국 14개 군병원과 의무학교, 의학연구소 등 20개 부대로 구성된 군 의료기관으로서 전문 의료인력과 첨단화된 장비와 시설을 구비하고, 장병 질병치료는 물론 질병 예방 연구, 군 전문 의

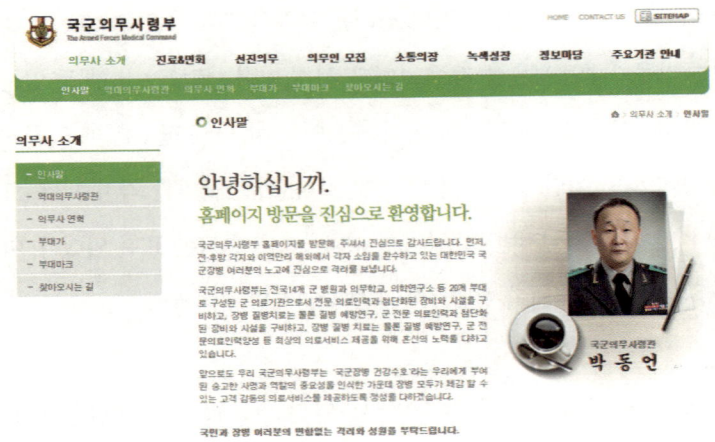

료인력과 첨단화된 장비와 시설을 구비하고, 장병 질병 치료는 물론 질병 예방 연구, 군 전문의료인력 양성 등 최상의 의료서비스 제공을 위해 혼신의 노력을 다하고 있습니다."

뭥미? 필자는 그저 Ctrl+C 하고 Ctrl+V 했을 뿐이다. 당신이 잘못 읽은 것이 아니다. 무슨 말인지 당최 알 수가 없다. 동어반복과 함께 말이 꼬여 있다. (이 책이 나온 다음 고쳐질지 모르니, 2014년 8월 15일 현재 홈페이지를 캡처한 화면을 첨부했다.) 이것이 우리 군 의료의 현주소다. 정말로 뭘 해야 하는지를 모른 채 보여 주기에 급급한 것 말이다.

군 의료 발전의 전제 조건

2012년 11월 7일 〈MBN〉은 "총알도 못 빼는 군병원 '황당'"이란 기사를 내보냈는데, 군의관 출신으로서 그 뉴스를 보다가 마음이 매우 아팠다. 전국 14곳의 군병원에 근무하는 군의관은 약 2,500명이 있는데 총상환자를 치료할 수 없어 민간병원으로 옮겼다니 기가 막히지 않은가? 실력 없는 군의관들, 나쁜 놈들, 하면서 군의관들만 질책하면 군 의료가 발전하는가?

흔히 총상 사고가 났을 때 군대는 군의관 대기 유무를 매우 중요시한다. 왜냐하면 지휘관이 응급 상황에 대비하여 군의관에게 대기하라고 지시하였다면 지휘관의 책임은 없어지게 되며, 설사 환자가 죽더라도 그 이유는 '군의관이 실력이 없기 때문', 즉 군의관의 책임이 되는 것이다. 일부(극히 일부라고 하고 싶지만) 군 고급장교들에게는 병사들의 죽음이 중요한 것이 아니라 그것이 자신들의 진급에 미칠 영향이 최고 관심사이다. 마치 세월호 참사를 겪은 가족들을 대하는 일부(거의 전부?) 정치인들처럼 말이다. 대대, 심지어 연대 의무실이라 하더라도 초등학교 보건실과 다름이 없고, 병원 부대에서조차 총상환자를 진료할 수 없는 현실을 생각하면, 대대장이나 연대장의 쓸데없는 책임회피용 군의관 자리 수십 개를 없애고 그 대신 군병원에 제대로 된 시설과 인력을 배치하는 것이 낫다.

아니면 1,500억 원에서 1,700억 원 정도로 알려진 차세대 전투기 F—

35 한 대만 사지 않아도 군 내에 우수한 인력과 훌륭한 장비를 제대로 갖출 수 있다. (전투기도 꼭 필요하니 구매하는 것이긴 하겠지만) 그 돈이면 가령 연봉 2억 원의 최고급 의사 10명을 전국 군병원에 골고루 배치하여 75~85년간 일하게 할 수 있다. 그동안 군은 직접적으로 병사들의 진료를 책임지고 있는 군의관들만 '게으르다.' 또는 '책임감이 없다.'고 비판했을 뿐, 전체 군 의료 시스템을 바꿀 생각은 하지 않았다. 한때 등장했던 국방의학전문대학원을 만들자는 주장은 군 의료의 낙후성이 게으르고 책임감 없는 군의관 개인적 차원의 문제라고 진단한 데서 나온 해법이라고 생각한다. 문제는 시스템이다. 시스템만 고친다면, 특히 상명하복의 군 문화를 의무 분야에서만이라도 고치고, 환자의 생명을 무엇보다 우선적으로 생각하는 풍토만 조성된다면, 군병원에서 일할 실력 있는 의사는 얼마든지 민간에서 초빙할 수 있다. 지금과 같은 상명하복 문화가 지배적인 상황에서는, 대우를 아무리 잘해 준다 한들, 실력 있는 의사는 군에서 일하지 않는다.

국민들과 병사들의 군 의료에 대한 불만 및 개선 요구를 잠재우는 희생양으로 군의관은 최고의 제물이다. 상대적으로 하급 장교이며 비교적 짧은 의무복무만 하고 군 밖으로 나가므로, 죄를 뒤집어 씌워도 저항이 약하기 때문이다. 병사들도 자신의 실생활과 직접 맞닿아 있는 군의관만 욕하면 편하다. 그러나 더 중요한 문제는, 잘 보이지 않을 뿐 다른 곳에 있었던 것이다.

그런데 앞에서 고백했듯이, 수많은 군의관들 중에는 3번이나 4번 부류에 속하는, 게으르거나 실력이 부족한 사람들도 간혹 있다. 그럴 때는 병사들 입장에서는 자주 찾아가는 수밖에 없다. 진료실을 자주 찾아가 여러 번 진료를 받거나 외진을 나가다 보면 오진의 확률은 줄어들고 제대로 치료받을 가능성이 높아지니 말이다. 외진 나가는 것을 귀찮아하는 군의관들도 있기는 하지만, 원래 의사라는 존재는 환자가 자꾸 불평하면 다른 의사에게 보내기 마련이므로 포기하지 말고 자꾸 찾아가야 한다. 그리고 소원수리도 할 수 있으면 하라. (군의관들이 이 책을 얼마나 읽을지는 잘 모르겠지만) 혹시 그런 군의관이 이 글을 읽고 있다면, 진지하게 각성하고 성실히 군복무에 임할 것을 의사 선배이자 군 선배로서, 그리고 인생 선배로서 충고한다. 의사들을 향한 사회의 시선을 바꾸는 것은 군대에서부터 시작될 수 있음을 군의관들은 알아야 한다.

3
군 의료체계, 이렇게 달라져야

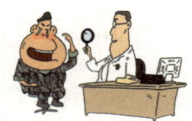

🥾 질병을 치료하기 전에 예방 먼저

군대에서 의료사고가 발생하면 항상 나오는 대책이 예방을 먼저 하겠다는 방안이다. 누구나 알고 있지만 지키기 어려운 이유는 무엇일까? 가장 큰 이유는 부족한 예산이고, 다른 하나는 전문가가 부족하다는 점이다. 우리나라 군 의료는 부족한 투자로 인해 이미 발생하고 있는 질환 및 사고에 대처하기에도 벅찬 실정이다. 향후 일어날지 모르는 상황에 대비하여 예산을 쏟아부을 정도로 넉넉한 나라도 아니다. 항상 일이 터지고 나면 다양한 대책이 나오지만 몇 년 지나면 흐지부

지되는 일이 군대에서나 사회에서나 반복되고 있다. 하지만 이제 점차 병사들의 인권이 중요시되고 있다. 한 사람이라도 헛된 죽음을 방지하기 위해서는 효과적인 사회안전망, 아니 군대안전망을 구축할 시기다. 초기에는 경험 부족으로 시행착오도 많이 있겠지만 군대에서 질병을 예방하고 조기에 진단할 수 있는 시스템을 구축할 수 있도록 투자를 해야 한다.

다행스럽게도 2013년에 발표된 군 보건의료발전계획의 10개 과제 중에는 군내 주요 감염병별 맞춤형 관리, 병䑓 건강증진사업 활성화, 유해환경 근무자 특수 건강검진 개선과제가 들어가 있다. 하지만 진행방법을 자세히 보면 군대의 특수성을 살리기보다는 민간 영역의 조기검진과 비슷하다는 문제가 있다. 젊은 군인에게 잘 생기는 질환과 민간에서 행해지는 건강검진에서 발견하려는 질환은 차이가 크다. 질병이나 사고를 사전에 예방하기 위해서는 앞으로도 지속적인 노력이 필요해 보인다.

외부 전문가를 확보해야

군병원의 신뢰가 떨어진 가장 큰 이유는 군대 내에 전문 인력이 없어서다. 때문에 국민들은 군병원보다 민간병원을 더 신뢰하고 있다. 이런 단점을 보완하기 위해 군병원에서도 민간의사를 채용하고 있지만 아

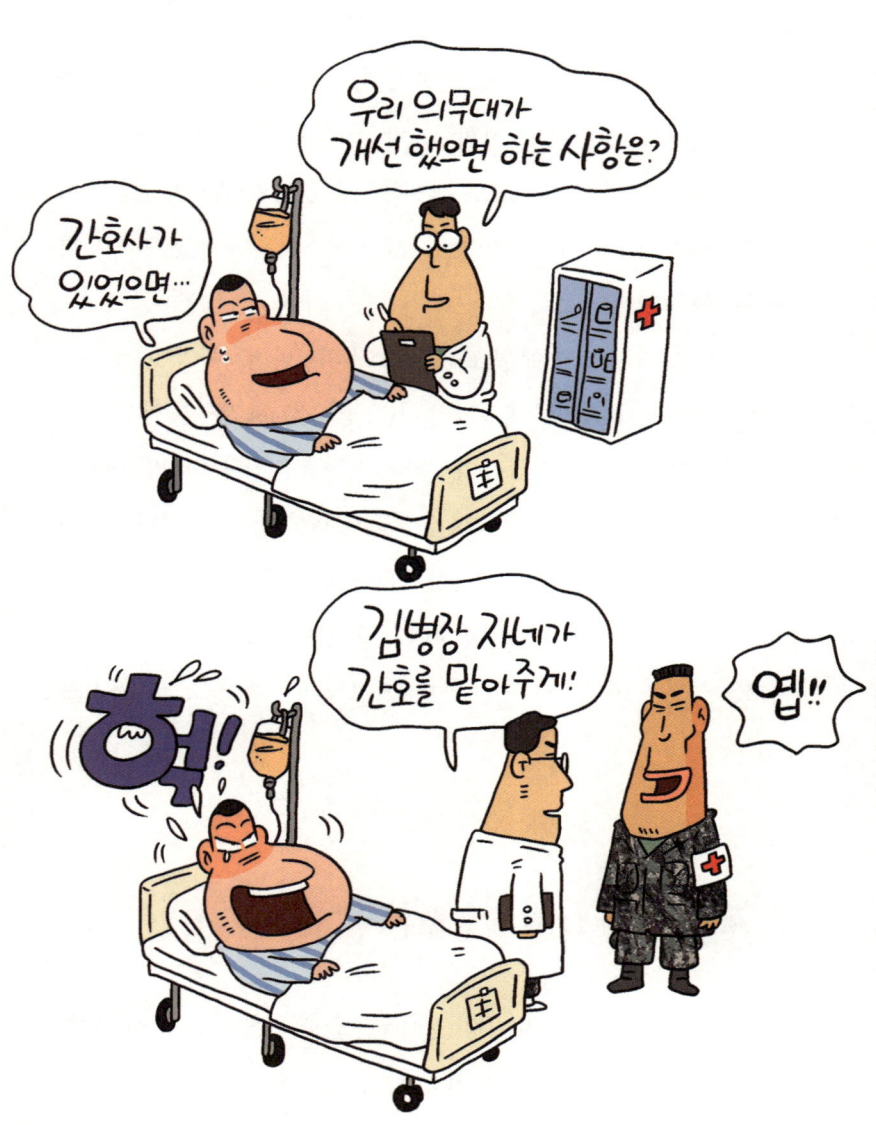

직도 많은 문제점들이 있다. 우선 특정 분야에 관한 전문가이기는 하지만 군대의 특수 상황을 이해하지 못해 반쪽자리 전문가 역할밖에 못하는 경우가 있다. 또한 계속 개선되고 있다고는 하지만, 아직도 낮은 보수체계와 불안한 진급체계 등 민간의 우수 인력을 유인하기 위해서는 보완해야 할 부분이 많다. 군병원에 근무하면 환자를 다양하게 경험할 수 없다는 단점도 의사들이 군병원 근무를 꺼리는 요인이다. 앞으로 군병원의 역할을 재조정하고 군 중증외상센터를 구축한다고 하는데, 가장 큰 문제는 결국 우수한 인력의 확보다. 더 늦어지기 전에 우수한 인력이 군대에서 근무할 수 있도록 획기적인 대책이 필요해 보인다.

민간병원이 못하는 역할 수행해야

전쟁이 없는 상황에서 군병원의 효율성 및 능력에 대해 근본적인 문제를 제기하는 사람들도 간혹 있다. 우리나라 의료체계에서는 군병원의 의료 수준이 떨어질 수밖에 없는 것이 사실이다. 하지만 남북한 대치상황과 동북아 정세로 보면 분명히 군병원 고유의 역할이 있다. 군인들은 젊은이가 대다수이므로 군병원 환자의 다수는 근골격계 질환 및 감염성 질환, 치주 질환 등으로 온다. 때문에 최근 군병원에서도 이러한 다빈도 질환에 대해서는 적극적으로 민간의사를 고용해서 전문성을 살리고 있으니, 점점 나아질 것으로 기대한다. 사실 군병원에서 모든 질환을 치료하려고 할 필요는 없다. 암이나 고난도 수술의 경우에는 민간병원과 협력체계를 구축하는 것이 적절해 보인다. 이런 질환들은 전쟁이 일어난다고 해도 어차피 군병원의 영역이 아니다. 군병원은 이미 계획하고 있는 중증외상에 집중하고, 다른 질환에 대해서는 적절한 후송체계 및 대응 원칙을 마련해서 지켜 나가는 것이 필요하다. 하지만 민간병원이 할 수 없거나 관심이 없는 영역들에 대해서는 군병원에서 적극적으로 연구 및 진료 활동을 수행해야 한다. 예를 들면 심해 잠수와 관련된 질병, 잠수함이나 항공기 등 특수한 유해 환경과 관련된 질병, 화생방전과 관련된 내용 등에 대해서는 군병원의 역할이 매우 중요하다.

국내외 대량재해 및 의료 지원에 적극 참여해야

군대는 건강한 병사들의 집단이고 안전수칙을 지킨다면 사고도 별로 일어나지 않는다. 따라서 막대한 투자를 할 경우 효율성에 문제가 생긴다. 하지만 군대는 전쟁을 준비하는 조직이므로, 군대 내에 대량 전상자가 생길 경우에 대처할 수 있는 준비가 되어 있어야 한다. 이를 위해서는 인력과 장비를 구비하는 것도 중요하지만, 비상 상황에 대처하는 훈련도 매우 중요하다. 훈련이 제대로 되어 있지 않을 경우 상황이 발생했을 때 우왕좌왕하기 십상이다. 때문에 해외에 의료파병을 하거나 국내외의 재난 현장에 군 의료진이 적극적으로 참여해 보는 것은 매우 의미 있는 일이다. 지금도 이런 활동을 적극적으로 하고 있지만, 앞으로는 단순히 인력이나 장비만 지원하는 것을 넘어 재해 상황을 파악하고 대책을 마련해 신속하게 대응을 할 수 있도록 지휘체계를 갖추는 훈련도 수행해야 한다.

이 병장이 속삭인 한마디

 민간병원과 군병원의 차이라면 어떤 점들이 있을까. 일단, 군병원은 건물이 후져 보인다는 점을 꼽을 수 있겠다. 나도 임관해서 병원에 처음 도착했을 때 낡아 보이는 병원 외관에 깜짝 놀랐었다. 하지만 겉만 보고 속을 어찌 알랴. 사실 군병원의 내부 시설은 어지간한 종합병원보다 나은 경우도 많다. 민간병원은 망하지 않기 위해 늘 수익에 신경을 쓰지만 군병원이 어디 그런가. 이비인후과를 예로 들자면, 요즘 민간병원에서는 점점 국산 의료장비를 구매하는 경향이 늘어나고 있다. 성능이나 내구성을 떠나서 가격이 저렴하기 때문이다. 그런데 군병원 이비인후과 진료실에 들어가 보니 수입품 중에서도 최고가의 장비들만 떡하니 자리 잡고 있었다. 내시경 장비는 내가 입대 직전 종합병원에서 사용했던 장비보다 훨씬 더 높은 사양의 최신 제품이었다. 수술실도 마찬가지였다. 수술용 현미경부터 수술기구까지 대부분 최고 사양이었다. 전역 후 장비가 불편할 때

오죽하면 군병원이 떠오를까.

하지만 병사들에게는 아쉬운 부분도 틀림없이 있을 거다. 그중 하나를 꼽자면 간호사가 없다는 점이 아닐는지. 물론, 국군병원에는 간호장교가 있다. 간호사관학교를 마치고 갓 임관한 간호 소위들은 병사들의 사기에 큰 영향을 미친다. 의무병이 주사를 놓으면 죽을 것 같다던 병사도 간호장교가 놔 주면 주사를 맞다 죽어도 좋겠다는 표정으로 고통을 이겨 낸다. 그러나 안타깝게도 간호장교가 턱없이 부족하다 보니, 간호장교는 모두 입원 병동에만 상주하며 외래 진료실에서는 의무병이 그 역할을 대신한다.

나 또한 처음 군병원 이비인후과에서 의무병들과 인사를 나누던 때를 선명히 기억한다. 흰색 가운만 걸쳤다 뿐이지 시꺼멓게 생긴 녀석들이 앞으로 내 진료를 성의껏 돕겠다며 경례를 했다. 특히 이비인후과 의무병 중 최고참이었던 이 병장은 인상이 무척 두드러졌는데, 그 녀석의 짙은 눈썹과 손등까지 까맣게 덮고 있는 털은 드라마에서 봐 오던 산적을 연상시켰다. 더구나 덩치까지 산만 해서, 해리포터를 봤던 독자라면 호그와트의 사냥터지기 해그리드를 떠올리면 적당하겠다. 이 친구가 내 진료를 도우면 여러모로 참 편했는데, 군기 빠진 병사들로 대기실이 떠들썩하면 이 병장이 조용히 다녀왔다. 이 친구가 그저 "대위님 진료에 방해되니 조금만 조용히 해 달라."고 하면, 상황 끝. 이 친구에게는 그런 위엄과 포스가 있었다.

그러던 어느 날, 목이 너무 아프다면서 한 병사가 진료실에 찾아왔다. 진찰을 해 보니, 편도 주위로 고름이 찬 환자였다. 이런 경우는 입안으로 절개를 해서 고름을 빨리 배농해야 한다. 물론 마취를 하고 진행하지만,

염증이 심한 조직은 마취가 잘 되지 않아 통증이 심하다. 나는 지금은 아프겠지만 내일이면 내가 고마울 거라며 고름을 짜기 시작했다. 염증이 심한 터라, 환자의 얼굴이 고통으로 일그러졌다. 이때 옆에서 나를 돕던 이 병장이 조심스레 환자의 손을 잡는 게 아닌가. 그러면서 환자 귀에 작게 속삭였다.

"조금만 참아요. 내가 손잡아 줄게요."

아니, 저 덩치에 이런 모습이 가당키나 하냔 말이다. 그런데 이 녀석 그날 이후로 살펴보니, 세심하기가 우렁각시가 울고 갈 지경이었다. 환자에게 거즈를 붙여도 예쁘게 각을 잡아 붙이지를 않나, 수술도구를 씻을 때도 마치 설거지를 하듯 뽀득뽀득 소리가 날 때까지 정성껏 닦았다. 그리고 며칠 후, 이비인후과원들과 함께한 조촐한 회식자리에서 나는 바로 이 병장 취조에 들어갔다. 알고 보니 이 병장은 실제로 간호학과 출신이란다. 자기가 간호학과에 지원하겠다고 했을 때도 주위 모든 사람이 말렸지만, 자기는 정말 환자 돌보는 게 보람 있고 좋단다.

이런 이 병장이 있는 곳이 바로 군병원이다. 남자면 어떻고 산적 같으면 어떠냐. 마음이 고와야 간호사지. 이렇게 성심성의껏 환자를 돌보는 의무병이 있고 최고 수준의 장비가 갖추어져 있으며 실력 좋은 의사들이 있는 곳. 바로 이곳이 여러분의 건강을 책임지는 군병원이다. 건물 외벽에 속지 말고, 마음 편히 치료받고 나아서 나라 지키는 데 힘을 보태자. 충성.

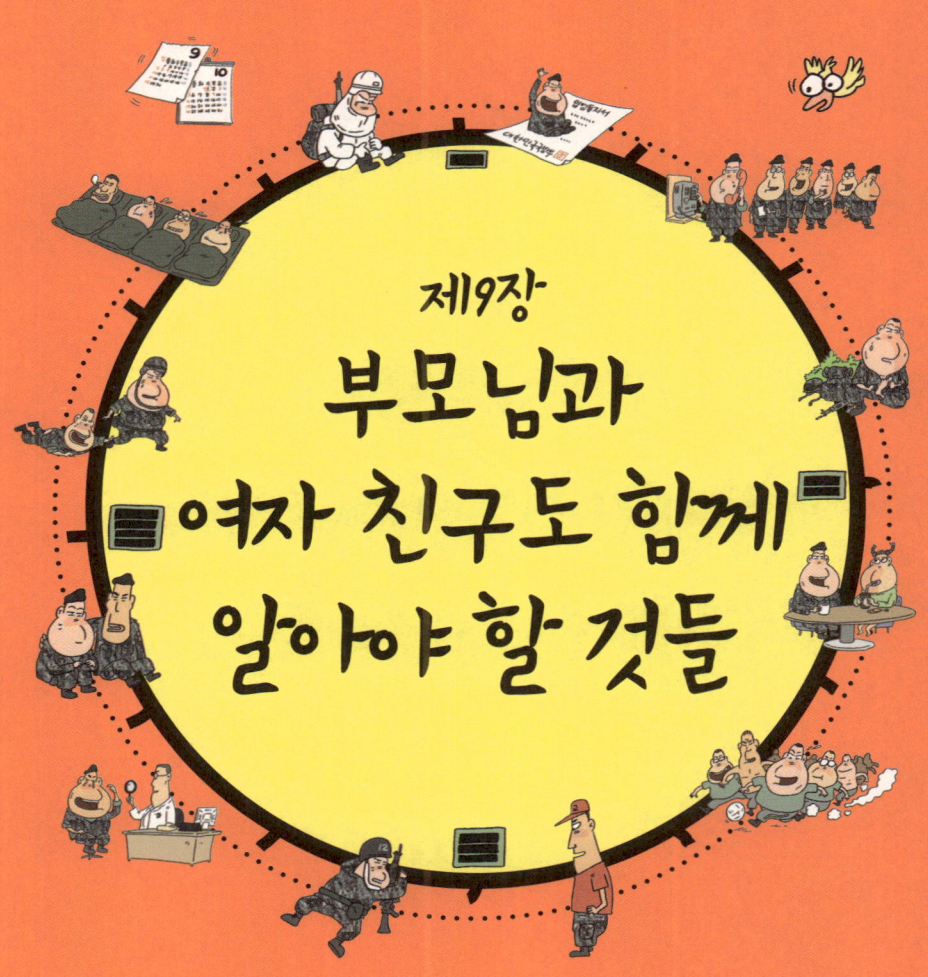

제9장
부모님과 여자 친구도 함께 알아야 할 것들

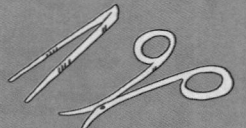

1
입대 전에 챙겨야 할 사항들

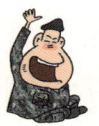

👢 이것만은 꼭 챙기으리!

　사랑하는 아들을 군대로 보내는 부모님의 마음은 애잔하다. 부모님께서 알고 계시는 옛날 군대를 생각하니 걱정이 크고, 가끔씩 들리는 흉흉한 뉴스들 때문에 더욱 마음이 무거워진다. 무엇보다, 사고 많은 군대에서 몸 다치지 않을까 걱정하는 마음 또한 애절하다. 사랑하는 남자 친구를 군대로 보내는 여자 친구의 마음도 막막하고 힘들기만 하다. 긴 시간 볼 수도 없고 어깨를 감싸 주던 따뜻하고 듬직한 손길도 이제 더 이상 느낄 수 없어 마음이 찢어진다. 그러기에 입대 전에 무언가 챙겨 주고 싶은데 무엇을 챙겨 주어야 하는지 몰라 답답하기만 하다. 그래서 이번 절에서는 그것을 해결해 보려 한다.

먼저 입대 전 가장 중요한 준비물을 소개하겠다. 바로 이 책《꽃보다 군인》이다. 이미 이 책을 사서 읽고 계신 분들은 가장 현명한 판단을 하신 분들이므로 존경을 표한다. 서점에서 이 책을 손에 들고서 살까 말까 간보고 계신 분들은 고민 없이 사 버리시라고 말하고 싶다. 후회 없을 것이다. 밤마다 인터넷을 떠돌며 정리 안 된 정보들로 허우적거리지 마시고《꽃보다 군인》이 한 권으로 고민들을 정리해 버리자.

곰신 카페

곰신이란 '군대에 간 남자 친구를 기다리는 여자'를 뜻하는 '고무신'의 줄임말이다. 참고로 남자 친구가 군대에서 제대할 때까지 변하지 않은 마음을 가진 채 예쁜 사랑을 지켜 낸 여자를 '꽃신'이라고 한단다. 곰신들이 서로 모여 정보를 모으고 나누는 곳이 곰신카페이다. 대표적인 곳들을 소개한다. 그리고 부모님들께서도 20대 젊은 친구들이 어떤 생각을 하는지 잘 알아볼 수 있으며 입대 준비에 대한 자세한 정보도 있으므로 한번 방문해 보실 것을 권한다.

__고무신카페 cafe.naver.com/komusincafe

2003년에 만들어져 현재 47만 명 이상의 곰신들이 모여 있는 방대한 네이버 대표 카페이다. 군별, 계급별, 특기별 게시판을 나누었고, '고해소'에는 흔들리는 마음들까지 보인다. 각종 이벤트도 많이 열리고 20대 여자들을 위한 다양한 정보가 함께 있다. 너무 많은 사람들이 모여 있으므로 카페 고유의 유대감이나 소속감은 조금 부족해 보인다.

__짬밥같이먹기 cafe.daum.net/uk

'네이버'에 고무신카페가 있다면 '다음'에는 이 카페가 있다. 회원 수가 약 14만 명이고, 고무신카페에 비하면 게시판이 좀 더 간결하다.

입대 준비물

고백하건대, 준비물 목록은 곰신카페들에 워낙 잘 설명되어 있어서, 그보다 더 잘 정리해서 알려 줄 자신이 없다. 일반적으로 필수품으로 꼽히는 것들로는 전자시계, 깔창, 밴드, 물집방지패드, 핸드크림, 라이트펜, 립밤, 전화카드, 수첩, 필기구, 무릎보호대, 물티슈, 감기약 등이 있다. 더 자세한 내용은 인터넷 사이트를 참고하시길 바란다. 다만, 곰신카페에서 제시하는 것들 중 일부는 '부대에 따라' 입영 시 금지물품일 수도 있으므로, 가능하면 사전에 확인하는 것이 좋겠다. 그리고 실제로 군생활을 시작하는 훈련병 시절에는 가지고 간 물품들을 제대로 사용할 시간조차 없으니, 처음부터 너무 많은 것을 챙겨가려고 애쓸 필요는 없다. 몇 군데 군인 쇼핑몰을 소개한다.

__군인누리 www.guninnuri.com

대형 포탈에서 입대 준비물로 검색하면 공동으로 상위에 검색되는 곳이다. 전체 회원 80만 명을 돌파했다고 자랑하고 있는데 카톡으로 상담까지 가능하다니 놀랍다. 입대 준비물 완벽세트를 28,900원에 판매하고 있는데, 필자의 눈에는 32,500원 행군세트가 눈에 띈다. 그런데 훈련병이 행군세트 장착하고 행군하면 아마도…, 조교한테 혼날 듯싶다. 자대배치 후에는 사용하면 좋을 것 같다.

__군화와 고무신 www.gun-go.com

입대 준비물보다는 자대배치 후 사용하기 좋은 물품들이 더 많은 것 같다. 또는 밀리터리 룩 마니아들이 방문하기 좋을 것 같은 분위기다.

그 외에도 많은 군인용품 판매 사이트가 있는데, 물품과 가격은 대동소이하다.

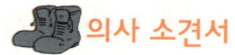 의사 소견서

　병무청에서 장병신체검사를 통해 현역 입대 대상자가 정해진다. 입대하면 보충대를 거쳐 신병교육대로 옮겨오게 되는데, 이때 다시 입소신검을 하게 된다. 입소신검이란 훈련소에 들어와서 받는 신체검진이란 뜻 되겠다. 그런데, 필자의 경험으로는, 이게 참으로 훈련병과 군의관 모두를 괴롭히는 과정이다. 중대별로 약 1시간의 시간을 부여하는데, 그 안에 약 200명의 신입 훈련병을 검진해야 한다. 가능하겠는가? 그렇다. 당근 불가능하다. 그래서 잠시 전체 안내 방송을 한 후 불편한 사람만 군의관을 방문하게 하고 나머지 훈련병들은 다른 일을 하게 한다. 보통 약 50명의 훈련병이 몸이 불편하다고 주장하며 나와서 군의관을 만나게 되는데, 시간 배분 때문에 한 명을 1분 만에 끝내야 전 중대병력이 다음 훈련을 진행할 수 있다. 당연히 군의관은 무척 서두를 수밖에 없다. 이때 제일 예쁜 훈련병은 의사 소견서를 지참한 훈련병이다. 잘 정리된 병력이 적혀 있으면 더할 나위 없이 좋다. 나중에 대대장에게 입소신검 결과 보고서를 올릴 때도 얼마나 편한지 모른다. 군의관만 편한 게 아니다. 입소신검 때 군의관이 올린 질병 보고는 '군인카드'에 기록되어 군생활을 계속할 자대에까지 정보가 넘어가므로, 추후 몸이 불편할 때 꾀병이 아니라는 증명이 될 수 있다. 또한 훈련 도중에 몸이 불편해졌을 때도 '약간의 배려'나마 떳떳하게 받을 수 있으므로 의사 소견서는 매우 유용하다. 그리고 중위 군의관들

은 아직 의사로서의 경험이 많지 않으므로 경험이 많은 민간의 전문의들이 발행한 의사 소견서에 반하는 의견을 내기가 쉽지 않다는 의사 세계의 팁도 가르쳐 드린다. 혹시 어딘가 불편한 곳이나 질병이 있다면, 입대 전에 가족 또는 여자 친구와 함께 의사 소견서를 받으러 병원에 가는 추억을 만들어 보자. 아픈 데 없으면서 병원에 가서 엉뚱한 소리는 하지 말고, 절대 안 통한다.

예방접종

  과거에는 알아서 예방접종을 하고 군대에 가는 것이 하나의 관례였지만, 지금은 군대가 많이 좋아졌다. 국방부에서는 걱정 말고 몸만 오라고 안내하고 있다. 현재 무조건 모든 입소 장병에게 접종하는 백신은 뇌수막염, 파상풍, 인플루엔자(독감), 유행성이하선염 4종 백신이며, 직책 및 근무지에 따라 선택적으로 접종하는 백신은 장티푸스, 신증후군출혈열, A형 간염, 말라리아 예방백신이다. 필자의 아들이 군대에 간다고 하면 A형 간염은 미리 예방접종을 시키고 보내겠다. 이 백신은 취사병, 급수병, 음식물 취급 인력 및 의무병과 군의관 등에게만 한정하여 총 2회를 접종하기 때문이다. A형 간염은 우리나라의 40세 이하 성인의 항체 보유율이 10~20%에 불과한 것으로 알려져 있다. 그러므로 위생이 비교적 열악한 환경에서 생활하는 군인이라면, 대상자가 아니라 하더라도 A형 간염 백신은 접종시키고 싶은 심정이다.

　추가적으로 선택하여 맞을 수 있는 백신으로는 인간유두종바이러스 HPV 백신이 있다. 이 바이러스는 자궁경부암을 일으키는 것으로, 흔히 여성들에게만 필요한 것으로 생각되지만 생식기 사마귀나 항문암 등의 질병 예방을 위해서 남성에게도 접종이 권고되고 있다. 가격이 좀 비싼 편이지만, 여유만 있다면 입대 전에 맞는 것이 좋다. 그 외에 B형 간염 항체가 없는 것이 확인되면, B형 간염 백신도 접종한 다음에 입대하는 것이 좋겠다.

전화번호

　군대에 가게 되면 사회에서 알고 지낸 사람들과의 관계가 끊어지기 쉽다. 군생활을 시작한 뒤에 어느 정도 여유가 생기면 친구에게 전화를 하고 싶은데, 앗, 외우고 있는 전화번호가 거의 없다는 사실을 깨닫게 된다. 모두가 스마트폰을 사용하는 요즘, 누가 전화번호를 외우고 다니나. 집 전화번호도 가물가물할 때가 있는데. 그러니, 군대에 가서도 연락하고 싶은 사람들의 전화번호는 꼭 종이에 메모해서 들고 가야 나중에 낭패를 보지 않는다.

　아무리 입대 전에 물건을 잘 챙긴다 해도, 군대에서 내 집처럼 지낼 수는 없다. 내무반에서 단체 생활을 하는 외중에 눈치가 보여혹은 쪽팔려서

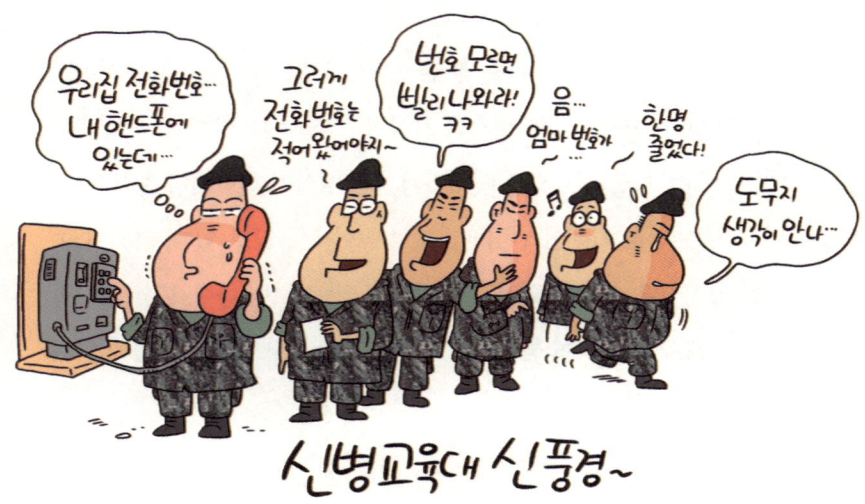

챙겨 간 물품을 자유롭게 쓰지 못할 수도 있다. 그러나 사람은 적응의 동물이다. 어디를 가든 어떻게 살든 다 살아 낼 수 있다는 마음을 가지고 있다면 다들 군생활 하는 데 문제가 없으리라고 생각한다. 그러므로 가장 중요한 입대 준비물은 내 나라와 내 소중한 사람은 내가 지킨다는 자긍심과 보람, 나는 할 수 있다는 자신감, 그리고 건강한 체력일 것이다. 파이팅!

2
군인에게 외박과 휴가란?

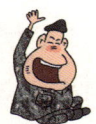

👢 군인에게 휴가는 ○○○○다

군 휴가는 연가, 공가, 청원휴가, 특별휴가 등으로 나뉜다. 그중에서, 공가는 질병이나 부상으로 치료를 받아야 하거나, 천재지변이나 교통의 통제 등의 이유 때문에 복귀가 불가능한 상황에서 허가권자의 판단에 따라서 주어진다. 청원휴가는 병사의 배우자, 본인 혹은 배우자의 부모님 등 직계존속이 사망한 경우에 받을 수 있다. 그렇기에 공가나 청원휴가는 사실상 진정한 의미의 휴가라고 할 수 없을 것이다. 때문에 여기서는 연가와 특별휴가를 중심으로 설명하도록 한다.

연가는 흔히 정기휴가라고 불리는데, 전체 일수는 21개월 동안 35일이다.^{육군 기준} 특별휴가는 위로, 포상, 보상, 전역전, 재해구호 휴가 등으로 나뉘는데, 그중에서 포상휴가는 훈련, 전투, 근무 등 다양한 분야에서 모범이 되는 병사에게 주어진다. 일선 부대에서는 사격훈련, 각종 체육대회, 감상문, 표어, 포스터 경연대회, 연휴기간의 각종 행사 등을 개최해서 포상휴가의 기회를 준다. 한동안 연예병사의 휴가일수가 일반 병사의 그것에 비해 터무니없이 많다는 논란이 있었는데, 그 경우엔 포상휴가가 휴가일수의 상당 부분을 차지하였다. 한편, 외박은 3~4개월에 한 번씩 주어지며, 총 10회까지 허용된다.^{육군 기준} 자대배치를 받은 후부터 전역 전 휴가를 나가기 전까지 가능한데, 부대의 여건에 따라 허용되지 않는 기간도 있다. 외박기간은 오전 9시부터 다음 날 오후 8시까지이다. 이때는 소위 위수지역이라고 불리는 부대 인근 지역을 벗어나서는 안 되는데, 임의로 이 위수지역을 벗어나는 것을 '점프'라는 은어로 표현한다. 점프를 하고 싶은 마음은 충분히 이해가 되나, 굳이 그런 위험을 감수할 필요가 있을지는 생각해 보았으면 좋겠다.

군인에게 외박이나 휴가는 어떤 의미를 지닐까? 그 의미는 故 김광석이 부른 노래 '이등병의 편지'의 가사에 담겨 있는 절절한 메시지에서 그 해답을 찾을 수 있다. "…친구들아 군대 가면 편지 꼭 해다오. 그대들과 즐거웠던 날들을 잊지 않게… 뒷동산에 올라서면 우리 마을 보일는지…" 군에서의 일상이 괴로운 본질적인 이유는 세상과의 단절이

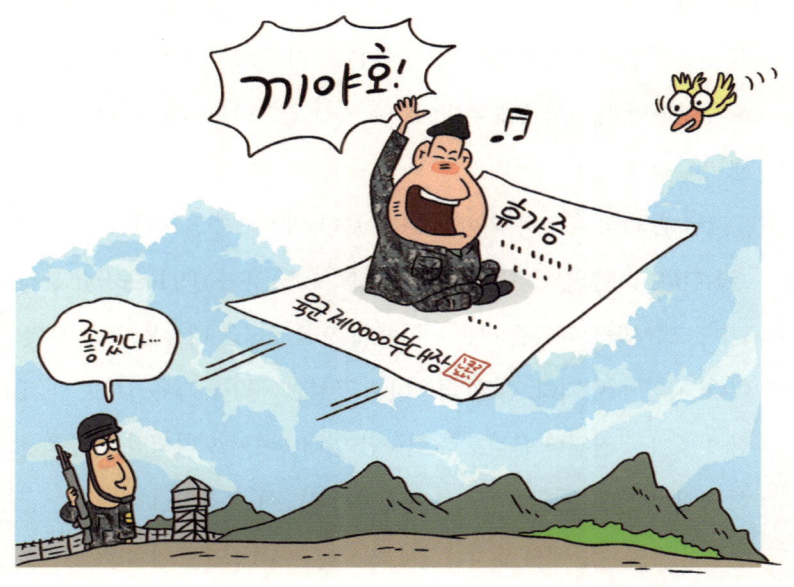

나 자기연속성의 상실 때문일 것이다. 군가를 들으며 깨어나서, 하루 세끼의 짬밥을 먹고, 선임이나 간부가 한 말을 정확하게 알아듣지 못했을 때 반사적으로 "잘 못 들었지 말입니다."를 외치게 되고, 방송으로 나오는 취침나팔 소리를 들으며 잠이 들 때… 반복되는 일상 속에서 내일에 대한 기대는 무뎌져 가고, 국방부 시계가 빨리 돌아가기만을 바라고 있을 때… 입대 전 자연인으로서의 모습보다는 수많은 군인 중 한 명으로서의 모습이 어느덧 더 친근해져 버렸을 때… 병사들은 괴롭다. 그런 만큼 외박이나 휴가는 병사들에게 그동안 단절되었던 자신과 세상에 대한 연결을 회복시켜 주는 것이기에, 더욱 간절해질 수밖에 없다. '가뭄에 단비'이자 '사막의 오아시스'라고 표현해야 할까? 연예병사가 누렸던 많은 휴가일수에 대해 예비역들이 보였던 격렬한 반응을 떠올려 본다면, 병사들에게 외박이나 휴가가 얼마나 소중한 것인지를 쉽게 유추할 수 있을 것이다.

그런데, 막상 휴가나 외박을 나와 보면 이상하게도 시간이 참 빨리 흘러간다. 4박 5일 휴가는 4.5초처럼, 9박 10일 휴가는 9.10초처럼 흘러간다. 그런 만큼, 휴가를 나온 병사에게 가장 두려운 대상은 바로 '복귀'이다. 치킨, 베이커리, 김밥, 떡볶이로 구성된 '군인휴가복귀세트'가 세상에서 가장 잔인한 음식으로 한동안 인터넷에서 회자되었는데, 충분히 공감이 간다. 휴가를 마치고 복귀하기 직전에 폭풍처럼 밀려오는 군 생활의 두려움을 애써 부정하면서, 병사들은 부대 인근 편의점에서 '군인휴가복귀세트'라는 것을 마지막으로 먹으며 휴가의 아쉬움을 애써 달랜다.

휴가 나온 군인을 대하는 민간인의 자세

군인에게 외박과 휴가란 이런 것이기에, 그들을 대하는 부모님과 여자 친구에게도 나름의 팁이 필요하다. 먼저, 부모님은 아들이 군에서 어른스럽게 성장한 모습을 함께 발견해 주고 인정해 주어야 한다. 물론 부모님의 심정에서는 건강하게 돌아와 준 아들이 감사하고 반갑고 기쁘고 듬직해서 감격에 겨울 수밖에 없다. 하지만 아들이 군에서 자신도 모르게 이뤄 낸 것들을 부모님이 함께 '발견'해 주고 진정으로 '인정'해 준다면, 그것은 아들에게 무엇보다도 가치 있는 선물이 될 것이다. 이처럼 부모님으로부터 받게 되는 존중은 향후 성인으로서의 독립성을 갖추는 데에도 밑거름이 되어 준다. 아들이 더 이상 소년의 여린 모습에 머물러 있지 않고 말 그대로 그 누구에게도 기댈 필요가 없는 어른으로 성공적으로 성장해 낼 수 있도록, 부모님이 도와준다면 좋겠다. 혹여나 아들이 월급을 모아 속옷이나 내복 같은 자그마한 선물을 준비하는 에티켓을 갖추지 않았다면, 속으로 섭섭해하기보다는 차라리 '이럴 때는 이렇게 행동하면 더 좋을 것'이라고 솔직히 알려 주어야 한다. 그리고 부자가 함께 목욕탕에 가서 서로의 등을 밀어 주는, 공익광고의 한 장면 같은 모습을 한번쯤은 연출하면서 부자간의 정을 다시 한 번 확인해 보는 것도 소중한 경험이 될 것이다.

한편, 여자 친구의 경우에는 휴가를 나온 남자 친구와 '반드시 싸우게 된다.'는 사실을 명심해 두어야 한다. 황당하게 들릴 수 있겠으나, 실제로 대부분은 한두 번쯤은 싸우게 되는 것이 현실이다. 여자 친구도 남자 친구와 떨어져 있는 동안 많이 외롭고 그리웠을 테고, 남자 친구도 힘든 군생활을 견디면서 부모님만큼이나 어쩌면 부모님보다 더 여자 친구가 보고 싶었을 것이다. 바로 그렇기 때문에, 휴가 때 만나게 되면 의외로 싸우게 되는 것이다. 서로가 보고 싶었던 것을 참으면서 그리움이 커져 갔던 만큼, 상대방에게 기대했던 것이 크고, 그 큰 기대가

커플 여행 상품권

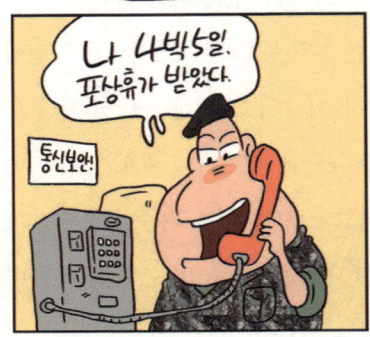
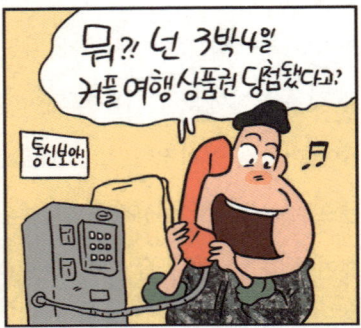
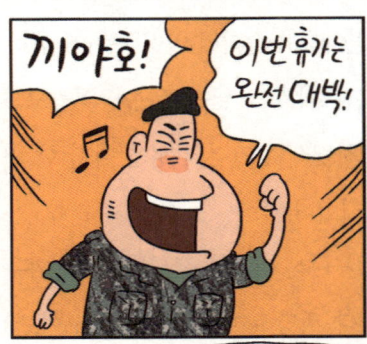
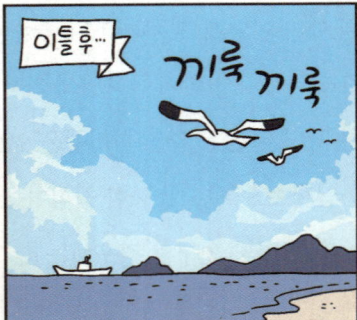
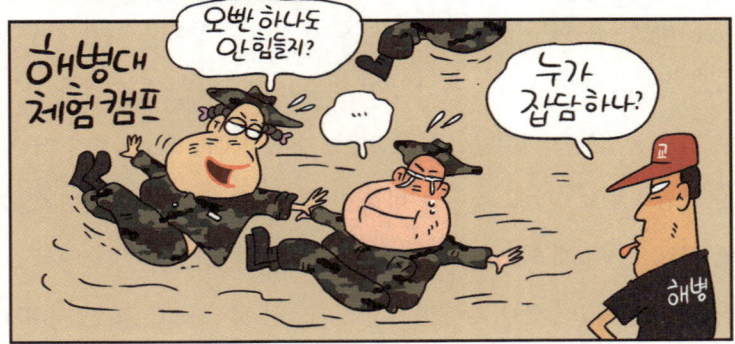

충족되지 않으면 실망이 더 크기 때문이다. 아직 어리고 미성숙하여, 또한 너무 외롭고 힘들어서, 자신의 외로움보다 상대방의 외로움을 더 먼저 생각할 여유가 없기 때문이다.

  여자 친구여, 남자 친구는 당신이 소녀시대처럼 항상 밝게 웃어 주기만을 기대하고 있다는 사실을 잊지 말라. 부디, 초스피드로 잽싸게 흘러가 버리는 휴가를 싸우는 데 허비하지 않도록 배려해 주라. 만약 남자 친구가 당신에게 투정을 부린다면, 그것은 당신이 미워서가 아니라 그만큼 군에서 당신을 그리워했던 마음이 컸기 때문이다. 이제 곧 부대에 복귀해야 하는 불쌍한 남자 친구를 잠깐이나마 따듯하게 보듬어 주기를 부탁하는 바이다.

3
군대에서 발생하는 잘병에 관한 오해와 진실

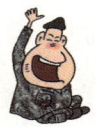

🥾 군복무와 질병의 관련성, 있다? 없다?

　병사가 군에서 할 수 있는 최고의 효도는 어디 다치지 않고 몸 건강히 전역하는 것이라는 말이 있다. 무슨 이유에서든, 군생활 중에 아프게 되면 본인도 괴롭겠지만 부모님의 마음은 새까맣게 타 버린다. 그러니 병사들이여, 항상 건강에 주의해서 자신의 몸은 자신이 잘 지켜 내도록 하자. 그리고 각종 훈련이나 업무 시에는 필드 매뉴얼의 지침을 충실하게 따라서, 각종 안전사고를 철저하게 예방하여 되도록 어떠한 부상이나 질병을 겪지 않도록 하자. 부디, 군생활 동안 아프지 않고 몸 건강히 전역해서 부모님께 효도할 수 있는 아들들이 되기를 기원하는 바이다. 옛 성현께서도 '부모님께 물려주신 몸을 소중히 보존하는 것이 효도의 시작'이라고 말씀하시지 않았던가?

그렇지만, 안타깝게도 군생활에서 질병을 겪게 되는 경우가 적지 않다. 경미한 질병이라면 그나마 다행이겠으나, 지속적으로 신체적인 기능이 저하되거나 생명에도 영향을 끼치는 중한 질병이라면 얘기가 달라진다. 내 새끼가 단순한 감기나 내생발톱^{발톱 양끝이 피부를 파고드는 질병}을 앓고 있다는 말만 들어도 부모님의 가슴은 찢어질 텐데, 아들이 군생활 중에 심각한 질병이나 부상을 겪는다면 부모님의 심정은 더 말해서 무엇 하겠는가? 대부분의 부모님들은 스스로를 자책하고 세상을 원망하게 된다. '내가 아들을 직접 보살폈다면 이렇게는 되지 않았을 텐데…' 하고 말이다. 그리고 아들이 군생활을 하면서 얻은 질병과 부상이기에, 의학적인 판단과는 상관없이 그 발병 원인이 군복무에서 유래한다고 심정적으로 느끼게 된다.

그런데, 여기서 간과하지 말아야 할 것은, 군생활 중에 발생하는 질병이라고 해서 무조건 군복무와 관련이 있는 것은 아니라는 사실이다. 안타깝게도 군 입대 전에 질병에 이미 걸려 있었는데 모르고 입대하였다가 군복무 중에 진단되는 경우가 있다. 혹은 군생활 중에 질병이 발생하긴 했지만 그것이 군복무와는 전혀 별개로 발생한 경우도 있다. 다양한 종류의 암이나 면역결핍질환이 여기에 해당되는데, 이러한 질병의 발생은 군복무와는 사실상 관련이 없다. 군이나 군 의료에 부모님의 시선이 곱지 않은 것이 현실이기에, 질병의 원인에 대한 의학적인 설명과 부모님의 심리적인 체감 사이에 괴리가 현격한 경우가 적지 않다. 쉽게 말해서, '까마귀 날자 배 떨어진' 상황과 유사한 경우임에도, 부모님들은 이를 수긍하지 못하는 경우가 적지 않다.

일례로, 한 병사가 군생활을 하던 중에 악성 뇌종양을 진단받았고 이내 사망하는 가슴 아픈 일이 있었다. 악성 뇌종양의 발병은 군복무와는 관련이 없다는 설명을 담당 군의관에게 들었음에도 불구하고, 그 병사의 어머니는 이 사실을 받아들이지 못했다. 어머니는 아들을 국가유공자로 인정해 줄 것을 수차례에 걸쳐서 요구하였지만 번번이 기각당하고 말았다. 어머니는 아들을 위해 그나마 할 수 있는 모든 노력을 다한 것으로 충분히 이해가 되고도 남지만, 참으로 안타까운 상황이라 할 수밖에 없겠다.

물론 이처럼 군생활과 무관하게 발생하는 질병이라 할지라도, 군 당국의 책임이 일부 인정되는 경우들도 있다. 그러한 질병을 의심할 만한 증상이 오래 지속되었는데도 적절한 검사나 치료를 하지 않아서 병을 키운 경우가 대표적인 사례이다.

병사가 군에 입대한 이후에 겪는 각종 질병에 대한 치료와 보상을 정리한 규정으로 '전공상 처리 기준'이라는 것이 있다. 말이 조금 어려운 느낌이 있는데, 결국 군에서 전투 혹은 공무를 수행하던 중에 사망하거나 다친 사람에 대한 처우를 규정하는 기준이라고 하겠다. 이에 따라서, 병역 의무를 수행하던 중에 질병을 앓게 되었을 때는 '공상'과 '비공상'으로 분류된다. 공상은 공적 임무를 수행하던 중에 부상을 당하거나 질병을 앓게 된 경우를 의미하고, 비공상은 공적 임무를 수행하던 중이 아닌 그 이외의 상황에서 부상을 당하거나 질병을 앓게 된 경우를 의미한다. 그러니까, 앞에서 예를 든 병사의 악성 뇌종양은 비공상에 해당하게 된다. 과거에는 전투/공무 및 부상/질병 사이의 인과관계가 명백한 경우에만 인정해 주었던 터라, 너무 까다롭게 공상의 적용 범위를 제한해 놓은 것은 아닌가라는 비판을 받아 왔었다. 즉, 과거에는 인과관계가 명확하지 않다는 것을 이유로, 특히 질병은 부상에 비해 공상으로 인정받기가 힘든 것이 사실이었다. 얼마 전부터는 군복무의 수행과 질병의 발생이나 악화 사이의 관련성이 타당할 때에는 공상으로 인정받게 되었다. 제도적으로 진일보하게 되어 다행한 일이라고 하겠다.

아픈 병사를 더 아프게 하지 말라

한편, 병사들이 군복무 중에 질병이나 부상을 겪을 때, 간혹 병사의 건강에 대한 염려나 고려보다는 오로지 자신의 안위에만 관심을 가지는 간부들이 있다. 혹시라도 자신에게 불똥이 튀어서 처벌받게 될 것을 염려해서인 듯하다. 그들도 생활인이기에 부양해야 할 가족도 있고 군 행정이 가혹하다고 느껴질 만큼 처벌적인 경향을 띠고 있음을 부정할 수 없기에, 백 번 양보하여 그런 마음이 드는 것까지는 이해할 수도 있겠다. 하지만, 그 상황을 모면할 목적으로 병사 혹은 그 부모님의 상처받은 마음에 소금을 뿌리는 말만은 하지 않았으면 한다. 일례로, 간부의 지시로 업무를 수행하던 중에 팔과 얼굴에 화상을 당한 병사가 있었다. 그런데 업무를 명령했던 간부가 자신은 그런 적이 없노라고 발뺌을 해 버린 것이다. 그 병사는 이에 분개했고, 이로 인한 마음의 고통을 화상으로 인한 신체적 고통보다 더 괴로워했다. 화상으로 인한 피부의 흉터는 다 아물었지만, 배신감으로 얼룩진 마음의 흉터는 끝끝내 치유되지 못했다. 물론, 모든 간부가 다 이렇다는 것은 절대 아니다. 하지만, 일부 간부들의 후안무치한 행태가 존재하는 것은 사실이며, 분명히 비판받아야 할 행동이다.

또 한 가지 생각해 볼 것은 질병을 앓고 있음에도 불구하고 입영 전 신체검사에 아무런 준비도 하지 않은 채로 참여하는 사람들이 적지 않다는 점이다. 입대를 앞둔 당사자와 그 부모님에게는 입영 신체검사에 앞서서 간단한 건강검진이라도 받아 보기를 권하는 바이다. 자각증상이 전혀 없더라도 혹시 중한 질병을 앓고 있지는 않은지를 미리 확인하는 것이 필요하니까 말이다. 복잡하고 예민한 얘기를 길게 했더니, 필자도 마음이 편치는 않다. 병사들이여! 건강한 몸과 마음을 잘 보존해서, 부모님에게 최고의 효도를 해 드리자. 부디 군생활 내내 아프지 않고 다치지 않기를 두 손을 모아서 간절히 기도하는 바이다.

구분	기준번호	내용	비고
전사 및 전상	1-1	전투 또는 전투에 준하는 직무수행 중 발생한 사망 또는 상이자	보훈대상 장애보상대상
	1-2	1-1의 직무수행 중 상이를 입고 요양 중 그 상이가 원인이 되어 전역 전 사망자	
	1-3	적이 설치한 위험물에 의하거나 위험물 제거 작업으로 인하여 발생한 사망 또는 상이자	

순직 및 공상	2-1	공무수행 중 또는 공무와 관련된 사고 및 재해로 발생한 사망 상이자	보훈대상 장애보상대상
	2-2	교육 훈련 중 사고나 재해로 발생한 사망 또는 상이자	
	2-3	간첩의 신고 및 체포 시 발생한 사망 또는 상이자	
	2-4	군에서 공급한 음식물 중독으로 발생한 사망 또는 상이자 (출장 공용기간의 공무수행 중 매식 또는 부대장이 허가한 매식 포함)	
	2-5	영내에서 취침 중 사고 또는 재해발생으로 사망 또는 상이자 (출장 및 공용기간 공무수행 중 영외취침 포함)	
	2-6	영내 및 초소근무 중 본인의 고의 또는 과실에 의하지 아니하고 타인의 고의 또는 과실로 발생한 사망 또는 상이자	
	2-7	출퇴근 중 사고 및 재해로 발생한 사망 또는 상이자	
	2-8	출장기간 공무수행 중 사고 및 재해로 발생한 사망 또는 상이자	
	2-9	전속 파견 등의 명령을 받고 임지로 부임 중 사고 및 재해로 발생한 사망 또는 상이자	
	2-10	휴가, 외출, 외박허가를 득하여 목적지로 가는 도중 또는 귀대 중 사고 및 재해로 발생한 사망 또는 상이자	
	2-11	소속상관 통제하의 행사참가, 체력단련, 기타 사기 진작 등의 단체행동 중 사고(재해)로 발생한 사망 또는 상이자	
	2-12-1	근무지대에서 공무수행 중 급사자 또는 급성질환으로 응급치료가 불가하여 그로 인한 사망, 상이자 (무단 이탈자 제외)	
	2-12-2	독신자 숙소 또는 관사에서 취침 중 사고나 재해의 발생으로 사망 또는 상이자	
	2-13	당해질병의 발생 또는 악화가 공무수행과 상당한 인과관계가 있다고 의학적으로 판단된 사망 또는 상이자	
일반 사망 비전공상	3-1	장난, 싸움 등 공무와 관련이 없는 사적행위가 원인이 되어 발생한 사망 또는 상이자	재해보상 대상
	3-2	무단이탈 및 법령위반으로 구속 조사 중 질병 및 장해로 발생한 사망 또는 상이자	

	3-3	휴가, 외출, 외박기간 중 공무와 관계없이 발생한 사고 또는 질병의 발생으로 사망 또는 상이자	
	3-4	당해질병 발생이 공무수행과 인과관계가 인정되지 아니한다고 의학적으로 판단된 사망 또는 상이자	
	3-5	영외거주자가 영외에서 공무와 관련없이 개인용무 중 상해를 입고 그것이 원인이 되어 사망 또는 상이자	
기타 비전공상	4-1	본인의 고의 또는 중과실로 인한 사고 또는 재해발생으로 인한 사망자	비해당
	5-1	스스로 자기의 생명을 끊었거나 그로 인한 결과로 사망 또는 상이자	

전공상 처리 기준(출처: 육규 160)

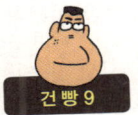

건빵 9

의무병 휘어잡기: 당근과 채찍

필자는 대대급 부대에서 의무참모로 일했기 때문에 의무병들을 내 마음대로 통제할 수는 없었다. 그들은 본부중대 소속으로 본부중대장의 지휘를 받는다. 이러한 구조에서는 의무병들이 군의관의 명령을 수행하지 않을 경우 그들을 향한 강력한 통제 수단이 없게 된다. 참고로 나는 당시 상비사단의 신병교육대대에서 근무했다. 그때는 군의관 1명이 약 1,000명의 군장병을 돌봐야만 했었고, 더군다나 훈련병이 대다수였으므로 업무 강도가 가장 높은 부대 중의 하나였다.

대대장: 군의관, 우리 부대 강아지들, 광견병 주사 맞춰야 되지 않나?

군의관: (우라질, 사람 돌보기도 힘들어 죽겠는데 개까지 봐야 되남?) 군부대 내에서 허가받지 않고 동물을 사육하는 것은 육군 규정에 어긋납니다.

중대장들 및 타 참모들: (뜨아)

대대장: 아 물론 그렇긴 하지만, 훈련병들이나 조교들이 강아지를 보면서 정서순화가 되니 중대별로 한두 마리씩 있는 강아지들은 버리지 말고 키워 봐. 그리고 광견병 예방주사도 맞추고….

군의관: 그렇다고 하더라도, 광견병 예방약은 대대급에 인가된 약물이 아니므로 불가합니다.

대대 원사: 제가 사단의무대대 원사와 친하니 한번 구해 보겠습니다. 정 안 되면 부대 운영비로 구해 볼 테니 군의관님은 주사만 놓아 주시면 안 되겠습니까?

군의관: 죄송하지만 저는 개 주사 놓을 줄 모릅니다. 사단의무대대 방역장교가 수의사이니 그리 부탁하시면 되겠습니다.

대대장: 군의관, 임무를 네게 줄 테니 네가 배워서 주사해. 우리 모두 군 생활하면서, 원래 알고 있던 것만 하는 것은 아니잖아?

나: (우라질) 알겠습니다.

결국 나는 임무를 맡아 부대 내에 개들이 몇 마리인지, 광견병 예방 주사는 맞은 적이 있는지를 조사해야만 했다. 일병 최고참이었던 의무병에게 임무를 주어 조사하게 했더니 한나절 만에 조사를 끝내 버렸다. 벌써? 약간 느낌이 이상해서 일일이 돌아다니면서 직접 조사를 했더니 의무병이 거짓 보고를 했다는 사실을 알게 되었다.

의사 수련을 받으면서 '거짓말이 가장 나쁜 죄악'이라고 배워 왔던 나였기에 용서할 수가 없었다. 군장을 싸서 연병장을 돌려 버렸다. 본부중대장, 대대 군수담당관이 화들짝 놀라 의무실로 달려왔다. 상사였던 군수 담당관은 군생활 20년 만에 군의관이 의무병 군장 돌리는 것은 처음이라며 좋아했고(?), 반면에 본부중대장은 앞으로 이런 일이 있으면 신상필벌은 지휘관인 자기가 하겠다며 필자에게 자제해 달라고 부탁하였다. 이에 필자는 일단 군장을 돌렸으니 30분 후에 부대 복귀를 시키겠다고 하였고, 대신 연병장뿐 아니라 전 부대를 다 돌게 만들었다. 전 부대원들에게 군의관 한 성깔 한다는 것을 보여 준 것이었다.

그런데 땀을 뻘뻘 흘리며 들어오는 의무병을 보니 마음이 짠했다. 원해서 온 군대도 아닌데…, 하는 안쓰러운 마음이 들었다. 이미 충분한 벌을 받았다고 생각하여 용서를 했고, 앞으로는 의무병과 군의관 사이에 거짓 보고가 있어서는 안 된다고 다짐을 받아 두었다.

며칠 뒤 행군이 있었다. 왕복 40km 행군이었는데, 나도 한번 '오랜만에' 걸어 보고 싶었다. (군의관은 원래 앰뷸런스 타고 이동한다.) 장교 훈련 받을 때 제3사관학교에서 화산 유격장까지 왕복 80km를 걸었는데, 군장도 없이 기껏 40km 행군 못하겠느냐는 생각으로 처음부터 끝까지 걸었다. 앰뷸런스에 탄 채 의무지원 나온 의무병들과 운전병은 그날 이후로 필자를 상당히 무서워하였다.

채찍이 있으면 당근이 있는 법, 며칠 뒤 대대장님께 건의 드려 토요일에 의무병들을 데리고 회식을 한번 시켜 주었다. 짜장면과 탕수육으로 식사를 하였고 맥주로 입가심했다. 그리고 PC방에서 스타크래프트 한 판 하고 들여보냈다. 다음 날 필자의 군화에서 레이저처럼 뿜어 나오던 광을 잊을 수 없다.

그런데 군인에게 최고의 상은 역시 휴가이지 않은가? 의무병들은 내

직속부하가 아니었으므로 내가 휴가, 외박, 외출을 건드릴 수는 없었다. 건의는 해 보았지만 본부중대장은 '의무병은 꿀 빠는 땡보'라고 생각했기에, 포상휴가는 언감생심이었다. 그런데 기회가 왔다. 사단본부에서 발행하는 소식지를 보니 병사가 글을 투고하여 소식지에 실리면 그 병사에게 2박3일 휴가를 준다는 것이었다. 불쌍한 환자를 돌보는 것으로 국방의 의무를 다하는 훌륭한 의무병이라는 개념으로 글을 써서, 내가 군장을 돌렸던 바로 그 의무병 이름으로 몰래 투고를 했다. 몇 안 되는 군대 내의 인맥을 총동원하여 사단 정훈장교에게 청탁까지 넣었다. 그리고 얼마 후, 그 글이 소식지에 떡하니 실리고야 말았다.

그 결과, 휴가장이 갑자기 의무병에게 떨어졌다. 마른하늘에서 날벼락, 아니 휴가장이 떨어진 그 의무병은 자초지종을 알게 된 후 의무실 내에서 펄쩍펄쩍 뛰면서 "군의관님 감사합니다."를 연방 외치는 것이었다. 소문이 나자 타 중대 병사들도 필자에게 수필을 써 달라고 은근히 조르기 시작했다. (소식지에 글이 실리는 것도 부대별로 돌아가니까 우리 신교대에 다음 차례가 오려면 1년 뒤에야 가능할 거라고 말해 주면 조용히 사라졌다.)

군의관도 병사들이 보기엔 간부이므로 마음의 문을 쉽게 열지 않고 군의관이 원하는 대로 진심으로 행동하지 않는 경우가 많다. 그런데 답답한 군생활 도중 의무병들은 그래도 군의관에게 가장 힘이 되고 의지가 되는 친구들이므로 좋은 관계를 형성하길 바라며 필자가 경험했던 당근과 채찍을 소개하고자 하였다. 혹시 이 책을 읽게 될 군의관들에게 도움이 되길 희망한다. 고생하는 군의관들 파이팅! 함께 고생하는 의무병들도 파이팅!

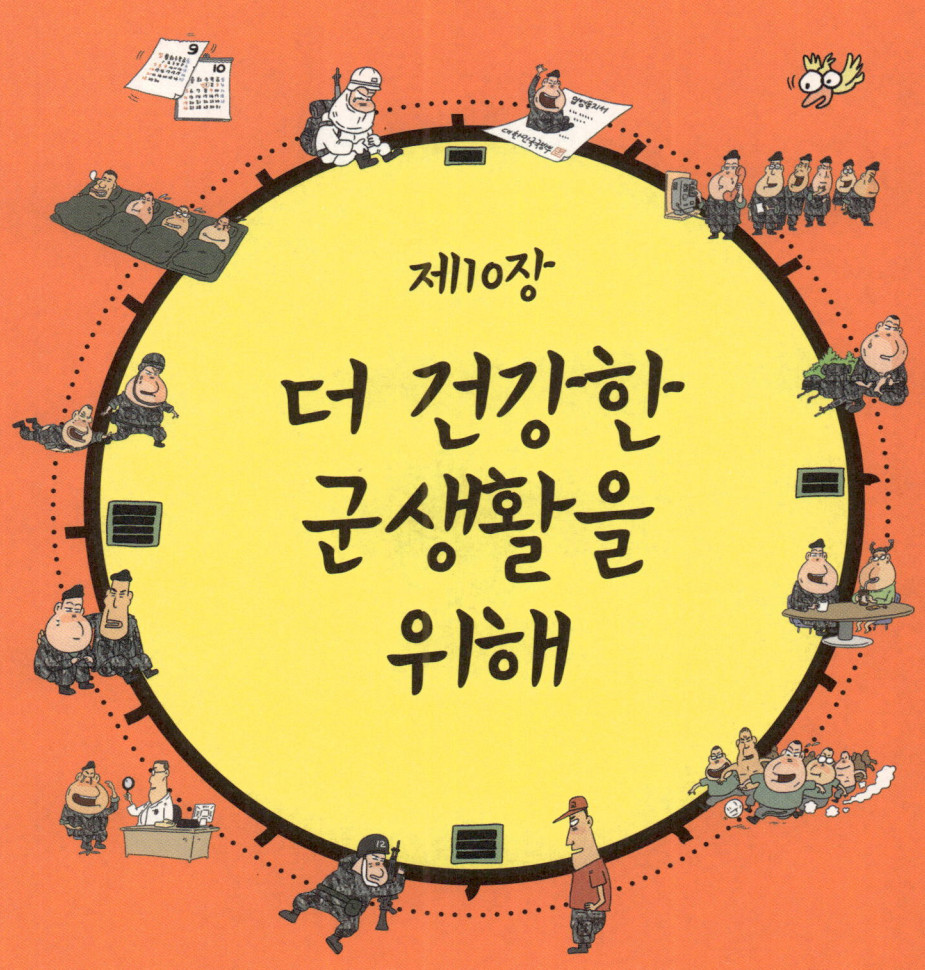

제10장

더 건강한 군생활을 위해

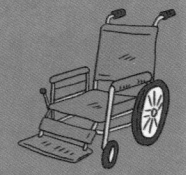

1
담배는 무조건 끊고, 축구는 살살해라

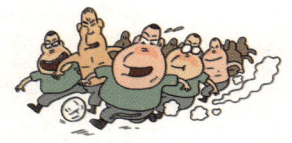

🥾 담배의 유혹과 축구의 흥분

군대에 가면 '사람이 되어' 돌아온다는 말이 있다. 하지만 가끔은 오히려 몸을 망치고 전역하는 병사가 있다. 원래 안 피우던 담배를 군대에서 배워서 제대하는 병사와, 축구하다 다쳐서 전역하는 병사다.

남자 인생에서 담배에 대한 유혹이 가장 큰 시기가 두 번 있으니, 막 성인이 되는 시점 전후와 군대 입대 전후 되시겠다. 성인이 되면 편의점에서 마음 편히 담배를 살 수 있고, 술과 함께 안주 삼아 담배를 배우는 친구들이 생기기 때문이다. 이 고비를 잘 넘겨도 입대 후에 부모님의 레이더망에서 멀어지면 마음이 안이해져 두 번째 고비를 맞는다. 세상에서 제일 끊기 어려운 것이 담배라는 사실을 너무 쉽게 망각한 채 말이다. 금연을 위한 비책과 축구하다 무릎 다치지 않는 요령을 정리해 봤다.

담배, 스트레스 해소에 정말 도움이 될까?

흡연이 건강에 해로운 이유를 책으로 묶으면 마흔세 권짜리 무협지 분량은 거뜬하다. 하지만 흡연자치고 담배가 건강에 해로운 걸 몰라서 피우는 사람은 세상 어디에도 없을 거다. 심지어 담뱃갑에 온갖 경고문을 써넣고 끔찍한 사진까지 실어도, 담배 판매량은 별로 줄어들지 않는다. 공포심 유발은 잠재적 흡연자들의 새로운 유입을 사전에 막기 위한 장치일지는 몰라도 그 이상의 효과는 없다는 게 개인적인 견해다. 그래서 필요 없이 무서운 이야기는 일단 접으려 한다. 대신 흡연자라면 누구나 하는 이야기, 스트레스 때문에 담배를 피운다는 핑계는 과연 타당한 이야기인지, 이건 한번 짚고 넘어가자.

스트레스가 없다면 많은 사람들이 훨씬 쉽게 금연할 거다. 실제로 많은 흡연자는 담배를 물었을 때 스트레스가 일시에 사라지는 현상을 경험한다. 또한, 이런 이유로 스트레스가 과중할 때 담배가 더 절실해진다. 솔직히 담배가 스트레스를 줄여 주는 것은 맞다. 담배를 피우면 담배 안의 니코틴은 단 7초(!) 만에 뇌 안의 니코틴 수용체에 가서 달라붙는다. 이걸 신호로 뇌 안에서는 그 이름도 유명한 도파민이라는 호르몬이 분비된다. 도파민은 만족감과 매우 밀접한 관련이 있는 호르몬이다. 누군가에게 호감을 느끼게 되거나 사랑에 빠질 때 분비되는 호르몬이라는 이유로 '사랑 호르몬'이라고도 불리는 녀석이다. 이런 도파민을 분비시켜 주는 효과가 담배에 있다. 그건 분명한 사실이다.

　문제는, 뇌라는 녀석이 세상에 둘도 없는 변덕쟁이라는 것이다. 사랑에도 유통기한이 있듯이 담배의 스트레스 해소 효과에도 유통기한이 있다. 잦은 흡연은 뇌 안의 도파민 수치를 계속 높게 유지한다. 그런 과정에서 뇌는 금세 높은 도파민 수치에 익숙해져 버린다. 연애 초기에 그렇게 행복했던 여자 친구와의 통화가 어느 순간 귀찮아지는 것처럼 말이다. 높아진 도파민 수치에 익숙해지고 나면, 뇌는 오히려 도파민 수치가 정상 수준으로 돌아가려는 것에 불안감을 느낀다. 스트레스 해소자였던 담배가 스트레스 유발자로 탈바꿈하는 순간이다. 그리고 흡연자들은 다시 담배로 뇌를 달랜다. 그러니 담배가 스트레스를 해소한다는 것은 부분적으로 사실일 수 있지만, 크게 봐서는 오히려 담배가 유발한 스트레스를 끝없는 흡연으로 보상하는 격이다. 결국, 이 과정에서 이득을 보는 건 오직 KT&G를 비롯한 담배회사들밖에 없다. 자, 어떤가. 이래도 담배를 계속 피울 텐가?

금연을 위한 필살 지침

이제 본격적으로 금연하는 방법을 알아보자. 일단, 여러분 각자의 담배 의존도가 어느 정도인지를 파악해야 한다. 다음 테스트에 솔직하게 답하고 점수를 확인해 보자.

담배의존도 검사 CDS-12 Cigarette Dependence Scale-12

1. 당신의 흡연의존도를 0~100의 점수로 평가하시오.

(0: 전혀 의존이 없음, 100: 극단적으로 의존)

2. 보통 하루에 피우는 담배 개비 수는?

3. 아침에 잠에서 깬 뒤 몇 분 후에 첫 담배를 피웁니까?

4. 당신은 금연하는 것이 어느 정도 가능하다고 생각하십니까?

(5)불가능 (4) 매우 어렵다 (3) 어려운 편이다 (2) 쉬운 편이다 (1) 매우 쉽다

5. 2~3시간 동안 담배를 안 피우면, 참을 수 없는 흡연충동을 느낀다.

(1) 전혀 그렇지 않다 (2) 그렇지 않다 (3) 보통 (4) 그렇다 (5) 매우 그렇다

6. 수중에 담배가 없다는 생각만 해도 스트레스를 받는다.

(1) 전혀 그렇지 않다 (2) 그렇지 않다 (3) 보통 (4) 그렇다 (5) 매우 그렇다

7. 외출하기 전에 담배를 갖고 가는지 항상 확인한다.

(1) 전혀 그렇지 않다 (2) 그렇지 않다 (3) 보통 (4) 그렇다 (5) 매우 그렇다

8. 나는 흡연의 감옥에 있는 것 같다.

(1) 전혀 그렇지 않다 (2) 그렇지 않다 (3) 보통 (4) 그렇다 (5) 매우 그렇다

9. 나는 담배를 너무 많이 피운다.

(1) 전혀 그렇지 않다 (2) 그렇지 않다 (3) 보통 (4) 그렇다 (5) 매우 그렇다

10. 가끔씩 담배를 사러 나가기 위해 중요한 일을 멈춘다.

(1) 전혀 그렇지 않다 (2) 그렇지 않다 (3) 보통 (4) 그렇다 (5) 매우 그렇다

11. 나는 거의 항상 흡연하고 있다.

(1) 전혀 그렇지 않다 (2) 그렇지 않다 (3) 보통 (4) 그렇다 (5) 매우 그렇다

12. 나는 흡연이 건강에 해로운 것을 알면서도 담배를 피운다.

(1) 전혀 그렇지 않다 (2) 그렇지 않다 (3) 보통 (4) 그렇다 (5) 매우 그렇다

1번 문항 채점표 (흡연의존도)	2번 문항 채점표 (담배 개비 수)	3번 문항 채점표 (기상 후 첫 담배)
0~20점: 1점 21~40점: 2점 41~60점: 3점 61~80점: 4점 81~100점: 5점	0~5개비: 1점 6~10개비: 2점 11~20개비: 3점 21~29개비: 4점 30개비 이상: 5점	5분 이내: 5점 15분 이내: 4점 30분 이내: 3점 60분 이내: 2점 60분 이후: 1점

담배의존도 검사 채점표

 이것은 담배의존도를 평가하기 위한 테스트다. 총 12개의 문항으로 이루어져 있고, 각각 5점씩 총 60점 만점으로 구성되어 있다. 1, 2, 3번 문항은 채점표 기준에 맞춰서 점수로 환산하고, 나머지 아홉 문항은 체크한 번호가 곧 점수가 된다. 합한 점수가 낮을수록 의존도가 낮은 것을 의미하고 점수가 높아질수록 높은 의존도를 나타낸다.

 의존도가 40점 이하로 나왔다면 니코틴 중독에 의한 흡연보다는 습관

성 흡연일 가능성이 크다. 여기에 해당하는 병사라면 '금연 일지'를 작성해 보길 권한다. 담배에 손이 가거나 흡연을 하는 순간마다 자신이 어떤 상황에서 담배를 찾는지를 정확히 기록하는 거다. 나쁜 습관을 고치는 가장 효과적인 방법은 나쁜 습관을 일단 해롭지 않은 습관으로 바꾸는 거다. 자신의 흡연 충동 자극 포인트를 찾아서 그 순간을 의식적으로 새로운 습관과 연결하자. 이를테면, 흡연 충동이 오면 고무공(웃는 얼굴이 그려져 있는, '스트레스볼'이라는 거창한 이름의 고무공도 시중에서 판매되고 있다.)이나 지압구슬, 악력기 등을 찾아서 만지작거리는 습관을 들여 보는 거다. 무턱대고 참는 것보다는 금연이 훨씬 수월해진다.

의존도가 40점 이상으로 높게 나왔다면 전문적인 금연 치료를 고려하는 게 좋다. 뇌가 이미 니코틴에 상당 부분 의존하고 있어서, 단순한 의지의 문제가 아니기 때문이다. 중독 성향을 보이는 뇌는 짧은 순간의 단기 의지는 몰라도 그 이상을 기대하기는 어렵기 때문이다. 그러니 군의관에게 금연에 대한 도움을 부탁하자. 군병원에서는 병사들의 금연을 돕기 위해 여러 방법을 준비하고 있다.

담배에 들어 있는 니코틴의 약물 의존도는 대마초나 알코올보다도 훨씬 심하고, 심지어 마약인 헤로인이나 코카인보다도 한 수 위라고 알려져 있다. 마약보다 의존도가 높다는데, 무슨 말이 더 필요하겠나. 금연은 절대 쉽지 않다. 어렵게 시작한 금연도 석 달 이상 지속하기 어렵다. 하지만 석 달이 어딘가. 석 달씩 네 번이면 일 년이고, 여덟 번이면 전역이다. 금연 중간에 한 차례 흡연했더라도 실망하지 말고, 금연에

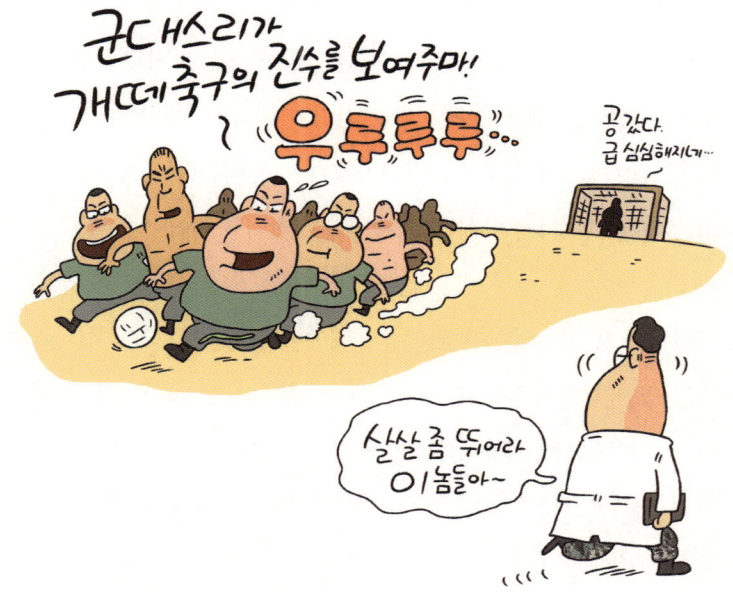

대한 노력을 지속해 주길 당부한다.

🥾 축구는 제발 살살 하자

전역 후 군대를 회상할 때 절대 빼놓을 수 없다는 축구. 그렇다. 군데리아와 군대스리가를 빼고 어찌 군생활을 이야기하랴. 전쟁 없는 군대에서 최고의 영웅은 축구 잘하는 병사다. 그래서 다들 축구 경기에 목숨을 건다. 골을 먹으면 나라를 빼앗긴 듯 슬퍼하고, 한 골 득점에 통일이라도 된 듯 기뻐하는 병사들의 해맑은 모습은 군대에 다녀오지 않은 사람은 상상도 못할 거다. 하지만 분위기가 과열되니, 부상도 속출한다. 전투체육이 있는 수요일 오후는 군의관들이 응급실 당직을 가장 꺼리는 시간이다. 도대체 축구를 하는 건지 이종격투기를 하는 건지, 무릎과 발목을 다친 병사들이 끊임없이 쏟아져 들어온다. 오죽하면, 병사들의 무릎을 보호하기 위해 군대 축구장에 잔디를 깔아야 한다는 이야기가 나왔을까.

실제로 모 국회의원이 군대 축구장에 잔디를 깔고 축구화를 보급하자는 법안을 준비해서 이슈가 된 적이 있다. 처음에는 6·25 시절부터 사용했던 수통을 교환하자는 이야기가 나왔을 때처럼 다들 수긍하는 분위기였다. 그런데 몇몇 정형외과 의사들이 잔디 구장과 축구화의 실효성에 대해 의문을 제기하면서 상황이 급반전되었다. 의사들은 잔디 구장이 오히려 병사들의 무릎 부상을 더 늘릴 거라고 예측한다. 과열된 분위기 속에서 축구를 하다 무릎 인대를 다쳤다고 하면, 몸싸움을 하거나 깊은 태클이 들어와 다쳤을 거라고 생각하기 쉽다. 하지만 무릎 십자인대 부상은 태클 때문에 생기는 게 아니다. 달리다가 급하게 방향을 바꿀 때, 혹은 높은 점프 후 착지하는 과정에서 주로 발생하는 거다.

그런데 축구장에 잔디를 심으면 어떻게 될까. 맨땅에서는 갑자기 방향을 전환하고 싶어도 모래먼지만 날리며 미끄러지지만, 잔디 구장에서는 접지력이 좋아 방향 전환이 용이하다. 대신 방향 전환에 따른 충격을 무릎이 고스란히 견뎌 내야 한다. 축구화도 상황은 매한가지다. 축구화를 신으면 바닥의 스터드(일명 '뽕'이라 불리는 밑창 돌기)가 잔디와의 접지력을 더욱 향상시킨다. 경기력은 좋아지지만 무릎 인대에 가해지는 충격은 더욱 커진다. 프리미어리그, 그 좋은 잔디 위에서 최고 좋은 맞춤 축구화를 신고 달리는 선수들이 그토록 무릎 부상을 많이 당하는 것은 바로 이런 까닭이다. 국방부에서 연병장에 잔디 깔아 줄 생각을 전혀 안 하고 있는 상황에서 쓸데없는 소리이긴 하지만, 군대스리가 경기는 그냥 맨땅에서 열리는 게 차라리 낫다.

그렇다면, 축구는 하되 무릎 부상을 피하려면 어떤 방법이 있을까. 뻔한 이야기 같지만, 본 경기 전에 몸을 충분히 풀어 주는 것이 가장 중요하다. 이때 주의해야 할 점은 몸을 푼다고 스트레칭을 지나치게 하는 건 오히려 부상 위험을 높인다는 사실이다. 유연성 향상을 위한 '있는 힘껏 스트레칭'은 운동 후에 실시하는 게 정석이다. 운동 전에는 가벼운 달리기와 스쿼트[쭈그리고 앉았다 일어서는 동작], 런지[아주 큰 걸음으로 자세를 낮추고 천천히 걷는 동작] 등으로 근육을 따뜻하게 하고, 경기 중에 필요한 정도의 관절 범위까지만 스트레칭을 해 주면 충분하다. 운동과 관련한 보다 자세한 내용은 책의 마지막 부분에서 다시 한번 정리하겠다.

2
건강하게
사계절 나는 법

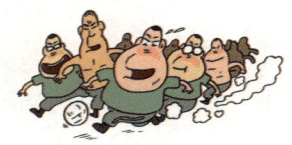

🥾 두 바퀴만 돌면 된다

군대만큼 계절마다 할 일이 정해져 있는 집단은 없다. 봄이 되어 땅이 녹는 해빙기가 되면, 겨울 동안 미뤄 뒀던 작업을 한다. 여름과 가을에는 전투력, 체력 등을 평가하는 각종 측정과 유격훈련 등이 이어진다. 겨울이 되면 '사서 고생하기'의 완결판인 혹한기 훈련이 기다리고 있다. 사계절을 건강하게 두 번씩만 지내면 꿈에 그리던 예비군 마크를 달 수 있다.

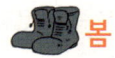 **봄**

봄은 작업이 많은 계절, 즉 삽과 곡괭이의 계절이다. 겨우내 손보지 못한 부대의 시설들을 점검하다 보면 작업은 끝이 없고, 지휘관의 손가락질 하나에 언덕 하나가 옮겨질 정도다. 아직 추운 날씨에 갑자기 힘을 쓰다 보면, 관절을 삐끗하기 쉽다. 작업 전후에 스트레칭을 충분히 해 주자.

일교차가 큰 환절기인 데다가, 입어도 입어도 추운 곳이 군대라고 하지 않던가. 동부전선에서는 화이트 크리스마스가 아니라 화이트 어린이날을 꿈꿀 정도로 춥다. 더우면 하나씩 벗을 수 있도록 얇은 옷을 여러 겹 입고, 작업 후에는 깨끗이 씻자. 주변에 감기 걸린 동료가 있다면 마스크를 꼭 씌워서 주변으로 전염되는 것을 막아야 한다. 요즘은 대부분의 내무반이 난방을 라디에이터나 온풍기로 하기 때문에 많이 추운 곳은 없지만, 너무 건조해서 독감 등이 유행하기 쉬운 환경이다. 40여 명이 함께 자던 정비대 병사들이 거의 다 독감에 걸려서 막사를 통째로 병실로 썼던 적도 있다. 기관지가 건조해지면 바이러스에 감염되기 쉽다. 머리맡에 젖은 수건을 걸고 자는 습관을 들이자. 감기 예방에 도움이 된다.

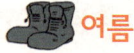 **여름**

혹서기에는 무엇보다도 열 손상을 조심해야 한다. 열 손상은 신체가

견디는 한계보다 더 많은 열에 노출되었을 때 발생하는 것으로 열경련, 일사병, 열사병이 있다. 사망사고가 가장 많이 발생하는 시기인 만큼, 절대로 무리하게 작업하거나 운동해선 안 된다.

열경련은 심한 운동 후에 다리나 복부 근육에 경련이 발생하는 것이고, 일사병은 장시간 햇볕을 쬐고 나서 어지럼증과 구토 등이 나타나는 병이다. 땡볕에서 '마지막으로…, 한마디만 더…, 간단히 말해서…' 하는 교장선생님 훈화 듣다가 쓰러지는 그 증상이다. 대부분의 경우는 땀을 많이 흘리거나 전해질이 없는 맹물을 많이 마셔서 체내 전해질 균형이 변해서 발생한다. 시원한 그늘에서 경련이 생긴 근육을 스트레칭 해주고, 소금물(1리터에 소금 1티스푼)이나 이온음료를 마시도록 하자. 소금을 따로 섭취하는 것은 위를 자극해서 구토를 유발할 수 있으니, 물에 타서 마셔야 한다. 대부분 이런 응급처치만으로도 호전되지만, 근육 경련이 계속되거나, 30분 이내에 증상이 회복되지 않는 경우에는 군의관에게 연락해야 한다.

하지만 열사병은 치료하지 않으면 사망할 수 있는 위험한 병이다. 피부가 뜨겁고 의식이 혼미해지며 호흡이 빨라지는 증상이 특징적이다. 열사병은 몸의 중심 체온이 올라간 것이 원인인데, 찬물로 피부만 식혀주면 표재 혈관을 수축시켜서 오히려 열 발산이 안 된다. 피부만 차가워지고 몸속의 열기는 식지 않는 것이다. 이럴 때는 미지근한 물로 닦아 주고 부채질을 해 주면서 최대한 빨리 병원으로 이송해야 한다.

열손상은 거의 체력 측정 중에 발생한다. 기록으로 성적을 매기고 여러 명이 같이 달리다 보니 경쟁심이 생겨 무리하는 경우가 문제다. 아무리 빨라도 우사인 볼트가 될 순 없다는 것을 인정하고 시작해야 한다. 운동을 하다가 조금이라도 현기증이 느껴지거나, 가슴이 답답하고 호흡이 곤란해지는 증상이 나타나면, 즉시 달리기를 멈추고 주변에 도움을 청해야 한다. 체력 측정하는 곳에는 항상 군의관이 대기하고 있다. 다시 강조하지만, 여름에 실시하는 평가에서는 특별히 좋은 점수를 받겠다는 생각 자체를 하지 않는 것이 좋다.

모기를 통해 전염되는 질환도 주의해야 한다. 휴전선 인근에서는 말라리아가 유행한다. 2~3일 동안 고열이 났다가, 열이 뚝 떨어지고, 다시 고열이 생기는 증상이 주기적으로 나타나면 말라리아를 의심해 볼 수 있다. 일반 감기와 달리 크로로퀸이라는 약을 먹어서 치료해야 하기 때문에, 주기적으로 고열이 나는 증상이 있으면 의무대를 방문해야 한다.

가을

가을에는 혹서기 동안 하지 못했던 각종 야외 훈련들이 기다리고 있다. 전투력 측정, 유격훈련, 장거리 행군 등 야외에서 먹고 자는 일이 가장 많은 계절이다. 행군이나 훈련을 하다보면, 묘지 같은 풀밭에서 쉬거나 숙영하는 경우가 있는데, 이때 유행성 출혈열에 감염될 수 있다.

우리나라 전체에서 한 해에 5백 명 내외로 발생하는데, 그중 3분의 1이 군인일 정도로 군대에서 많은 질환이다. 쥐의 배설물에 있던 바이러스가 풀밭에서 사람이 숨을 쉴 때 작은 분말 형태로 사람의 몸에 들어오거나 옷에 묻어서 감염된다. 출혈열 예방을 위해서는 풀이 있는 들판에서 쉴 때는 눕거나 옷을 벗어 두지 말고, 벗어 두었던 다시 입을 때는 꼭 탁탁 털어서 입도록 한다. 2~3주의 잠복기가 지난 뒤에 심한 몸살 또는 독감과 비슷한 증상이 있으면서 옆구리가 아프고, 눈병에 걸린 것처럼 눈이 충혈되는 게 특징이다. 대부분은 가벼운 몸살만 앓고 지나가지만, 약 7%에서는 호흡이 안 되고 신장기능이 손상되어 사망한다. 2006년에는 28사단에서 근무하던 군의관이 사망한 적도 있다. 다시 강조하지만, 가을철에 독감 증상과 함께 옆구리가 아프거나 눈이 충혈되면, 꼭 진료를 받아야 한다.

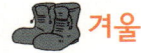 겨울

겨울에는 저체온증과 동상을 조심해야 한다. 혹한기 훈련뿐만 아니라, 겨울 내내 꽁꽁 싸매고 지내야 한다.

저체온증은 장시간 추운 환경에 노출되어 발생하며, 체온이 섭씨 35도 이하로 떨어지면 주요 장기의 손상이 발생한다. 초기에는 몸을 떨고 말이 어눌해지며, 중증이 되면 몸을 떨지 못하고 피부가 차가워진다.

가장 중요한 응급처치는 따뜻하게 해 주는 것이다. 우선 따뜻한 곳으로 옮겨야 하고, 젖은 옷은 속옷까지 모두 벗기고 마른 옷이나 담요로 감싸 준다. 땀이나 물에 젖은 옷을 입고 있으면 기화현상으로 계속 열을 빼앗기게 된다. 머리로 많은 열이 빠져나가므로 반드시 머리 부위도 감싸 준다. 의식이 있다면 따뜻한 물을 마시게 해도 좋다. 그리고 최대한 빨리 환자를 병원으로 이송해야 한다. 옛날 영화에 가끔 나오는 것처럼 저체온증 환자에게 술을 주면 모세혈관이 확장되어 체온을 더 낮출 수 있으니 절대로 술을 먹이면 안 된다. 저체온증은 영상의 기온에서도 발생할 수 있기 때문에 겨울이 끝날 때까지 주의해야 한다. 1998년 4월에는 천리행군을 하던 특전사 대원 6명이 저체온증으로 사망한 사고가 있었다.

동상은 영하에 가까운 저온에 장시간 신체 일부가 노출되어서 발생한다. 전방의 모 사단에서 귀와 코의 동상과 폐렴 환자가 대량 발생했던 적이 있는데, 사단장이 알통구보를 계속 시킨 것이 원인이었다. 또 한겨울만 되면 멀쩡한 얼음장 깨고 들어가는데, 군의관 입장에서는 솔직히 '저걸 왜 하나' 싶다. 전쟁 나도 한겨울에 물속에서 총 쏠 일은 없을 것 같은데 말이다. 얼음물 속에서 고함 한 번 지르는 것이 전투력 상승에 얼마나 기여하는지는 모르겠지만, 하고 나면 감기로 입실하는 환자가 왕창 생기는 것은 확실하다.

또한 겨울에는 몸에서 돌출되어 있는 부위(손, 발, 귀, 코)를 따뜻하게 감싸고 다녀야 한다. 특히 바람이 많이 불거나 젖어 있는 상태에서는 열

손실이 많아서 진행이 빠르다. 빨갛게 붓고 가려운 것은 경증이며, 수포가 생기고 통증이 있으면 중등도, 피부가 괴사되어 까맣게 변하면 중증이다. 수포가 생겼을 때는 터트리지 않는 것이 좋다. 동상이 있는 부위는 문지르거나 핫팩 같이 건조한 방식으로 열을 공급해 주면, 조직이 더 심하게 손상된다. 동상 부위를 섭씨 38도 이상의 따뜻한 물에 20~30분간 담가 주는 것이 가장 좋은 치료법이다.

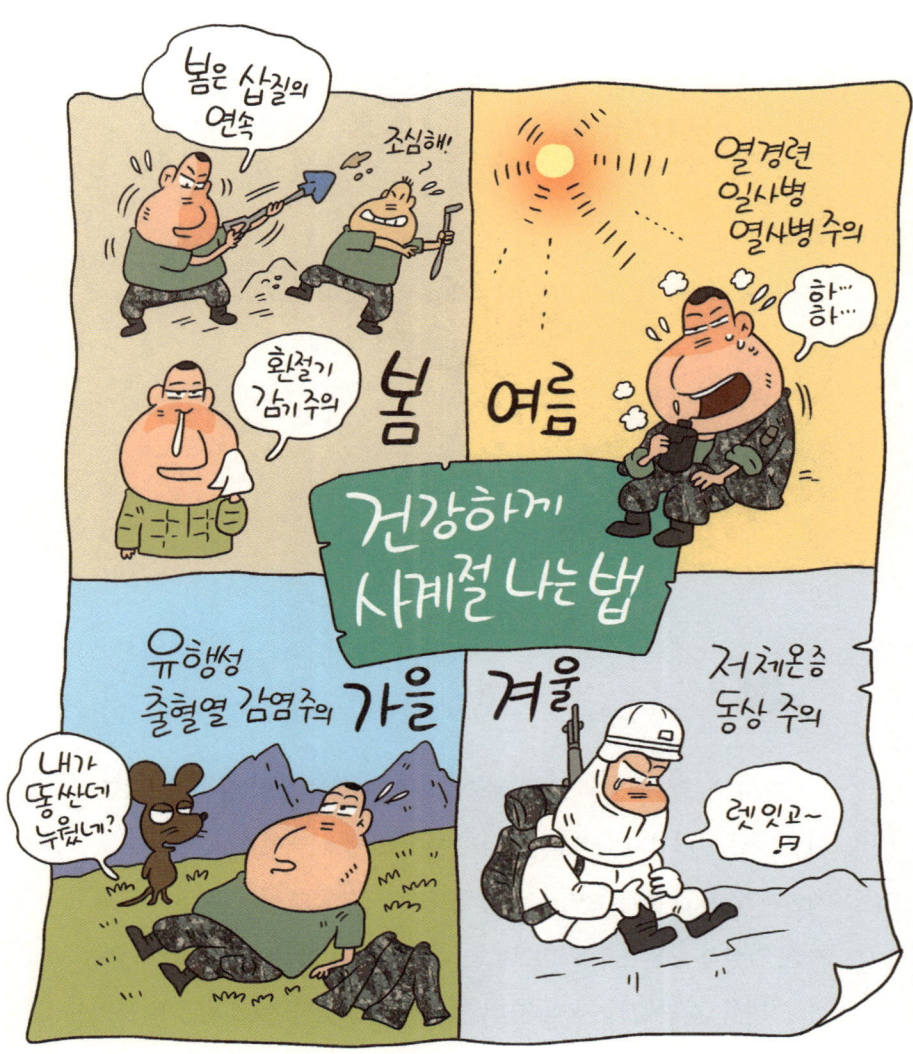

3
군복무 기간에 건강한 생활 습관을 익히자

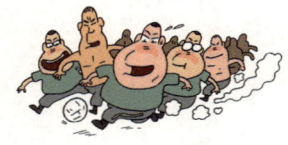

🥾 몸짱으로 거듭나려면

필자의 과거를 회상해 보면, 체중 증가의 시작은 전역 직후부터였다. 이것이 과연 나만의 문제일까? 남자 백이면 백, 군대에 있을 때가 최저 체중이며, 최고 몸매다. 머리 쓰는 일보다는 몸 쓰는 일이 더 많기도 하지만, 열심히 운동만 해도 칭찬받는 인생 유일의 시기이기 때문이 아닐까. 그래서 군대에서는 운동을 더 열심히 해야 한다. 이때 만들어 놓은 몸이 평생 건강의 초석이니 말이다. 몸짱으로 거듭나기 위해 반드시 알아야 하는 트레이닝 지침을 알아보자.

국군도수체조, 제대로 하면 약, 모르고 하면 독

일단, 국군도수체조에 대한 쓴소리부터 하고 시작해야겠다. 군에서 국군도수체조는 아침을 깨우는 기상활동이며, 모든 신체 활동의 준비운동이다. 그래서 군대를 다녀온 남자들은 으레 모든 운동 전에 도수체조의 일부 또는 그 비슷한 동작으로 준비운동을 대신한다. 그런데 국군도수체조는 좋은 준비운동이지만 지나치게 해서는 안 되는(?) 준비운동이다. 이게 무슨 소리냐. 너무 뻔한 이야기지만, 준비운동은 본 운동 시 경기력 향상과 운동 중 부상을 막기 위해서 하는 거다. 수영 선수가 준비운동을 하는 건 기록 단축을 위한 것일 테고, 투포환 선수가 준비운동을 하는 건 비거리를 늘리기 위한 목적이다. 그런데 국군도수체조가 이런 목적에 부합하지 못한다면 어쩔 텐가.

20세기 중반에는 준비운동에서 스트레칭을 가장 중요하게 생각했다. 운동 전 몸이 유연해져야 운동 중 부상도 피하고 경기력도 향상될 거라는 생각이 지배적이었기 때문이다. 그래서 1970년에 정부에서 개발하여 보급한 국군도수체조와 국민체조는 스트레칭에 중점을 두고 있다. 그런데 1990년대에 들어오면서 준비운동으로서의 스트레칭 효과에 대한 의문이 제기되었다. 스트레칭을 열심히 해 보니, 오히려 근력이 떨어지더라는 결과가 보고된 것이다. 심지어 지나친 스트레칭은 운동 중 부상의 위험을 높인다는 견해도 나왔다. 그리고 2002년 시드니대학의 허버트 박사가 그간의 여러 논문을 정리해서 합의를 이끌었다. 스트레칭은 운동 후 근육통을 개선하지도 못하고 운동 중 상해의 위험을 낮추지도 못한다는 결론이었다. 이후 준비운동에서 스트레칭이 차지하는 비중이 급격히 축소되었다. 문제는 2014년 현재 대한민국 군대는 여전히 국군도수체조에 지나치게 의존하고 있다는 사실이다.

그렇다면, 준비운동은 어떻게 해야 하는 걸까. 준비운동에 대한 접근은 겨울철 주차장에 오래 세워 두었던 자동차를 떠올리면 이해하기 쉽다. 차갑게 얼어붙은 엔진은 공회전을 통해 주행에 대비한 준비를 해야 손상을 줄일 수 있다. 이때 군은 엔진이 어느 정도 풀렸는지 확인하는 방법과 준비운동이 적절히 되었는지를 확인하는 방법은 완전히 똑같다. 차에서는 엔진 온도가 자동차의 준비 상태를 가늠하는 가장 좋은 척도이고, 우리 몸에서는 체온 상승이 신체의 준비 상태를 확인하는 가장 정확한 기준인 것이다. 이는 반대로, 체온을 올리는 방법이 몸을 운동에 대비하는 상태로 만드는 데 가장 효과적이라는 의미이기도 하다. 그래서 서구에서는 준비운동을 아예 'Warm—Up'이하 웜업이라고 부르는 거다. 말 그대로 몸을 데운다는 뜻이니, '늑대와 춤을'이라는 식의 인디언식 작명이다. 냉동 쇠고기는 딱딱하지만, 전자레인지로 해동하고 나면 다시 부드러워지지 않던가. 웜업만으로도 유연성이 향상된다. 냉동 쇠고기를 해동 없이 앞뒤로 구부려 봐라. 유연해지기는커녕 부러지기 십상이다. 그래서 추운 겨울 연병장에서 지나치게 열심히 하는 국군도수체조는 오히려 부상의 원인이 된다. 올바른 준비운동을 위해서라면 국군도수체조 전에 구보를 먼저 하는 것이 바람직하다. 그렇게 몸을 데워서 근육을 해동시킨 뒤 국군도수체조를 하자. 만약 장교가 운동에 대한 지식이 전혀 없어서 고달프다면, 이 책의 일독을 권하는 건 어떨까. 바로 이 부분에 형광펜으로 밑줄을 쳐서 말이다.

유연성 향상을 위한 스트레칭 완벽 가이드

준비운동에서 스트레칭의 중요성이 줄었다고 스트레칭이 필요 없다는 이야기는 절대 아니다. 유연성이 좋아야 우리 몸에서 더 큰 운동 에너지를 뽑아낼 수 있는 건 자명하다. 앞에서 한 이야기는 단지 본 운동 전의 스트레칭이 유연성 향상이나 경기력 향상에 도움이 되지 않으며, 오히려 외상의 위험만 높인다는 거다. 그렇다면 스트레칭은 언제 어떻게 해야 할까. 스트레칭이라고 다 같은 스트레칭이 아니며, 스트레칭의 방법에 따라 효과와 안전성에 대한 차이도 어마어마하다. 지금부터 총 4가지 유형의 스트레칭에 대해 하나씩 살펴보도록 하자.

_반동식 스트레칭 ballistic stretching

가장 오래된 방식이며, 멀리 생각할 것도 없이 국군도수체조가 바로 대표적인 반동식 스트레칭이다. 굳어 있는 관절에 반동을 줘서 꾹꾹 눌러 주는 스트레칭이라는 뜻으로 붙여진 이름이다. 상식적으로 생각하면 유연성 향상에 도움이 될 것 같지만, 실상은 설명한 것처럼 전혀 그렇지 않다. 웜업이 되지 않은 상태에서의 반동식 스트레칭은 운동 중 상해의 잦은 원인이라는 점을 명심 또 명심하자.

__동적 스트레칭 dynamic stretching

이게 본 경기 전에 몸을 푸는 가장 좋은 스트레칭 되시겠다. 하지만 이름만 스트레칭이지, 어찌 보면 웜업에 가깝다. 본 경기에 앞서 동작을 '성의 없이' 따라해 보는 방식이다. 야구 경기 전에 선수들이 캐치볼을 하거나 농구 선수들이 경기 전에 성의 없이 슛 연습을 하는 게 모두 포괄적인 개념의 동적 스트레칭이다. 운동 중 상해를 줄이기 위해 가장 중요한 과정이지만, 유연성 향상에는 별 도움이 되지 않는다는 게 함정이다.

__정적 스트레칭 static stretching

많이 기다렸다. 정적 스트레칭부터가 유연성 향상을 위한 비법이다. 간단하게 요가를 떠올려 보자. '정적'이라는 이름에서 알 수 있듯이 느린 동작이 주가 된다. 여기서 가장 유념해야 할 부분은 스트레칭을 메인 요리 전에 나오는 애피타이저나 식후 디저트 정도로 생각해서는 절대 유연해질 수 없다는 사실이다. 진정 유연해지고 싶다면 마치 요가 학원에 다니듯 따로 유연성 훈련 계획을 세워서 성실히 수행해야 한다. 대신 매일 유연성 훈련을 해야 할 필요는 없다. 스트레칭도 웨이트 트레이닝과 마찬가지로 훈련 사이에 충분한 회복 시간을 가지는 게 더 효과적이라고 한다. 그래서 미국대학스포츠과학회^{ACSM}에서는 일주일에 2~3차례 정도의 유연성 훈련을 권한다.

또한, 큰 근육보다는 작은 근육부터 스트레칭을 하는 게 훈련 중 부상을 줄이고 효과를 높이는 점도 기억하자. 본인이 뻐근하다고 느껴지는 지점에 도달하면, 당황하지 않고 10초에서 60초 정도 그 자세를 유지하면 끝.

고유감각신경근육촉진 스트레칭 proprioceptive neuromuscular facilitation stretching

이름이 거창하다. 하지만 우리끼리 애칭을 지어 주자면 '짝꿍 스트레칭' 정도 되겠다. 파트너가 스트레칭을 도와주는 방식이다. 좀 괜찮다는 피트니스 클럽에 가 보면 트레이너가 직접 당겨 주고 밀어 주며 스트레칭을 돕는 프로그램을 만날 수 있다. 물론 추가 비용이 들지만, 여러분은 군에 있지 않은가. 전우와 함께라면 훨씬 짧은 시간에 더 큰 효과를 볼 수 있는 스트레칭 방식이다. 물론, 전우가 아파하는 모습에 희열을 느끼는 파트너라면 없느니만 못하니 조심하도록.

훈련 중 가장 힘들다는 유격훈련. 하지만 유격훈련이 힘든 건 유격이 어려워서가 아니라, 그놈의 PT체조 때문이다. 그런데 전역 후 몸 좀 만들어 보자고 찾은 헬스클럽에서 유격장의 데자뷔를 느꼈다면? 빨간 모자만 쓰지 않았지, 퍼스널 트레이너가 권하는 서킷 트레이닝은 PT체조와 매우 흡사하다. 모든 게 생각하기 나름이다. 피할 수 없으면 즐기고, 부러우면 닮으라고 하지 않던가. 군생활도 마찬가지다. 끌려 들어온 곳이라 생각하면 모든 게 고달프지만, 진짜 사나이가 되기 위해 자원해서 입대했다고 생각하면 충분히 즐길 수 있고, 또 얻어 갈 것도 많은 곳이 군대다. 멋진 군생활이 되기를, 그리고 여러분의 앞날에 파이팅 넘치는 영광만 가득하길 바라며, 이 책이 그 과정에서 작은 도움이 되었으면 좋겠다. 충성.

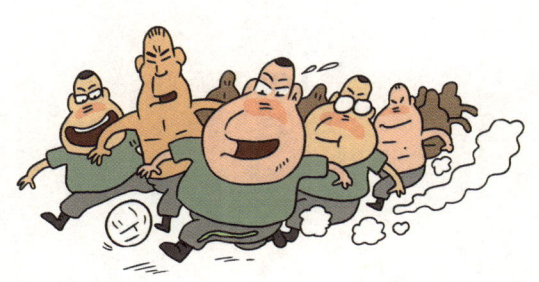

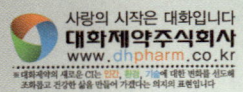
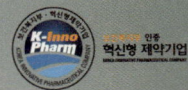
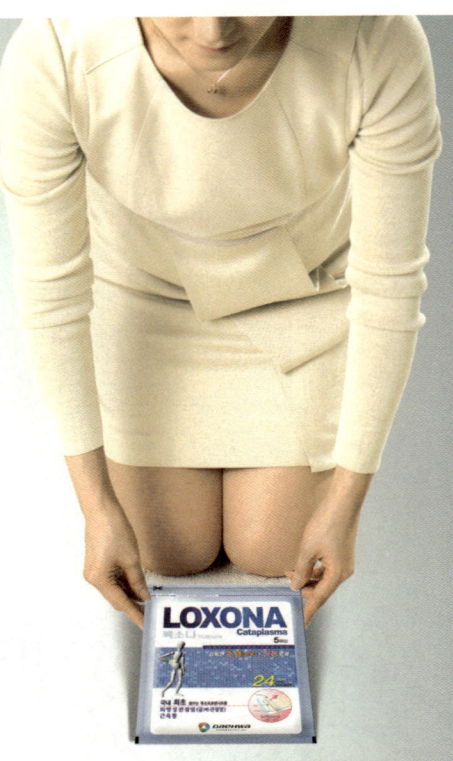

처음 붙이겠습니다!

관절염엔 국내최초, 붙이는
록소프로펜 **록소나** 카타플라스마입니다

먹는 관절염약이었던 록소프로펜! 환부에 붙인다는 건 정말 놀라운 기술입니다.
국내최초 붙이는 록소프로펜 94.77mg, 그래서 이름도 록소나 카타플라스마입니다.
관절염엔 언제나, 록소나! 관절에 생기는 즐거운 변화를 직접 경험해보세요.

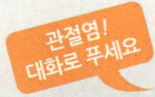
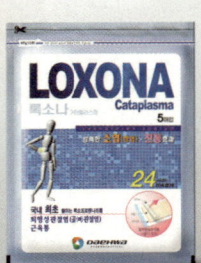
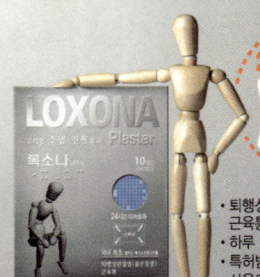
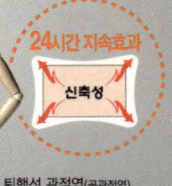

- 퇴행성 관절염(골관절염), 근육통, 외상 후의 종창, 동통
- 하루 한 장으로 24시간 지속효과
- 특허받은 일체형 카타플라스마 제제
- 사용이 편리하고, 찜질효과 우수

- 넓은 부위에도, 록소나(카타플라스마) -   - 록소나 첩부제 -

소비자 제품 문의 : 080-855-0114 / 02-586-6451

1099 - 0500 • 부작용이 있을 수 있으니 첨부된 "사용상의 주의사항"을 잘 읽고, 의사 약사와 상의하십시오. 인터넷 의약품 판매행위는 불법입니다.

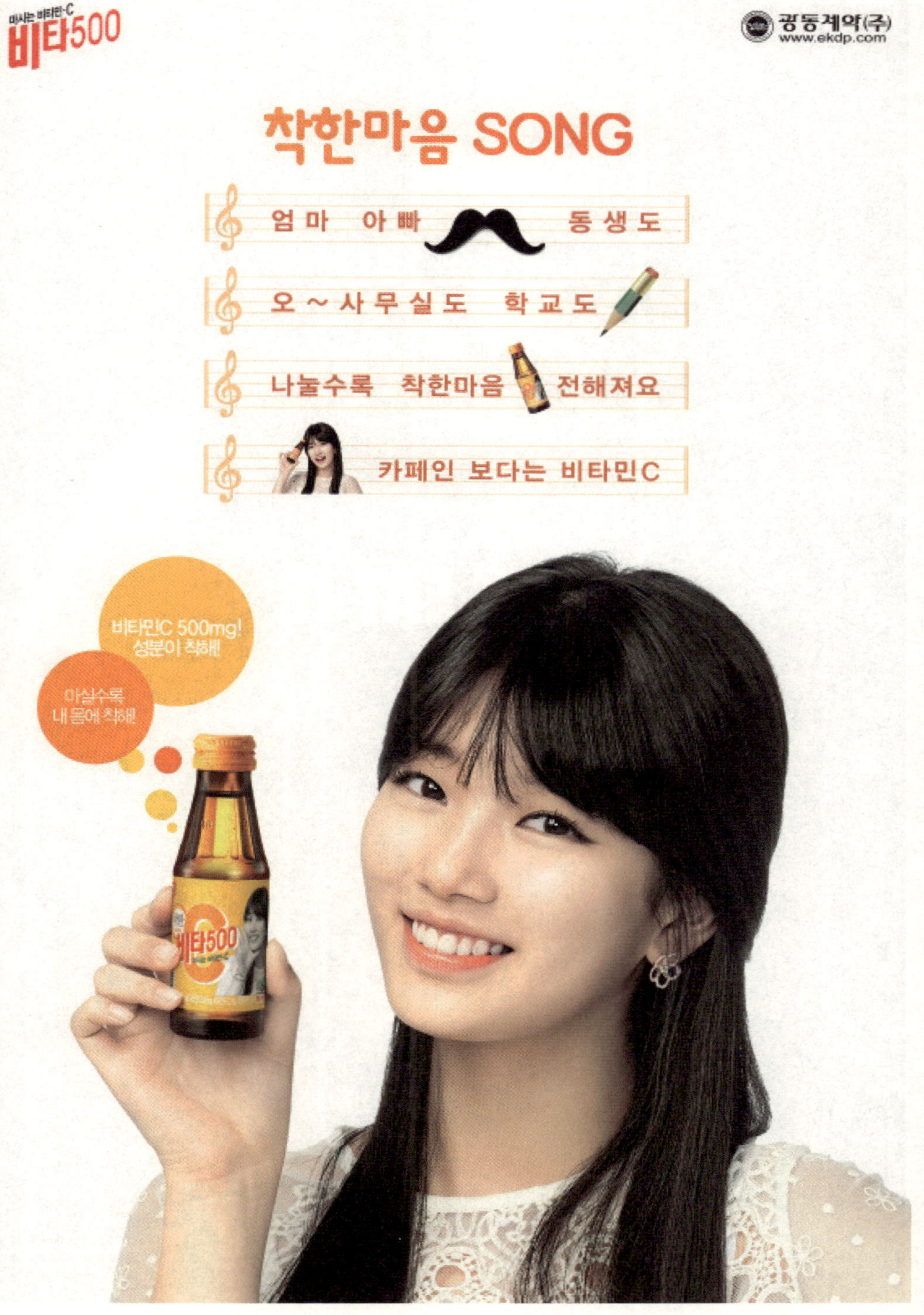

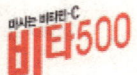

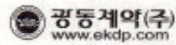

마시는 비타민-C
비타500
광동제약(주)
www.ekdp.com
착한마음 SONG
엄마 아빠 동생도
오~사무실도 학교도
나눌수록 착한마음 전해져요
카페인 보다는 비타민C
비타민C 500mg!
성분이 착해!
마실수록
내 몸에 착해!
비타500

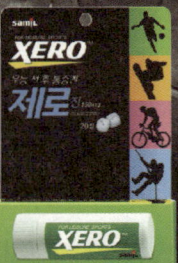

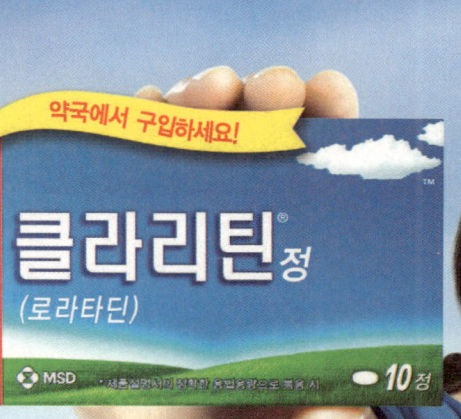